MECKLER/BÖNHOF/CASPARY/GRITZMANN/HENNERMANN
HERZOG/STELZEL/STRNAD/TUMA
ULTRASCHALL DES ABDOMENS

ULTRASCHALL DES ABDOMENS

DIAGNOSTISCHER LEITFADEN

U. MECKLER, J. BÖNHOF, W. CASPARY
N. GRITZMANN, K.-H. HENNERMANN, P. HERZOG
W. STELZEL, R. STRNAD UND J. TUMA

3. VÖLLIG NEU BEARBEITETE AUFLAGE

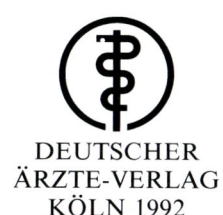

DEUTSCHER
ÄRZTE-VERLAG
KÖLN 1992

Dr. med. Ulrich Meckler
Sonolab Offenbach
Waldstraße 44, 6050 Offenbach

Dr. med. Joachim Bönhof
Deutsche Klinik für Diagnostik
Aukammallee, 6200 Wiesbaden

Prof. Dr. med. Wolfgang Caspary
Leiter der Gastroenterologischen Abteilung, Universitätsklinik Frankfurt/M.
Theodor-Stern-Kai, 6000 Frankfurt/M.

Univ. Dozent Dr. med. Nobert Gritzmann
Primarius der Radiologischen Klinik des Krankenhauses der Barmherzigen Brüder Salzburg
Kajetanerplatz 1, A-5010 Salzburg

Dr. med. Karl-Heinz Hennermann
Oberarzt der Medizinischen Klinik II, Stadtkrankenhaus Hanau
Leimenstraße 20, 6450 Hanau

Dr. med. Peter Herzog
Oberarzt der Medizinischen Klinik I, St.-Markus-Krankenhaus
Wilhelm-Eppstein-Straße 2, 6000 Frankfurt/M.

Dr. med. W. Bruno Stelzel
Oberarzt der Medizinischen Klinik, Nord-West-Krankenhaus
Steinbacher Hohl 2–26, 6000 Frankfurt/M.

Dr. med. Rainer Strnad
Chefarzt der Röntgenabteilung, Dreieichkrankenhaus
6070 Langen

Dr. med. Jan Tuma
FMH Innere Medizin
Seilerweg, CH-8690 Uster

Mit 216 Abbildungen, 69 Schemata
und 5 Tabellen

ISBN 3-7691-0248-7

Gesamtherstellung:
Deutscher Ärzte-Verlag GmbH, Köln

Inhaltsverzeichnis

Vorwort zur 3. Auflage

Dies Buch ist ein Leitfaden der Ultraschalldiagnostik mit dem Schwerpunkt der abdominellen Sonographie, erweitert um die urologische und die Schilddrüsensonographie; somit an Radiologen, Internisten, Allgemeinmediziner, Chirurgen und Urologen gewandt.

Im Vordergrund steht wiederum die Bildtabelle, die optische Zusammenfassung der wesentlichen sonographischen Befunde nicht in sprachlicher, sondern in einer dem Medium angemessenen visuellen Abstraktion. Diese visuelle Typologie erlaubt eine klare Orientierung in der verwirrenden Vielfalt sonographischer Bilder.

Wie in den Vorauflagen wurde eine knappe und präzise Darstellung angestrebt, wobei wir uns im Vergleich zu anderen umfangreicheren Lehrbüchern auf die reine Sonographie konzentriert, dagegen auf klinisches und radiologisches Füllmaterial ganz verzichtet haben.

Der Bildteil ist auf die wesentlichen Befunde, die auch nicht in Wiederholung aufgenommen wurden, beschränkt. Seine ideale Ergänzung fände das Buch, das sich als Systematik der Sonographie versteht, somit in einem der verfügbaren Atlanten.

Daß sich dieses Konzept bewährt hat, beweisen die in rascher Folge notwendig werdenden Neuauflagen.

Erneut erweitert wurde der Autorenkreis, der den Frankfurter Raum nach Westen hin durch Bönhof ausdehnt und mit so bekannten Sonographeuren wie Gritzmann aus Österreich und Tuma aus der Schweiz nunmehr die enge Drei-Länder-Verbindung in der deutschsprachigen Sonographie spiegelt.

Ganz neue Wege wurden in der Herstellung beschritten: Das gesamte Buch einschließlich seiner Abbildungen und Schemata wurde auf Personal-Computern durch die Werkstatt für Typographie in Offenbach druckfertig hergestellt; diese Produktionsweise gibt dem Autor eine große Gestaltungsfreiheit und Korrekturmöglichkeit, da er bis zuletzt eng in den Herstellungsprozeß eingebunden ist.

Herrn Gey als kreativem Produzenten des Buchs muß hierfür besonders gedankt werden. Solche Innovation verdankt sich dem Wagemut des Deutschen Ärzte-Verlages, diesen neuen Weg mitzugehen, was in der Verlagslandschaft durchaus nicht die Regel ist. Hierfür sei dem Leiter des Buchverlags, Herrn Maurenbrecher, und unserer Lektorin, Frau Schröder, ganz aufrichtig gedankt.

Die Abbildungen wurden auf Geräten der neuesten Generation (Acuson 128; ATL UM 8 und 9; Diasonics Spectra; Toshiba 270A) gewonnen, bis auf einige seltenere Fälle, bei denen auf etwas älteres Material und Gerät (Hitachi EUB 340 bzw. Picker LS 7000; Diasonics DRF 400) zurückgegriffen werden mußte.

Wir danken den KollegInnen Nippel, Huep und Britschgi für die Überlassung von Bildern.

Die Autoren

1
Grundlagen

1.1
Voraussetzungen

Sonographie nennt man die diagnostische Anwendung von Ultraschall in der Medizin. *Ultraschall* ist die Bezeichnung für Schallwellen mit Frequenzen höher als 20.000 Schwingungen pro Sekunde (= 20.000 Hertz [Hz] oder 20 kHz).

Schallwellen (akustische Wellen) sind mechanische Wellen, und zwar Longitudinalwellen (im Gegensatz zu Transversalwellen). Es gilt die Beziehung $v = \lambda \times f$ [v = Schallgeschwindigkeit, λ = Wellenlänge, f = Frequenz] (Schema 1).
Folgende Merkmale von Schallwellen sind in diesem Zusammenhang interessant:

— Schallwellen breiten sich in Materie aus. Man unterscheidet eine omnidirektionale und eine gerichtete *Schallausbreitung.*
— Punktförmige Schallquellen erzeugen eine kugelförmige *Schallwellenfront* (mit omnidirektionaler Ausbreitung/Elementarwelle). Jeder Punkt der Oberfläche einer Schallwellenfront kann wieder Ausgangspunkt einer Elementarwelle sein (Huygenssches Prinzip), wobei konstruktive und destruktive Interferenzen der Elementarwellen eine Schallwellenfront ergeben.
— Mit flächigen, im Verhältnis zur Wellenlänge großen Schallquellen kann man eine gerichtete Schallausbreitung erzielen.
— Schall wird in verschiedenen Stoffen mit unterschiedlichen Geschwindigkeiten (*Schallgeschwindigkeiten* [v]) geleitet.
— Schallwellen erfahren bei ihrer Ausbreitung eine Schwächung - durch die Verteilung im Raum, durch Absorption (Umwandlung in Wärme), Reflexion, Beugung und Brechung. Die Schallschwächung im Gewebe ist bei höheren Frequenzen stärker als bei niedrigen.
— Grenzen (Grenzflächen oder -schichten) zwischen Materialien unterschiedlichen Wellenwiderstandes (= Impedanz, definiert als $Z = \rho \times v$ [ρ = Dichte, v = Schallgeschwindigkeit]) sind *akustische Grenzen*, an denen Schall reflektiert wird.

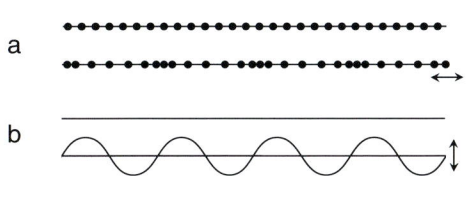

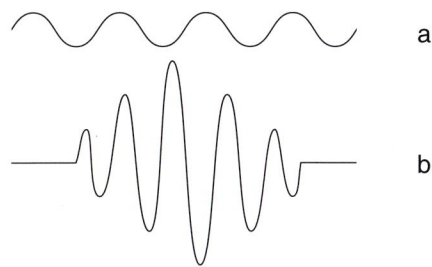

Schema 1:
Schallwellen sind mechanische Longitudinalwellen, bei denen Teilchen entlang der Ausbreitungsrichtung der Welle schwingen (**a**). Häufig zeichnet man statt einer Longitudinalwelle eine Transversalwelle (**b**), weil sich eine Schwingung damit anschaulicher darstellen läßt. Die Pfeile zeigen die Richtung der Schwingung an.

Schema 2:
Dauerschall kann man sich mit einer Sinusschwingung veranschaulichen (**a**). Ein Schallimpuls ist ein kurzdauerndes Ereignis (**b**).

— Als *Reflektoren* kommen sowohl (im Vergleich zur Wellenlänge) große akustische Grenzflächen (sog. Spiegelreflektoren) als auch (im Vergleich zur Wellenlänge) kleine Grenzflächen (die Rückstreuung verursachen) in Betracht.

— Man unterscheidet Dauerschall von *Schallimpulsen* (akustische Wellen mit kurzer zeitlicher Dauer) (Schema 2).

Prinzipien und Realisation der Echographie.
Zur Erzeugung von Schallwellen für die Sonographie eignen sich Materialien (elektromechanische Wandler), die sich – legt man eine geeignete elektrische Spannung an – verformen (umgekehrter piezoelektrischer Effekt). Andererseits läßt sich an diesen eine elektrische Spannung abgreifen, wenn das Material mechanisch verformt wird (piezoelektrischer Effekt).

Zur Sonographie wird in der Regel Ultraschall mit Frequenzen zwischen 1 und 10 MHz verwendet.

Sonographie ist häufig ein *Impuls-Echo-Verfahren* (Echographie): Ein elektromechanischer Wandler (Antenne) erzeugt einen kurzen Schallimpuls, der sich (mehr oder weniger) gerichtet ausbreitet (Sendefall, Transmission) (Schema 3).

Form und Ausmaß des Raumes, den ein solcher Schallimpuls durchläuft, wird abstrahierend *Schallkeule* genannt (Schema 4 a). Ihr läßt sich eine Tiefe (in Richtung der Schallausbreitung), sowie eine Breite (in Richtung der Bildbreite) und eine Dicke (senkrecht zu den beiden anderen Dimensionen) – entsprechend den drei Raumkoordinaten – zuordnen (Schema 4).

Innerhalb der Schallkeule liegende Reflektoren (echogebende / reflektierende Strukturen) können *Echos* entstehen lassen, die zum Ursprungsort zurückkehren und sich dort wegen des piezoelektrischen Effekts wieder in elektrische Signale verwandeln lassen (Empfangsfall) (Schema 3).

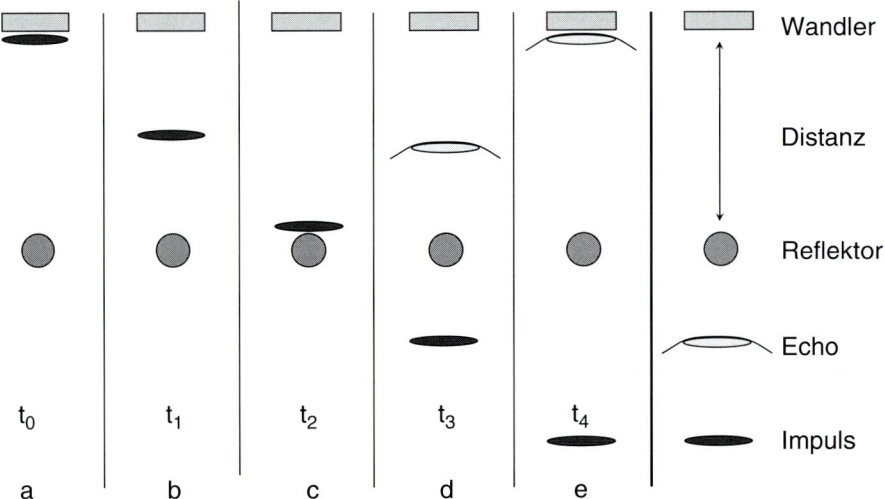

Schema 3:
Schematische Darstellung des Impuls-Echo-Verfahrens. Zum Zeitpunkt t_0 wird der Schallimpuls vom als Sender wirkenden elektromechanischen Wandler abgeschickt (**a**), etwas später (t_1) hat der Impuls die halbe Strecke zu einem Reflektor zurückgelegt (**b**), der zum Zeitpunkt t_2 erreicht wird (**c**). Das am Reflektor entstandene Echo bewegt sich in Richtung auf den Wandler zu, der nun als Empfänger wirkt, der transmittierte Impuls kann sich in abgeschwächter Form weiter bewegen (**d**). Schließlich (Zeitpunkt t_4) trifft das Echo auf den Wandler (**e**). Aus der zwischen t_0 und t_4 vergangenen Zeit [t] kann die Entfernung [d] zwischen Wandler und Reflektor errechnet werden, wenn man die Schalleitungsgeschwindigkeit [v] des Mediums kennt, in dem sich der Schallimpuls bewegt hat: $d = v \times t \times 0{,}5$.

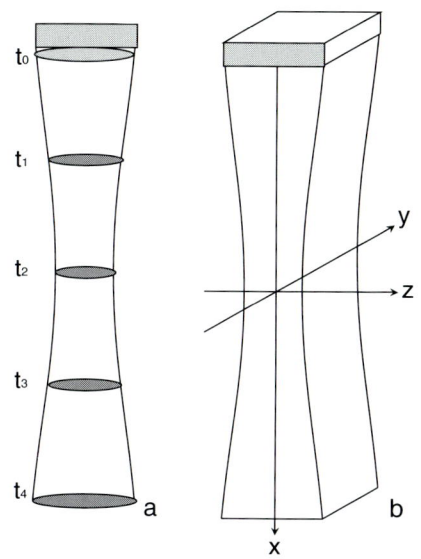

Schema 4:
Der Raum, in dem sich Schall bei gerichteter Abstrahlung ausbreitet, nennt man Schallkeule (oder Schallbündel). In (a) ist der Ort, an dem sich ein Schallimpuls zu verschiedenen Zeitpunkten befindet, schematisch zweidimensional dargestellt. Da ein Schallimpuls räumlich und ähnlich einem flachen Tropfen vorzustellen ist, sind Schallkeulen Gebilde mit 3 Dimensionen, in (b) am Beispiel eines rechteckigen Wandlers vereinfachend dargestellt: Die x-Achse entspricht der Ausbreitungsrichtung des Schallimpulses, die y-Achse entspricht der Richtung des Bildaufbaus (Schallkeulenbreite) und die z-Achse der Schallkeulendicke bzw. der Schichtdicke des gesamten Schallfeldes.

Diese elektrischen Signale werden im Sonographiegerät elektronisch so bearbeitet, daß sie in Form von Bildern, Kurven oder auf akustischem Wege dargestellt werden können: Bei der A-Bild-Sonographie (*A-Mode*) – Amplitudendarstellung („A" bei A-Mode kommt von Amplitude), beim B-Bild (*B-Mode*) – Helligkeitsmodulation („B" ist von engl. brightness abgeleitet) und beim *M-Mode* („M" von engl. motion) wird die *Echostärke* in unterschiedlicher Weise als *Funktion von Zeit und Raum* dargestellt (Schemata 3 und 5).

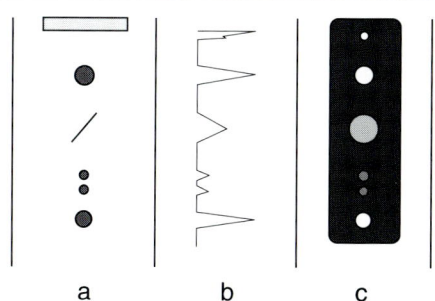

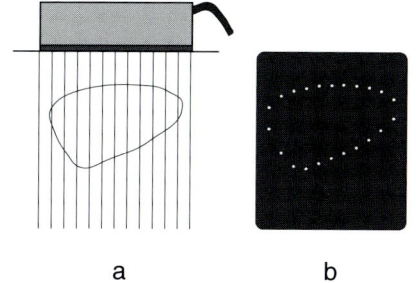

Schema 5:
Die Darstellung von Echos kann in unterschiedlicher Weise erfolgen: Verschiedene Reflektoren (a) werden beim A-Mode (b) entsprechend ihrem Abstand vom Wandler als Zacken an verschiedenen Stellen und mit unterschiedlicher Echostärke – entsprechend ihrer unterschiedlichen Reflektoreigenschaften – mit unterschiedlichen Amplituden (und mit verschiedener Dauer) dargestellt. Im B-Bild (c) sind die Abstände der Echos ebenfalls proportional zu denen der Reflektoren abgebildet, die unterschiedliche Stärke der Echos wird aber als unterschiedliche Helligkeit des repräsentierenden Bildpunktes dargestellt.

Schema 6:
Durch zeitlich und räumlich versetztes Senden von Schallimpulsen und entsprechendem Empfangen der Echos und Umsetzen der Informationen kann man Schnittbilder erhalten. In (a) sind am Beispiel eines Linearscanners die Bildzeilen und deren Schnittpunkte mit der Oberfläche eines Organs, und in (b) die repräsentierenden Echos, wie sie auf dem Monitor eines B-Bild-Gerätes wiedergegeben werden, schematisch gezeichnet.

Grundlage dafür sind die folgenden Zusammenhänge:

— Die Zeit zwischen Senden und Empfangen hängt von der Schallgeschwindigkeit im untersuchten Medium und der Entfernung [d] des Reflektors von der Antenne ab. Damit läßt sich bei bekannter Schallausbreitungsgeschwindigkeit [v] durch Messung der Zeit [t] die Lage einer echogebenden Struktur / akustischen Grenzfläche bestimmen ($d = 1 / 2 \times v \times t$) (Schema 3).

— Die von verschiedenen Faktoren (Schallschwächung im betreffenden Medium bei gegebener Entfernung der echogebenden Struktur, Reflektorbeschaffenheit und -größe, Einfallswinkel der Schallwelle u. a.) abhängige unterschiedliche *Stärke* der Echos kann durch den piezoelektrischen Effekt mit einer geeigneten Elektronik erfaßt werden.

B-Bildsonographie. Das vorliegende Buch befaßt sich mit der B-Bild Sonographie. Die dabei gewonnenen *Sonogramme* stellen maßstabsgetreue Schnittbilder der untersuchten Organe bzw. Körperregionen dar.

Um mit Ultraschall und dem Impuls-Echo-Prinzip Schnittbilder zu erhalten, muß man die aus jedem Impuls resultierenden Echos in einer *Bildzeile* abbilden (Schema 5). Durch zeitlich und räumlich versetztes Senden und Empfangen (abtasten oder scannen) können mehrere bis viele Bildzeilen nebeneinander gesetzt

werden, woraus dann der Eindruck eines zweidimensionalen (tomographischen) Bildes entsteht (Schema 6).

Dafür sind verschiedene Abtast- oder Scan-Techniken üblich. Zunächst kann man mechanische von elektronischen Abtastverfahren unterscheiden.

Bei den mechanischen Scannern wird ein (manchmal sind es auch zwei oder mehrere) piezoelektrischer Wandler z. B. auf einer Kreisbahn bewegt.

Bei der rein elektronisch gesteuerten Abtastung sind in einem *Schallkopf* viele Wandler dicht aneinandergereiht (Array). Je nach der Anordnung der Bildzeilen ergibt sich eine unterschiedliche äußere Form der Schnittbilder, die man entweder nach der Geometrie der Abtastung, der äußeren Form des Schnittbildes oder der Anordnung der Wandler benennt. So sind beispielsweise u. a. die Bezeichnungen Linear- (Parallel-) und Sektor-Scanner, sowie Curved array und Annular array gebräuchlich (Schema 7).

Doppler-Sonographie. Sie nützt die Frequenzverschiebungen am Signal, die durch Bewegung von Reflektoren relativ zur Antenne entstehen. Man kann dadurch Geschwindigkeiten sich bewegender Reflektoren errechnen und darstellen. Im Duplex-Verfahren werden Strömungen an einem Ort gemessen, während gleichzeitig ein B-Bild den Ort der Messung und den Meßstrahl zeigt. Bei der farbcodierten Doppler-Sonographie werden viele solche Messungen an verschiedenen Stellen zum Aufbau farbiger Bilder des Blutflusses verwendet. In Kombination mit dem B-Bild zeigen sie Informationen über Blutströmungen in einem anatomischen Areal an.

Bildoptimierung. Echographische Schnittbilder kann man leichter verstehen, wenn gleichartige Gewebe trotz Schallschwächung und Schallkeulengeometrie in der Nähe des Schallkopfes möglichst gleich aussehen wie in größerer Entfernung.

Gesamtverstärkung (Gain). Nicht alle Objekte lassen sich bei einer gegebenen Sendeleistung gleich gut abbilden. Mit der Gesamtverstärkung kann man alle für ein gesamtes Bild empfangenen Signale in gleicher Weise regulieren (entsprechend der Lautstärkeregelung bei einem Radioempfänger).

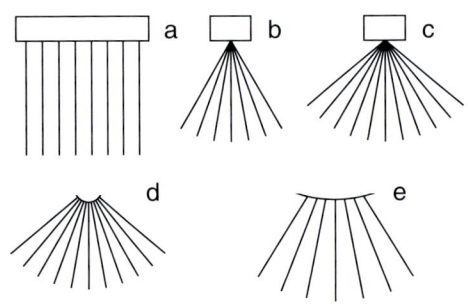

Schema 7:
Schematische Darstellung verschiedener Abtast- oder Scan-Verfahren: (**a**) Linear- oder Parallelscan, (**b**) Phased array mit 60 und (**c**) mit 90 Grad, (**d**) Beispiel eines mechanischen Sektor-Scanners, (**e**) Curved array.

Tiefenausgleich (TGC). Die Schallschwächung ist nicht bei allen zu untersuchenden Objekten in jeder Tiefe gleich. Deshalb haben die Geräte Verstärker, die die empfangenen Signale laufzeitabhängig entsprechend den jeweiligen Gegebenheiten einstellen lassen, um ein in jeder Tiefe gleichmäßig helles Bild erzeugen zu können.

Fokus und elektronische Fokussierung. Schallkeulen haben eine (u. a.) von der Antennengröße abhängige Form. In einer bestimmten Tiefe ist eine „Taille", die man Fokus nennt; dort hat die Schallkeule den geringsten Durchmesser. Schallköpfe, die mit einzelnen Wandlern arbeiten, haben einen fixen Fokus, der weder für den Sende- noch für den Empfangsfall verändert werden kann. Da dies zu sehr unterschiedlichen Bildqualitäten im Bereich des Fokus einerseits und im Nah- (zwischen Fokus und Antenne) und Fernfeld (jenseits des Fokus) andererseits führt, benützt man bei Array-Schallköpfen elektronische Vorrichtungen, die entweder beim Senden oder Empfangen, ggf. auch bei beidem, die Form der Schallkeule entsprechend der Anwendung optimieren lassen.

1.2 Artefakte

Artefakte kommen zustande, weil der Bildaufbau im Gerät nicht alle physikalischen Phänomene berücksichtigt.

Relativität der Echostärke. Die Stärke eines Echos hängt unter anderem vom Winkel ab, mit dem die transmittierte Schallwelle auf den Reflektor trifft. Bei 90° ist die Echostärke am größten, sie ist um so geringer, je kleiner (spitzer) dieser Winkel ist (Schema 8).

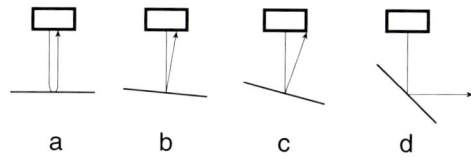

Schema 8:
Die Echostärke ist abhängig vom Winkel, mit dem ein Schallimpuls auf einen Reflektor trifft: Je spitzer dieser ist, desto schwächer ist das zum Wandler zurückreflektierte Echo.

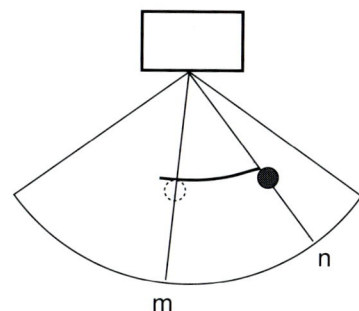

Schema 9:
Bogenartefakte entstehen, weil die Schallkeulen breiter (Ausdehnung in der y-Achse) sind, als von den Geräten beim Bildaufbau angenommen wird. So kann der für die Bildzeile m gesendete Impuls auch den Reflektor treffen, der eigentlich nur vom Impuls auf der Bildzeile n abgebildet werden sollte. Das Echo wird dann in entsprechender Entfernung auf der Zeile m abgebildet. Da dies nicht nur die Scanlinie m, sondern auch weitere Bildzeilen betrifft, kann es zu einer bogenförmigen Linie solcher „fehlplazierter" Echos kommen. Die Form dieser Bogen hängt ab vom Abtastverfahren (nach oben offener Kreisbogen bei Sektor-Scannern, Hyperbeln bei Linear-Scannern) und von der Schallkeulengeometrie des jeweiligen Gerätes.

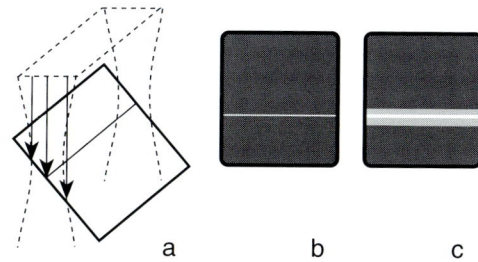

Schema 10:
Schichtdickenartefakte kommen zustande, da die Entfernung zwischen Wandler und z. B. einem schräg im Schallfeld liegenden Reflektor in der z-Achse unterschiedlich sein kann (symbolisiert durch die drei Pfeile unterschiedlicher Länge), so daß aus unterschiedlicher Tiefe Echos empfangen werden (**a**). Hätten die Schallkeulen und damit das Schallfeld keine Dicke (Ausdehnung in der z-Achse), würden nur in der dem mittleren Pfeil entsprechenden Entfernung Echos abgebildet (**b**). Wegen der Schichtdicke ergibt sich aber ein Band von Echos (**c**).

Auch die beiden folgenden Artefakte sind Beispiele für die Relativität der Echostärke.

Schatten und Verstärkung. Die Geräte setzen voraus, die Schallschwächung wäre in einer bestimmten Tiefe überall (also über die gesamte Bildbreite) gleich stark. In biologischen Geweben kommen aber Regionen mit geringerer oder vermehrter Schwächung vor. Dies führt zu stärker oder schwächer reflektierenden Zonen, die entsprechend der Schallausbreitungsrichtung immer – vom Schallkopf aus gesehen – jenseits der abweichend von der Umgebung abschwächenden Stellen liegen.

Bei Strukturen mit vermehrter Schwächung resultieren *Schatten* – Zonen mit schwächeren Echos oder echofreie Areale. Strukturen mit geringerer Schwächung verursachen eine *Verstärkung* – Areale mit stärkeren Echos (Schema 16 a - c).

Bogenartefakt, Schichtdickenartefakt. Eine Bildzeile enthält die Information über sämtliche Reflektoren, die innerhalb einer Schallkeule liegen. Diese vereinfachende, aber nötige Reduktion eines dreidimensionalen auf ein eindimensionales Gebilde führt zu charakteristischen Artefakten.

Die Vernachlässigung der tatsächlichen Schallkeulenbreite führt zum *Bogenartefakt,* dessen Form gerätetypisch ist und tiefenabhängig variiert (Schema 9).

Echos von außerhalb der Bildebene aber innerhalb der Schallkeulendicke liegenden Reflektoren können im sonographischen Bild als *Schichtdickenartefakt* erkennbar sein (Schema 10).

Spiegelung. Echographiegeräte können im Gewebe gespiegelte Schallimpulse nicht als solche erkennen. Sie ordnen axiale Spiegelungen einer größeren Bildtiefe zu (sog. *Wiederholungsechos*) (Schema 11); bei nichtaxialer Spiegelung kann sich eine x-, y- und z-axiale Fehlplazierung ergeben.

Schweifartefakte. Man kann zwei Arten von Schweifartefakten unterscheiden: Das sog. *Comet-tail-* und das *Ring-down-Artefakt*. Bei beiden Artefakten sieht man vom verursachenden Reflektor ausgehende „Schweife": band- oder V-förmig angeordnete, dicht beieinander liegende starke Echos. Der Entstehungsmechanismus ist verschieden: Das Comet-tail-Artefakt beruht auf vielfachen Spiegelungen, es tritt z.B. bei Metall auf; Ring-down-Artefakte entstehen zwischen kleinen Luftbläschen.

1.3
Beurteilungskriterien und Befundbeschreibung

Anatomische und pathologisch-anatomische Gegebenheiten lassen sich erstaunlich wirklichkeitsgetreu in sonographischen Schnittbildern wiedergeben. Ihr Verständnis basiert auf der Gestaltwahrnehmung, Kenntnis der Anatomie und Makropathologie sowie der Erfahrung mit der Methode. Elemente der Wahrnehmung eignen sich auch als Basis für ein allgemein anwendbares Konzept zur Beschreibung und Kommunikation über Bilder – dies gilt auch für Sonographiebilder.

Die Orientierung beginnt mit dem Feststellen der *Lage* eines Organs oder einer Veränderung. Diese läßt sich mit allgemein in der Anatomie gebräuchlichen Termini angeben.

Die *Form* eines Organs oder einer Veränderung kann bestimmt und deren *Größe* ausgemessen werden.

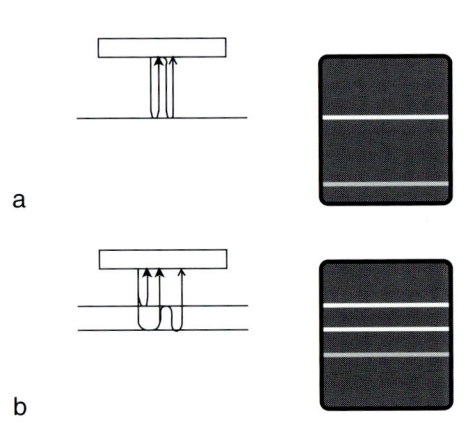

a

b

Schema 11:
Wiederholungsechos kommen durch ein Hin-und-her-laufen von Schallimpulsen zwischen stark reflektierenden Grenzflächen vor. Dies kann zwischen Schallkopf und einer Grenzfläche im Gewebe (vereinfachte Darstellung bei **a**), zwischen Grenzflächen im Gewebe (vereinfacht in **b**) oder auch in einer Kombination von beidem vorkommen. Da die Geräte solche Reflexionen nicht als solche registrieren können, kann es zu fehlplazierter Mehrfachabbildung kommen.

Verständliche Formangaben ergibt der Vergleich mit geometrischen Figuren oder Körpern. Maße in Millimeter oder Zentimeter sind, wenn sinnvoll und möglich, anderen Größenangaben vorzuziehen. *Echomuster* können mit den folgenden erläuternden Begriffen beschrieben werden.

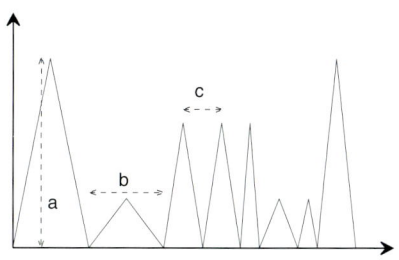

Schema 12:
Grundlage für die A-Mode- wie für die B-Bild-Sonographie ist die Darstellung der Echostärke als Funktion von Raum und Zeit. Während sich die Echostärke (a) als primäre Größe im A-Mode aus der Amplitudenhöhe und im B-Bild aus der Helligkeit eines Bildpunktes ableiten läßt, ergeben sich die Dauer, Größe bzw. Ausdehnung eines Echos aus der Entfernung zwischen zwei Kurvenminima bzw. der Distanz von Fußpunkt zu Fußpunkt, wenn dazwischen ein Maximum liegt (b) Der Abstand zwischen benachbarten Maxima kennzeichnet den Abstand der entsprechenden Echos voneinander (c).

Probleme der Terminologie. In der Kommunikation über Ultraschallbefunde werden häufig die Begriffe „echoarm" und „echoreich" / „echodicht" verwendet. So wird vereinfachend das, was „dunkel" auf dem Monitor erscheint, „echoarm" und hell aussehende Bezirke werden „echoreich" oder „echodicht" genannt.

Doch begibt man sich dabei in die Gefahr, mißverstanden zu werden. Denn manchmal wird „echoarm" synonym mit „schwach reflektierend" oder für wenige Echos pro Fläche benützt. „Echoreich" steht manchmal für „dicht angeordnete Echos", wird aber auch für „starke Echos" gebraucht. Zusätzlich werden die Begriffe „echoarm" für ein Echomuster mit schwachen Reflexen und großen Abständen der Echos voneinander und „echoreich" für dicht angeordnete starke Echos verwendet. (Einmal wird „echoreich" und „echoarm" auf die Abstände der Echos voneinander und zum anderen auf die Stärke der Reflexion bezogen, oder beides miteinander verbunden.)

Um solche Mißverständnisse zu vermeiden, wird die hier vorgestellte präzisere Terminologie zunehmend häufiger gebraucht, sie erlaubt eine wesentlich differenziertere Betrachtung und Beschreibung (siehe Tabelle 1).

Begriffe wie „liquide", „solide" und „zystisch" sollten vermieden werden.

Grundzüge einer Terminologie. Als Grundlage für eine Terminologie der Sonogrammbeschreibung können die im Schema 12 dar-

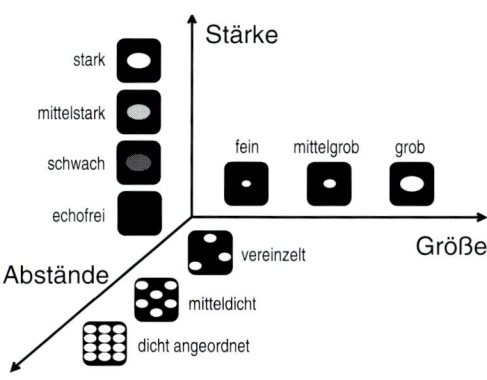

Schema 13:
Zur Beschreibung von Echos bzw. einem Echomuster kann ein dreidimensionaler Sprachraum dienen, dessen Koordinaten „Stärke", „Größe" und „Abstände" vom Begriff „echofrei" ausgehen.

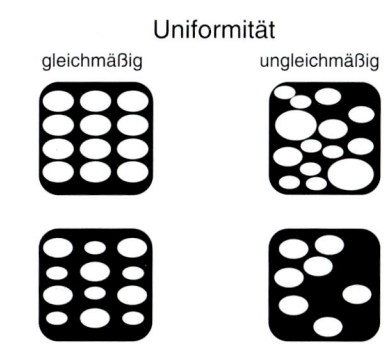

Schema 14:
Mit dem Parameter „Uniformität" / „Gleichmäßigkeit" hat man weitere Möglichkeiten zur Differenzierung und Beschreibung eines Echomusters.

gestellten Verhältnisse dienen. Neben der Echostärke als primärem Parameter lassen sich zwei weitere Merkmale bezüglich der Anordnung von Echos (eines *Echomusters*) charakterisieren:

— die *Echostärke* entspricht der Höhe der Zacke im A-Mode bzw. der Helligkeit des Bildpunktes im B-Bild,
— die Entfernung zwischen zwei Kurvenminima repräsentiert die Dauer, im A- bzw. B-Mode die Größe eines Echos; beim B-Bild wird für die *Größe* auch die seitliche/laterale Ausdehnung mit bewertet,
— die Distanz zwischen zwei Maxima kennzeichnet die *Abstände der Echos* voneinander.

Damit können folgende 3 Dimensionen eines Sprachraumes zur Beschreibung von Echos definiert werden:

— Stärke (echofrei, schwache, mittelstarke, starke Echos),
— Größe (feine, mittelgrobe, grobe Echos),
— Abstände (vereinzelt, mitteldicht, dicht angeordnete Echos) (Schema 13).

Zur Beschreibung eines einzelnen Echos eignen sich die Dimensionen Stärke und Größe. Bei mehreren Echos bzw. einem Echomuster läßt sich neben den Abständen auch die *Gleichmäßigkeit* oder *Uniformität der Verteilung* beschreiben.

Damit steht mit gleichmäßig – ungleichmäßig eine vierte Dimension zur Charakterisierung eines Echomusters zur Verfügung (Schema 14).

Anmerkung zur Echostärke: So wie von der Helligkeit eines einzelnen Bildelements auf die (relative) Stärke des repräsentierten Echos geschlossen werden kann, so weisen auch jeweils insgesamt unterschiedlich helle Regionen in einem B-Bild-Sonogramm auf unterschiedlich stark reflektierende Materialien hin (Schema 15).

Zum Vergleich und der Beschreibung pathologischer Befunde eignen sich Komparative (z. B. stärker echogen).

Für umschriebene Veränderungen (*fokale Läsionen*), falls vorhanden, gelten die gleichen (allgemeinen) Kriterien. Auf *organspezifische Besonderheiten* ist zu achten (z.B. Gefäße in der Leber, Wand der Gallenblase etc.).

Die *Befundinterpretation* beruht auf einer derart strukturierten Wahrnehmung, meist unter Einbeziehen von anamnestischen und klinischen Daten.

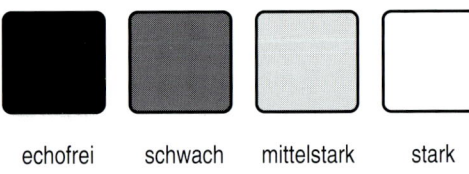

echofrei   schwach   mittelstark   stark

Schema 15:
So wie im B-Bild-Sonogramm von der Helligkeit eines einzelnen Bildelementes bzw. Bildpunktes auf die (relative) Stärke des repräsentierten Echos zu schließen ist, kann auch von der Helligkeit einer größeren Region auf unterschiedlich stark reflektierendes Material oder Gewebe geschlossen werden (echofrei, schwach echogen, mittelstark echogen, stark reflektierend). So kann z. B. ein mittelstark reflektierendes Areal aus dicht angeordneten mittelgroben mittelstarken Echos ebenso wie aus starken groben mitteldicht angeordneten Echos resultieren.

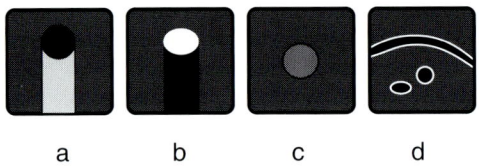

a   b   c   d

Schema 16:
Areale mit geringerer Schallschwächung als die Umgebung führen zur „Verstärkung". Die Echos, die von jenseits einer geringer schallschwächenden Struktur kommen, sind stärker als die aus der Nachbarschaft in entsprechender Bildtiefe. In (a) die typische Konstellation bei einer Zyste: kugeliges glatt begrenztes echofreies Gebilde mit Verstärkung und Randschatten.

Strukturen mit höherer Schallschwächung als das benachbarte Material in gleicher Tiefe führen zu „Schatten". Echos, die von jenseits eines stärker schwächenden Areals kommen, sind schwächer als die aus der Umgebung in gleicher Bildtiefe. Die Schwächung kann so stark sein, daß keine Echos mehr (kompletter Schatten), oder aber beim „inkompletten Schatten" (bei geringerer Schwächung) noch schwache Echos zu erkennen sind.

Bei (b) ein typischer Befund: starke Echos z.B. einer Verkalkung oder eines Konkrements und ein (hier echofrei gezeichneter) Schatten.

Fokale Läsionen wie Tumoren sind häufig an ihrem von der Umgebung verschiedenen Echomuster zu erkennen: Sie können hinsichtlich der Stärke, Größe und Anordnung der Echos differieren. In (c) ein geringgradig stärker echogener Tumor mit einem schmalen echofreien Saum.

Gefäße sieht man im Querschnitt als runde oder ovale echofreie Gebilde, im Längsschnitt als echofreie bandförmige Strukturen mit einer dünnen Linie mittelstarker Echos als Begrenzung (d).

Tabelle 1:
Beispiele von vereinfachender Beschreibung verschiedener Echomuster

Echomuster	Vereinfachende Bescheibung
Schwache, grobe, vereinzelt angeordnete Echos; Starke, feine, vereinzelt angeordnete Echos; Mittelstarke, mittelgrobe, vereinzelt angeordnete Echos.	„echoarm"
Schwache, feine, dicht angeordnete Echos. Mittelstarke, mitteldicht angeordnete Echos.	„echoarm" oder auch „echoreich"
Mittelstarke, mittelgrobe, dicht angeordnete Echos; Starke, feine, dicht angeordnete Echos; Starke, grobe , mitteldicht angeordnete Echos.	„echoreich", „echodicht"

Typische Befunde. Die Kenntnis typischer Ultraschallbilder, sowohl von normalen Organen (siehe dazu die jeweiligen Kapitel), als auch von häufigen und charakteristischen Befunden, ist für das Lesen und Verstehen von Sonogrammen erforderlich.

Eine *Zyste* als kugeliges bis ellipsoides flüssigkeitsgefülltes Gebilde stellt sich echographisch rund oder oval, in der Regel echofrei, glatt begrenzt und meist mit Verstärkung sowie Randschatten dar (Schema 16 a).

Tumoren sind im sonographischen Bild ggf. an der Formveränderung des betroffenen Organs und am von der Umgebung differenten Echomuster zu erkennen (Schema 16 c).

Konkremente und *Verkalkungen* erkennt man an den starken Echos, die ihre Oberfläche markieren und am Schatten, der die überdurchschnittliche Schallschwächung anzeigt (Schema 16 b).

Tomographiebilder von *Gefäßen* sind abhängig vom Schnitt: Quergetroffen sieht man sie als runde oder ovale echofreie Gebilde, im Längsschnitt erscheinen sie als bandförmige Strukturen, die meist durch eine dünne Linie mittelstarker Echos begrenzt sind (Schema 16 d). Arterien, Venen und andere Gefäße (z. B. Gallengang, Pankreasgang und Harnleiter) können oft schon allein mit der B-Bild-Sonographie unterschieden und am typischen Verlauf erkannt werden. Zusätzlich helfen weitere Kriterien zur Differenzierung: Große Arterien pulsieren, sie sind nicht komprimierbar (ihr Lumen ist manchmal nicht vollständig echofrei darzustellen). Große Venen können pulsieren, sie sind kompressibel und echofrei. Gallengang, Pankreasgang und Harnleiter kön-

nen ebenfalls Lumenschwankungen aufweisen, diese spielen sich aber langsam ab.

Ergänzend ist anzumerken, daß echofrei nur „keine Echos", evtl. „keine Reflektoren" bedeutet und nicht „liquide" – obgleich sich viele Flüssigkeiten sonographisch charakterischerweise echofrei darstellen. Umgekehrt bedeuten Echos nicht zwangsläufig, daß es sich um „solides" Gewebe handelt, auch wenn dies der typische Aspekt ist, – (in) Flüssigkeiten können ebenfalls echogebende Materialien sein. Starke Echos bedeuten nicht zwangsläufig ein „hartes" Material und schwache Echos nicht notwendigerweise „weiches" Gewebe.

1.4
Dokumentation

Die Dokumentation sonographischer Befunde erfolgt, sich jeweils ergänzend, in Wort und Bild. Sie ist aus verschiedenen Gründen erforderlich: dient zur Erinnerung an Untersuchung und Ergebnis, ist ein Mittel zur Kommunikation und Befundmitteilung, auch ein forensischer Aspekt kann hinzu kommen, formal ist sie der Beleg für die Untersuchung, evtl. sind Vorschriften z. B. der Kassenärztlichen Vereinigungen zu beachten.

An die Text- und Bilddokumentation werden formale und inhaltliche Ansprüche gestellt.

Schriftliche Dokumentation. Bei der schriftlichen Dokumentation sonographischer Befunde sollten Patient, Untersuchungsart, Ort bzw. Institution, Datum und Untersucher angegeben sein. Indikation, Fragestellung, Befundbeschreibung und -interpretation gehören eben-

Tabelle 2:
Echostärken von typischen Befunden

Echostärke	Beispiele normaler Befunde	Beispiele abnormaler Befunde
Echofrei	große Blutgefäße (Aorta, Vena cava), Gallenblase, Harnblase	Zyste, Aszites
Schwach	Markpyramiden	Lymphom, akute Pankreatitis
Schwach bis mittelstark	Leber, Milz, Nierenrinde, Pankreas, Muskulatur	Nierenkarzinom, fokale noduläre Hyperplasie der Leber
Mittelstark	Schilddrüse, Hoden, Pankreas	Fettleber, Sinusfibrolipomatose
Mittel bis stark	Organoberflächen, Sinus renalis, Ligamentum teres, Pankreas	Hämangiom, Angiomyolipom
Stark	Luft, Gas, Knochen	Konkrement, Metall, Aerobilie

falls dazu. Ggf. sind Anmerkungen, Kommentare wie differentialdiagnostische Überlegungen etc. erforderlich.

Bilddokumentation. Die Bilddokumentation (Foto, Print, Video) soll Patient, Institution und Untersucher erkennen lassen. Die Untersuchungsart ist aus den Bildern zu ersehen, Datum und Maßstab sind meist automatisch dabei; die Angabe der Schnittebene und der Patientenposition kann hilfreich sein. Zusätzlich bestehen Anforderungen an die Bildqualität.

2
Sonographische Anatomie

Die uns vertrauten anatomischen Vorstellungen beziehen wir aus der Anatomie, der Pathologie, aus der Praxis als Chirurg oder Radiologe. Vertraut ist uns
— eine räumliche sowie
— eine manipulierbare (mit Händen greifbare) Vorstellung des menschlichen Körpers.
Demgegenüber bereitet die Technik, den Körper ohne Rücksicht auf seine innere Struktur in starre Quer- oder Längsschnitte zu zerteilen, unserer Vorstellungskraft große Schwierigkeiten. Auch die Sonographie ist, wie die Computer- und die Kernspintomographie, ein *Schnittbildverfahren*. Im Gegensatz zu den genannten Methoden gewinnt der Ultraschall durch die nur ihm eigene Möglichkeit, reale Körpervorgänge und zugleich Manipulationen *dynamisch* abzubilden („Real-Time-Sonographie"), die genannten Eigenschaften der klassischen Anatomie zurück:
— durch variable, sich den inneren Strukturen anpassende Schallkopfführung den räumlichen Aspekt und
— durch die Wiedergabe realer Vorgänge und Manipulationen den dynamischen Aspekt.
Diese dynamische und räumliche Darstellung unterscheidet die Sonographie von den anderen, starren Schnittbildverfahren. Es ist daher nicht sinnvoll, sich an starren Sagittal- und Transversalschnitten zu orientieren: Die Orientierung an der gewohnten Oberbauchanatomie, und hier vor allem an den *Leitstrukturen der Gefäße*, ist ein Weg, die dynamische und die räumliche Eigenart der Sonographie mit Echtzeitgeräten auszuschöpfen.
   In Schema 18 ist zusammengefaßt, was wir an Gefäßleitstrukturen für eine systematische Oberbauchanatomie im Schall benötigen:
— die V. portae und ihre Zuflüsse, die V. lienalis und die V. mesenterica superior,
— die V. cava mit Lebervenen und Nierenvenen,
— die Aorta mit den Abflüssen des Truncus coeliacus und der A. mesenterica superior.
Wir bedienen uns dieser Gefäßleitstrukturen in zwei großen Untersuchungsgängen, einer sub-

kostalen und einer longitudinalen Schnittführung. Die Untersuchung wird nicht nur in der gängigen Rückenlage, sondern auch in anderen Positionen und im Stehen, durchgeführt.

2.1
Gefäßorientierte subkostale Schnittführung

In einem Untersuchungsgang sollen Leber, Gallenwege und Gallenblase, Pankreas, rechte Niere und die sonographisch erkennbaren Abschnitte des Magen-Darm-Traktes in ihrer typischen Gestalt und Lage erfaßt werden. Dazu wird der Schallkopf entlang dem rechten Rippenbogen angelegt und zuerst nach kranial gekippt (Schema 17).

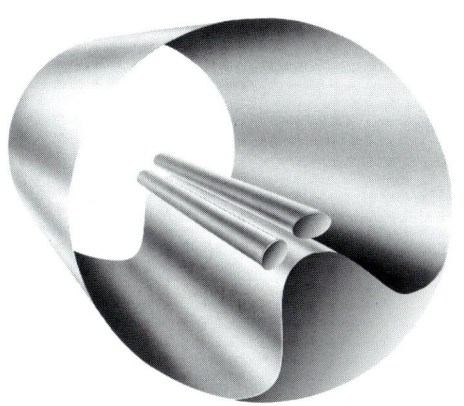

Schema 17:
Subkostale Schnittführung.
Der Schallkopf wird am rechten Rippenbogen angelegt. Er schneidet den Körper schräg von vorn nach hinten durch. Dieser ist hier als Röhre mit den dorsal gelegenen großen Gefäßkanälen der Aorta und V. cava dargestellt. Die Schrägschnitte werden von nun unten betrachtet, so daß alles, was im Körper rechts liegt, auf dem Bildschirm links erscheint. Durch Kippen der Schnittebene und des Schallkopfes nach kranial oder kaudal entstehen fächerförmig angeordnete Schnitte durch die Leber und die wesentlichen Organe des Oberbauches.

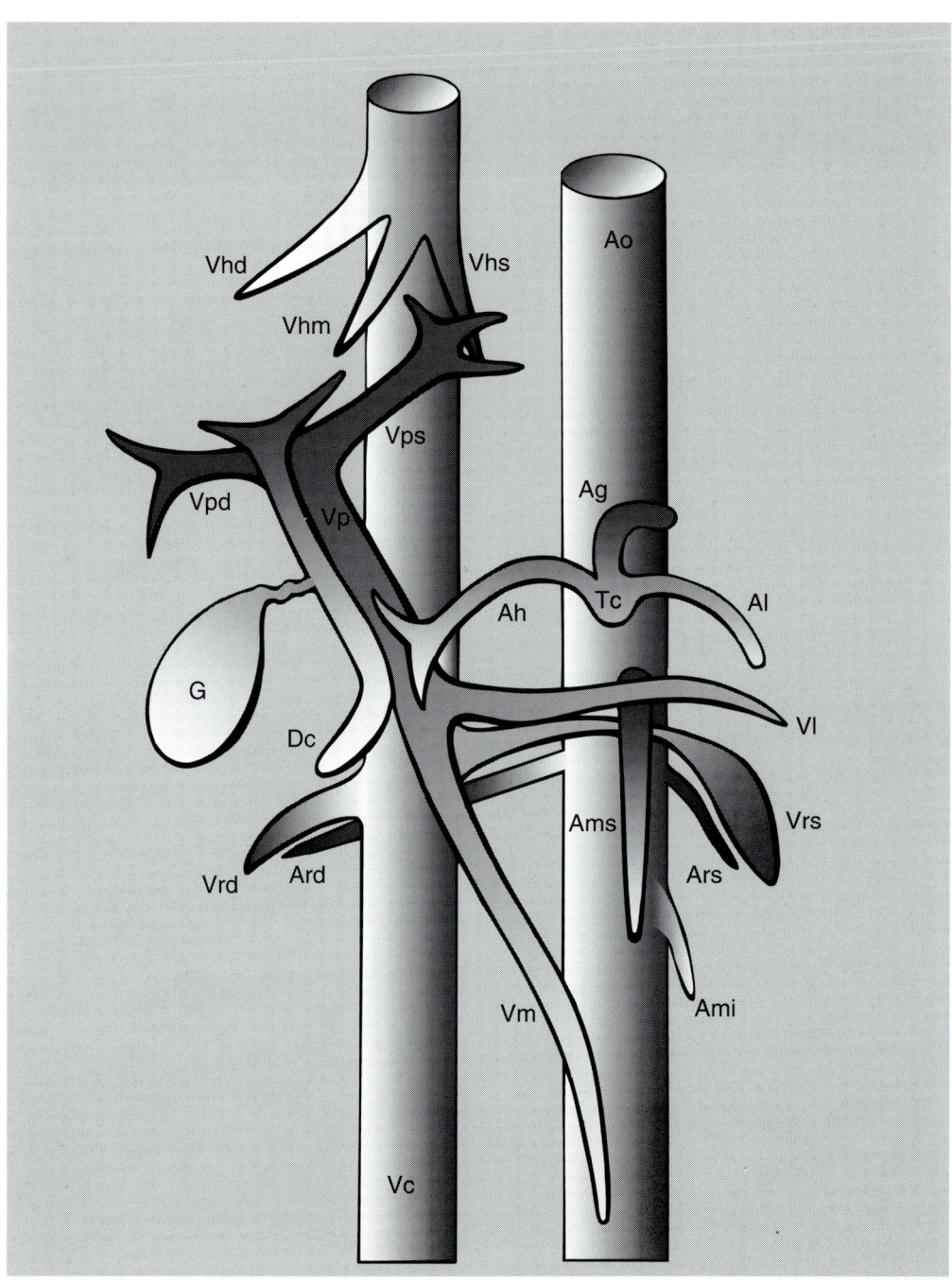

Schema 18:
Gefäßleitstrukturen des Oberbauchs.
Aorta (Ao), V. cava (Vc), V. portae (Vp), Truncus coeliacus (Tc), A. hepatica (Ah), A. lienalis (Al), A. gastrica sinistra (Ag), A. mes. sup. (Ams), A renalis sin. et dextr. (Ars, Ard), A. mes. inf. (Ami), V. hepatica sin. (Vhs), V. hepatica med. (Vhm), V. hepatica dextra (Vhd), V. renalis sin. (Vrs), V. renalis dextra (Vrd), V. lienalis (Vl), V. mes. sup. (Vm), V. portae sin. (Vps), V. portae dextra (Vpd), D. hepatocholedochus (Dc), Gallenblase (G).

Leitstrukturen

Die Lebervenen. In Schema 19 wird der nach kranial gewinkelte Schnitt verdeutlicht, mit dem wir - unterstützt durch die Inspiration des Patienten - die drei großen Hauptäste der Lebervenen darstellen, wie sie auf die V. cava inferior zulaufen. Wir erkennen außerdem den Übertritt der V. cava in den rechten Vorhof, gelegentlich die Trikuspidalklappe, das rechte Herz und die kaudal-ventral gelegenen Perikardabschnitte. Die Leber wird kranial vom Zwerchfell begrenzt, das wir, durch weitere Kippung nach kranial, oft bis in die Kuppel verfolgen können. Sie wird durch die in den Segmentgrenzen verlaufenden Lebervenen unterteilt.

Dabei trennt die mittlere Lebervene den rechten vom linken Leberlappen, die linke unterteilt den linken Lappen in einen medialen und einen lateralen Anteil, die rechte den rechten Lappen in einen anterioren und einen posterioren (Abb. 1).

Die intrahepatische Pfortaderaufzweigung.

Der Schallkopf verbleibt subkostal; er wird lediglich nach kaudal gekippt, bis mitten in der Leber ein Gefäßsystem erscheint, das sich in die Lebersegmente aufzweigt.

In Schema 20 wird gezeigt, daß der Hauptstamm der Vena portae sich in einen rechten und einen linken Ast aufteilt und diese wiederum Äste in das *Zentrum* der Lebersegmente abgeben: Einen rechts-anterioren, einen rechts-posterioren, einen Ast zum Lobus quadratus, der dem ventralen Anteil des links-medialen Leberlappens entspricht und Äste zum links-lateralen Lappen. Besonders zu beachten ist die zumeist Z-förmig verlaufende *Pars umbilicalis* des linken Astes, die sich geradlinig in das Lig. teres mit der obliterierten Umbilikalvene fortsetzt (Abb. 2).

Die Pfortaderäste und von ihnen abgehend Bänder und Fissuren vermitteln noch weitere topographische Hilfen: Das *Lig. teres* trennt den Lobus quadratus vom links-lateralen Lappen; die vom rechten Hauptstamm nach lateralventral ziehende *Interlobärfissur* trennt nicht nur den rechten vom linken Lappen (in Fortsetzung der mittleren Lebervene), sondern ist auch der Ansatzpunkt für das Aufsuchen der Gallenblasenregion. Von der Basis der Umbilikalportion zieht ein Reflexstreifen nach dorsal

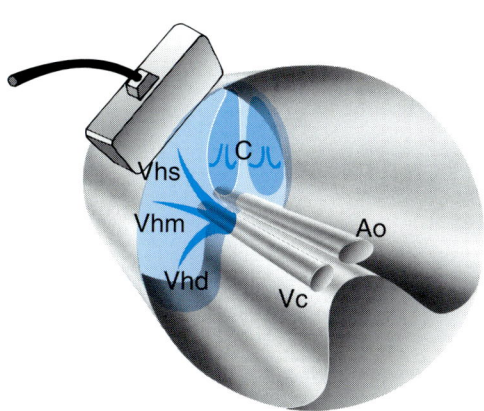

Schema 19:
Lebervenen.
Der Schallkopf wird hier ganz nach kranial gekippt. Die Schnittebene weist von kaudal vorn nach kranial hinten und ist zugleich parallel zum Rippenbogen, also schräg gelegt. Dadurch werden folgende Strukturen erfaßt:
Aorta (Ao), V. cava inf. (Vc), V. hepatica sin. (Vhs), V. hepatica med. (Vhm), V. hepatica dextra (Vhd), Herz (C).

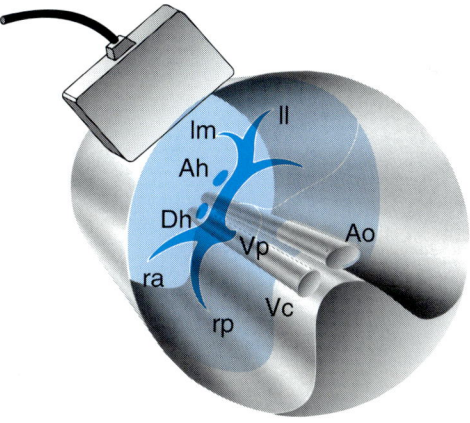

Schema 20:
Intrahepatische Pfortaderaufzweigung.
Immer noch streng am Rippenbogen gelegen, wird der Schallkopf langsam nach kaudal gekippt, so daß ein weniger schräg nach oben gekippter Schnitt entsteht. Vom Pfortaderhauptstamm (Vp) mit dem rechten und linken Ast werden Äste ins rechts-anteriore (ra), ins rechts-posteriore (rp) ins links-mediale (lm) und ins links-laterale (ll) Lebersegment abgegeben. Ventral der Pfortader erkennt man Anschnitte des D. hepaticus (Dh) oder der A. hepatica (Ah). Aorta (Ao), V. cava (Vc).

und medial: Das *Lig. hepatogastricum* ist die linke Begrenzung des Lobus caudatus, dem nach rechts eine sonographisch erkennbare Grenze fehlt (Abb. 3).

Die Leberpforte. Immer noch ist der Schallkopf subkostal angelegt, also parallel zum Rippenbogen. Durch weitere Kippung nach kaudal, eventuell auch schon durch ein zusätzliches Verschieben nach kaudal und medial, verfolgen wir retrograd die V. portae aus der Leber heraus als quergetroffenes Gefäßlumen bis in die eigentliche Leberpforte im *Lig. hepatoduodenale.*

Schema 21 zeigt die quergeschnittene V. portae, rechts lateral und ventral den ebenfalls quergetroffenen Ductus choledochus, ventral und eher medial die sich verzweigende A. hepatica propria. Innerhalb der Leber sind die peripheren Pfortaderäste zu sehen (Abb. 4).

Rechts neben der Leberpforte erkennt man die Gallenblase; am Unterrand des rechten Leberlappens erscheint der obere Nierenpol. Würde man weiter nach links schwenken, so

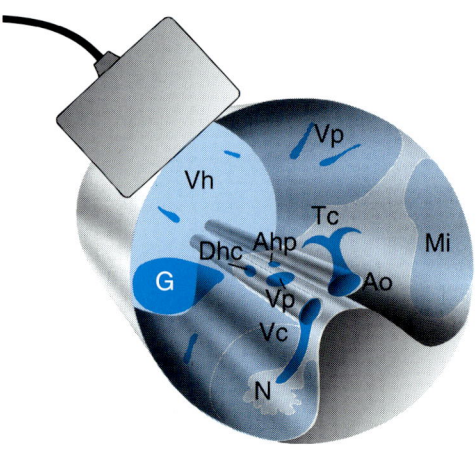

Schema 21:
Leberpforte.
Der Schallkopf folgt jetzt der V. portae entgegen ihrer Flußrichtung, wobei er immer noch am Rippenbogen anliegt. Er wird dann weiter nach kaudal gekippt, liegt dem Rippenbogen aber immer noch schräg parallel an. Dabei entsteht ein typischer Querschnitt durch die Leberpforte.
Aorta (Ao), V. cava inf. (Vc), V. portae (Vp), Truncus coeliacus (Tc), A. hepatica propria (Ahp), D. hepato-choledochus (Dhc), Lebervenen (Vh), Gallenblase (G), rechte Niere mit Nierenvene (N), Milz (Mi).

könnte man den Truncus coeliacus mit seiner Aufzweigung in die A. hepatica communis und die A. lienalis erfassen.

Von der Leberpforte in die V. lienalis. Nun folgt man mit dem Schallkopf der quergetroffenen V. portae rückwärts in die V. lienalis, die entlang ihrer Achse dargestellt ist, da sie ja im Körper quer verläuft. Dazu wird der Schallkopf in eine fast transversale Achse gebracht und muß weiter nach kaudal gekippt werden.

Schema 22 zeigt die Leitstruktur der V. lienalis dorsal und kranial im Pankreas. Sie begleitet dieses Organ in dieser Position ab ihrem Abgang aus dem Milzhilus. Retropankreatisch liegen die quergetroffenen Gefäße Aorta, V. cava und A. mesenterica superior vor der Wirbelsäule. Zwischen A. mesenterica superior und Aorta zieht die linke Nierenvene in die V. cava, die vor der Kreuzung mit den beiden Arterien oft weit erscheint und links neben der Wirbelsäule fast parallel zur V. lienalis verläuft.

Das Pankreas wird ventral und kranial vom linken Leberlappen, der Pankreaskopf kranial vom Lobus caudatus der Leber begrenzt. Links neben dem Pankreaskorpus erkennt man den Magenkorpus, der den Schwanz zum großen Teil überlagert und damit der Darstellung entziehen kann. An den Magenkorpus schließt sich nach rechts das Antrum an.

Rechts neben dem Pankreaskopf, diesen manchmal durch Luftinhalt überlagernd, findet man Bulbus und Pars descendens des Duodenums; Processus uncinatus wird der die V. mesenterica superior von hinten umgreifende Anteil des Pankreaskopfes genannt. Im Pankreas sieht man oft eine feine tubuläre Struktur, den Ductus pancreaticus, der im Korpus am besten identifizierbar ist, da er dort senkrecht beschallt wird. Außerdem ist nicht nur der dilatierte, sondern oft auch der normal weite Gallengang im Pankreaskopf als quergetroffenes Lumen erkennbar.

Abgebildet werden außerdem die kaudalen Anteile des linken und rechten Leberlappens, die quergetroffene Gallenblase, rechts subkostal die Niere mit dem Eintritt der Gefäße quer zu ihrer Organachse. Zwischen oberem Nierenpol und V. cava liegt die Region der rechten Nebenniere (Abb. 5).

Dieser Übergang aus der intrahepatischen Pfortaderverzweigung in die V. lienalis ist der

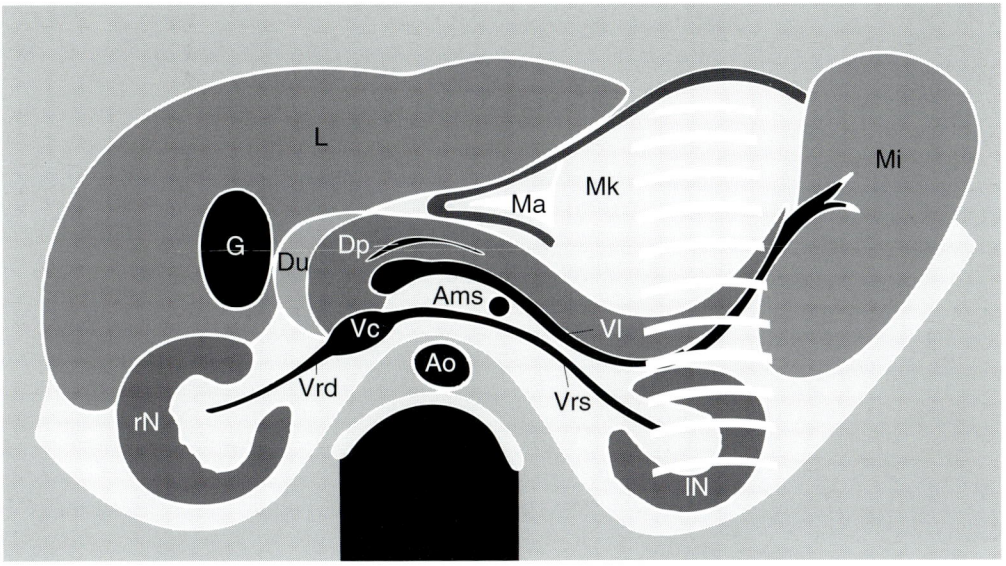

Schema 22:
Vena lienalis.
Der Schallkopf folgt nun entgegen ihrer Flußrichtung der im Schrägschnitt getroffenen V. portae, bis er die V. lienalis erreicht. Dazu muß er fast in die Transversalachse des Körpers gebracht werden. Oft ist er jetzt auch nach kaudal-dorsal gekippt.
Aorta (Ao), V. cava (Vc), A. mes. sup. (Ams), V. lienalis (Vl), V. renalis sin. (Vrs), V. renalis dextra (Vrd), D. pancreaticus (Dp), Leber (L), Gallenblase (G), Milz (Mi), Magenantrum (Ma), Magenkorpus (Mk), Duodenum (Du), rechte Niere (rN), linke Niere (lN).

schwierigste und zugleich der ergiebigste Schritt in einem kontinuierlichen Untersuchungsablauf, der uns aus der Leberkuppel (geleitet durch den „Lebervenenstern") über die Hauptmasse der Leber ins längsgetroffene Pankreas führt und dabei alle Oberbauchorgane und Gefäße in ihrer topographischen Beziehung erfaßt.

2.2
Longitudinale Schnittführung

Aorta und V. cava sind die aufgrund ihres strengen Längsverlaufs einfach darzustellenden Leitgefäße eines Untersuchungsgangs, der im linken Leberlappen beginnt und durch Parallelverschiebung des Schallkopfes bis in die rechte Flanke führt. Zusätzlich bringt der Verlauf der V. portae aus der V. mesenterica superior eine weitere Gefäßachse in die Untersuchungstechnik ein.

Aus Schema 1 ergibt sich, wie die V. mesenterica superior als echofreies kompressibles

Lumen noch vor der Aorta liegt, dann nach rechts vor die V. cava zieht, sich mit der V. lienalis vereinigt, als V. portae rechts dorsal neben die Hohlvene und mit einer Bewegung nach links in den linken Hauptstamm und die Pars umbilicalis verfolgt werden kann.

Längsschnitt über der Aorta. Der Schallkopf wird in der Sagittalebene so unter dem Rippenbogen angelegt, daß durch leichte Kompression an seinem unteren Ende das Herz am linken Bildschirmrand (links bedeutet im Längsschnitt kranial) sichtbar wird (Abb. 6).

Die Aorta verläuft mit zwei parallelen Grenzlinien, der vorderen und hinteren Kontur, nach kaudal und nähert sich je nach Konstitution dabei der Bauchdecke. Ihr kräftiger Puls ist gut zu sehen. Aus ihr entwickelt sich der Truncus coeliacus, dessen weitere Verzweigungen mit dem Schallkopf verfolgbar sind: Die A. gastrica sinistra kurzstreckig nach kranial, die A. hepatica communis quer getroffen nach rechts bis in die Leberpforte und die

Schema 23:
Die longitudinalen Schnitte.

a) Flankenschnitt links.
Aorta (Ao), linke Niere (lN),
Milz (Mi), Diaphragma (D).

b) Schnitt über der Aorta.
Aorta (Ao), Truncus coelia-
cus (Tc), A. mes. sup. (Ams),
Leber (L), Pankreaskorpus
(cp), Magenkorpus (Mk),
Magenkardia (Mc).

c) Schnitt über die V. cava.
V. cava (Vc), linke Leber-
vene (Vhs), V. portae (Vp),
V. mes. sup. (Vms), Lig. ve-
nosum (Lv), Lig. teres (Lt),
Leber (L), Pankreaskopf (ca),
Magenantrum (Ma).

d) Rechtsseitiger Interkostal-
schnitt.
Aorta (Ao), V. cava (Vc),
V. portae (Vp), A. hepatica
(Ah), D. hepato-choledochus
(Dc), Leber (L), Gallenblase
(G).

e) Flankenschnitt rechts.
Leber (L), rechte Niere (rN),
M. psoas (Mp), linke Kolon-
flexur (K).

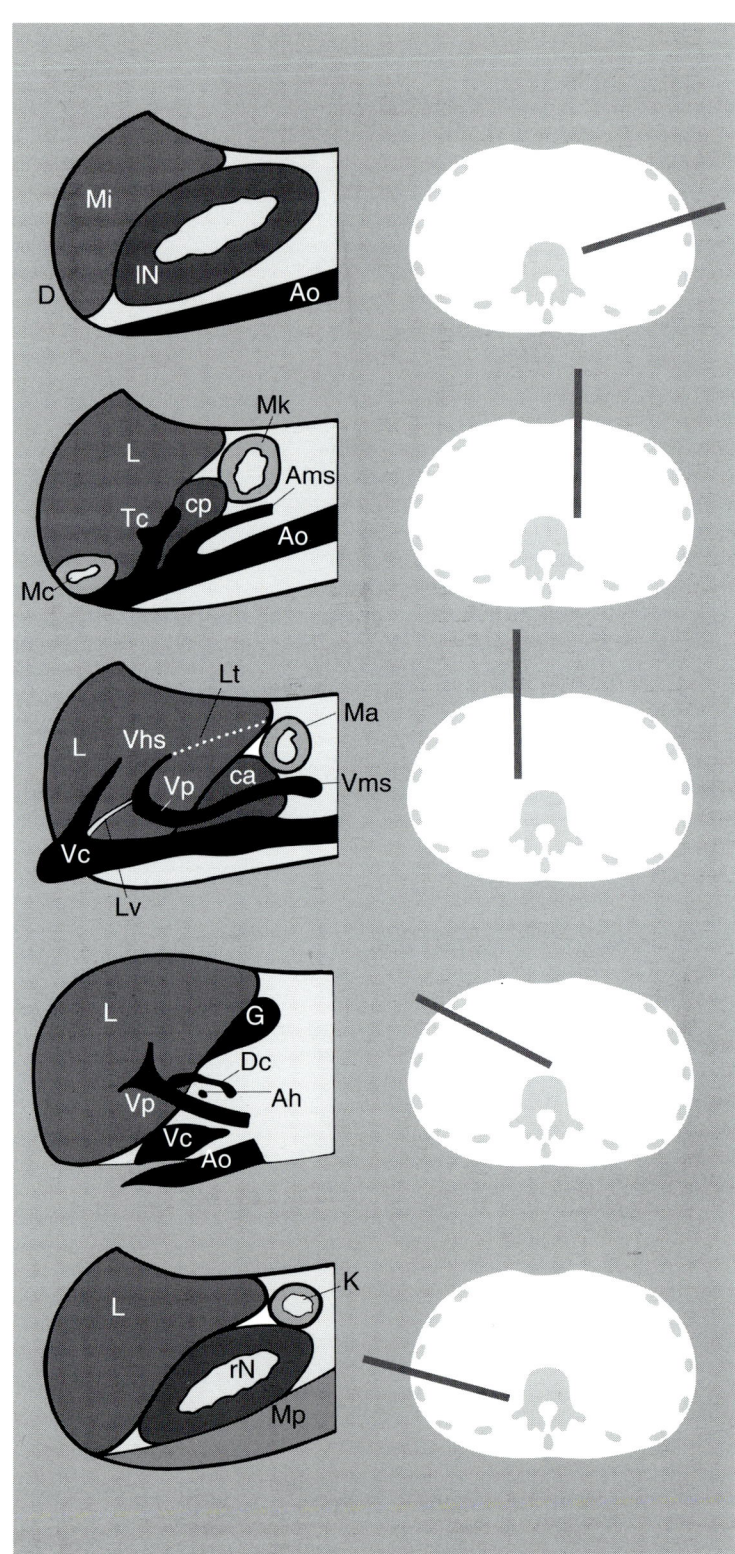

A. lienalis etwas kranial neben der V. lienalis verlaufend.

Kaudal, manchmal auch gemeinsam mit dem Truncus, entspringt die A. mesenterica superior. Sie zieht in kleinem Winkel vor die Aorta und ist nur wenig komprimierbar.

Häufig kann man die rechte Nierenarterie quer treffen und unter der V. cava hinweg bis in ihr Zielorgan verfolgen.

Die genannten Arterien variieren allerdings in ihren Aufzweigungsmodi sehr: So kann die rechte Leberarterie aus der A. mes. sup. entspringen, die Nierenarterie ventral der V. cava verlaufen u.a.m.

Vor der Aorta liegt der linke laterale Leberlappen, dessen Form vor allem hier gut beurteilbar ist. An seinem oberen dorsalen Rand ist gelegentlich die *Magenkardia* als typische Kokarde (geschichtete Ringfigur), an seinem Unterrand ist ventral das Magenkorpus, oft nur als Luftsichel, zu suchen.

Das Pankreaskorpus liegt zwischen Truncus coeliacus und A. mesenterica superior. Weiter kaudal folgt das Colon transversum, das an seinen Luftsicheln zu erkennen ist und das die distale Aorta überlagert, bis diese im Bereich des Nabels in der Bifurkation durch leichte Drehung des Schallkopfes in die Aa. iliacae verfolgbar ist. Natürlich werden auch die noch links von der Aorta liegenden Leberanteile durch Parallelverschiebung erfaßt, bevor der Schallkopf nach rechts vor die V. cava gebracht wird.

Längsschnitt über der V. cava inferior. Kranial kann man wieder das Herz erkennen, vor allem das Durchtreten der V. cava inferior in den Vorhof. Der Zufluß der linken Lebervene wird erfaßt, die V. portae aus der V. mesenterica superior entwickelt und der Gallengang kurzstreckig vor der V. portae dargestellt.

Der Lobus quadratus und Teile des rechten Leberlappens werden untersucht. Das *Lig. teres* zieht zur kaudalen vorderen Leberkontur, das *Lig. venosum* grenzt den Lobus caudatus in der Tiefe der Leber ab. Pankreaskopf, Antrum des Magens und nach rechts Duodenum werden identifiziert.

Die V. cava unterscheidet sich auch morphologisch von der Aorta. Sie weist Kaliberschwankungen und einen typischen, der A- und V-Welle des Vorhofs entsprechenden Doppelschlag auf. Sie ist echofrei und komprimierbar, ihre Konturen verlaufen nicht parallel (Abb. 7).

Schrägschnitt über der Leberpforte. Nachdem durch weitere Parallelverschiebung nach rechts die Gallenblase und die rechte Kolonflexur erreicht wurden, verlassen wir die starre Längsorientierung und richten den Schallkopf nach inneren Leitstrukturen aus: Aus der V. mesenterica stellen wir die V. portae entlang ihrer Achse ein (sog. Nabel-Schulter-Schnitt). Dabei liegt vor der oval angeschnittenen V. cava die V. portae, vor dieser wiederum der D. choledochus, zwischen letzteren die quer getroffene, sehr variable A. hepatica. Wenn dies nicht gelingt, weil diese Strukturen auch in Inspiration nicht tief genug ins Abdomen treten, gehen wir zu den Interkostalschnitten über (Abb. 8).

Interkostalschnitte. Der Applikator wird in die Interkostalräume, parallel zu den Rippen, plaziert. Diese Schnitte werden ventral, etwa in der Medioklavikularlinie begonnen und es wird nach lateral von Interkostalraum nach Interkostalraum verschoben, bis die störende Lunge aus dem Bild verschwindet (Abb. 9).

Dadurch ist es möglich, die V. portae langstreckig extra- und intrahepatisch zu verfolgen, und zwar ihren rechten Hauptstamm.

Der Ductus hepatocholedochus ist hier sicher zu identifizieren, zumeist schon in normaler Weite, erst recht aber, wenn er dilatiert ist.

D. cysticus und Gallenblasenhals, aber auch die ganze Gallenblase, sind gut zu untersuchen. Durch Verschieben und fächerförmiges Kippen des Applikators können große Anteile des Leberparenchyms, vor allem die rechts und subphrenisch gelegenen, erfaßt werden.

Die V. cava erscheint in diesen Schnitten als oval getroffenes Lumen. Selten kann man über den Wirbelkörper auf die linke Seite hinüber zur Aorta schallen, die dann „hinter" der V. cava sichtbar wird.

Längsschnitt der rechten Flanke. Schon im Interkostalschnitt erscheint lateral die rechte Niere. Der Schallkopf wird nun in deren Längsachse gekippt, wodurch wieder Rippenschatten ins Bild kommen. Die typische Längsachse der Niere mit dem überall von Parenchym umgebenen Sinus schreibt die Lage des Applikators vor, der somit im Normalfall leicht nach kaudal-ventral gehalten werden muß (siehe Abschnitt 11.1).

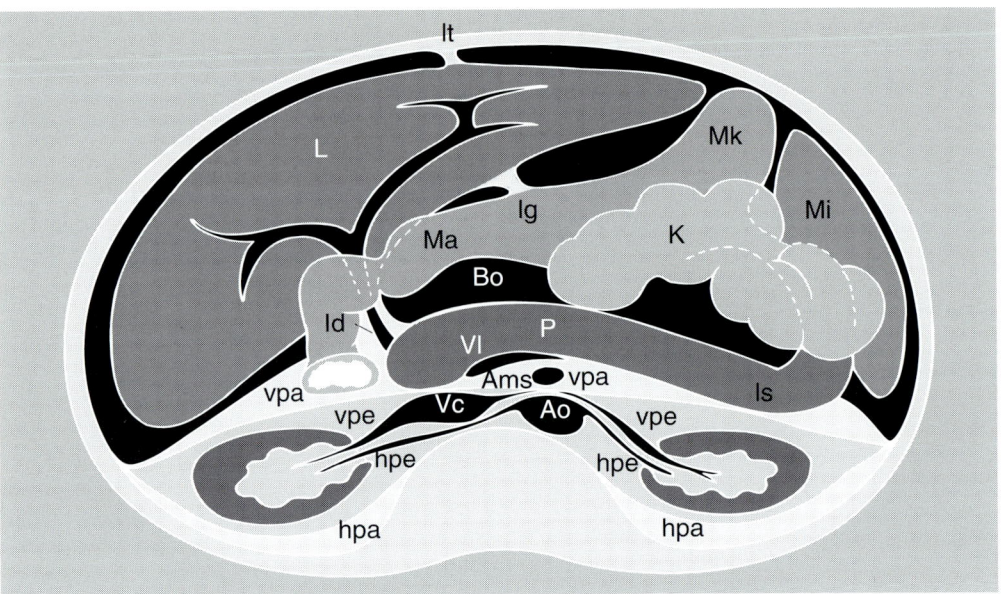

Schema 24:

Peritonealraum und Retroperitonealraum, sowie Bänder im oberen Abdomen.

Die intraperitoneal gelegenen Organe sind an der Leber (L) im Lig. hepatoduodenale (ld), an der Milz (Mi) über das Lig. splenorenale (ls) und an den Hohlorganen über deren Mesenterien mit dem Retroperitonealraum verbunden. Die Leber hat Verbindung zur vorderen Bauchdecke über das Lig. falciforme und dessen verdickten kaudalen Anteil, das Lig. teres (lt), sowie kranial dorsal zum Diaphragma an der Pars affixa. Querverbindungen der Hohlorgane sind als Lig. hepatogastricum (lg) regelhaft, als Lig. gastrocolicum, als Omentum majus und als Lig. splenocolicum nur dann auch sonographisch erkennbar, wenn eine Separation der Organe durch Aszites stattfindet. Die Bursa omentalis (Bo) wird durch Leber, Magen und die genannten Bandverbindungen dieser Organe nach ventral; durch die vordere Begrenzung des Pararenalraums nach dorsal abgeteilt.

Der Retroperitonealraum wird durch die Nierenfaszien in die vorderen (vpa) und hinteren (hpa) pararenalen Räume, sowie die vorderen (vpe) und hinteren (hpe) perirenalen Räume unterteilt: Der vordere pararenale Raum beherbergt Teile des Duodenums, der Kolonflexuren und das Pankreas und kommuniziert über die Mittellinie; der hintere enthält kein Organ und kommuniziert nicht über die Mittellinie; beide sind durch die verschmolzenen Nierenfaszien, die an die Bauchdecke anschließen, getrennt und kommunizieren miteinander erst ober- und unterhalb der Nierenlogen. In den perirenalen Räumen liegt das perirenale Fett, Nebennieren und, in ihrer Verbindung über die Mittellinie, die Aorta (Ao) und die V. cava inf. (Vc). Pankreas (P), Magen (Ma, Mk), Kolon (K), A. mes. sup. (Ams), V. lienalis (Vl).

Da von lateral nach medial geschallt wird, erscheint hinten im Bild, medial der Niere der M. psoas, auf dem diese sich bei der Atmung verschiebt (Abb. 11).

Längsschnitt der linken Flanke. In gleicher Weise wird die linke Niere zuerst im Längsschnitt untersucht: Wenn das typische Oval mit dem echostarken Sinus eingestellt ist, weist der Applikator am unteren Ende etwas nach ventral, der Achsenrichtung der Niere entsprechend.

Die Milz liegt kranial und etwas medial der Niere. Durch die Milz kann man medialventral Magenanteile sehen, nach kaudal schließt die linke Kolonflexur an. Die linke Nebennierenregion liegt zwischen oberem Nierenpol und Aorta (Abb. 12).

Querschnitt der linken Flanke. Oft ist eine Rechtsseitenlage des Patienten nötig, um senkrecht zur beschriebenen Längsachse die Querachse der linken Niere und der Milz darzustellen. Im Interkostalschnitt können die Milz und der Milzhilus mit Pankreasschwanz gezielt untersucht werden. Der subphrenische Raum ist oft von der Lunge, die in den Sinus phrenicocostalis tritt, also durch Luft, überlagert. Die Milz wird dadurch nicht immer ganz eingesehen.

2.3
Bänder und Spalträume im Abdomen

Die meisten Ligamente des Abdomens sind im Normalzustand nicht identifizierbar; sie werden zusammen mit den Spalträumen sichtbar, wenn Flüssigkeit im freien Abdomen vorhanden ist. Ihre Kenntnis ist gleichwohl wichtig für die Identifikation pathologischen Inhalts im freien Abdomen und die Ausbreitung pathologischer Prozesse im Mesenterialraum (siehe Schema 24).

Abbildungsteil – Sonographische Anatomie

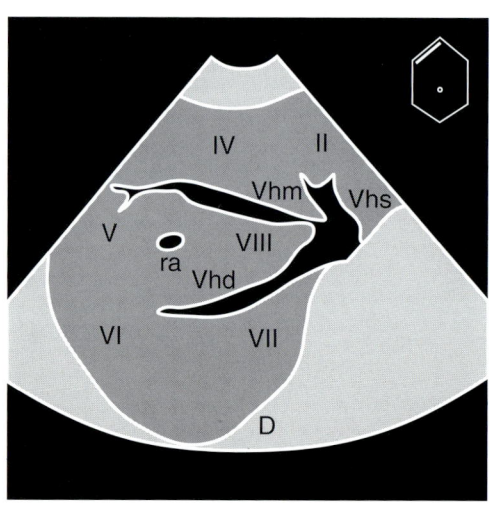 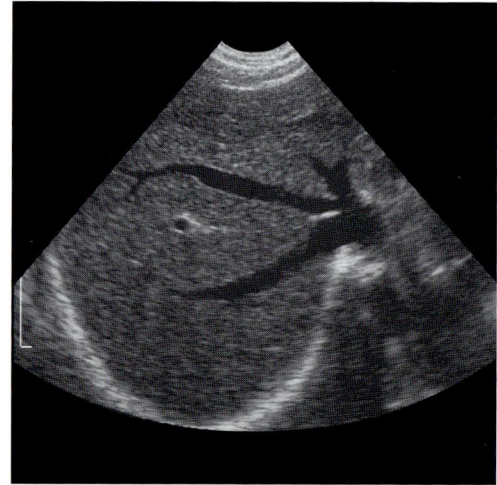

Abbildung 1:

Lebervenenstern.

In einem nach kranial gekippten Subkostalschnitt stellt man das Aufzweigungsmuster der drei großen Lebervenenäste dar: rechte (Vhd), mittlere (Vhm) und linke (Vhs) Lebervene. Angeschnittener Pfortaderast im rechten anterioren Lebersegment (ra). Lebersegemente II, IV, V, VI, VII und VIII. Diaphragma (D).

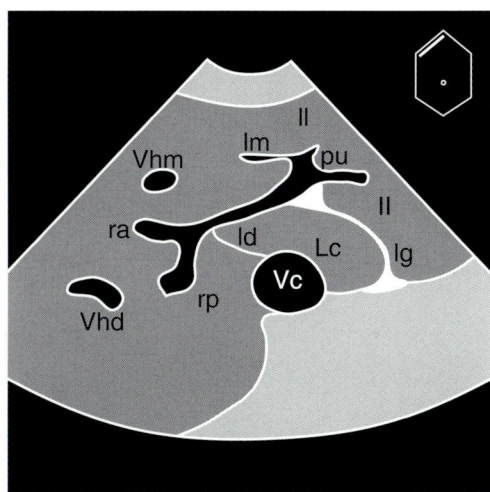 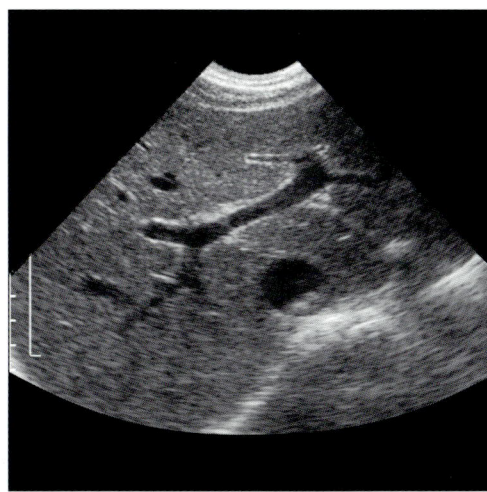

Abbildung 2:
Intrahepatische Pfortaderverzweigung.
In einem geringer nach kranial gekippten Subkostalschnitt sieht man die Pfortaderaufzweigung in einen rechts anterioren (ra) und rechts posterioren (rp) Segmentast und auf der anderen Seite in zwei links laterale (ll), zwischen denen die Pars umbilicalis (pu) liegt, und einen links medialen (lm) Segmentast. Anschnitte der mittleren (Vhm) und rechten (Vhd) Lebervene. Vena cava (Vc). Lig. hepatogastricum (lg) und Lig. hepatoduodenale (ld). Lobus caudatus (Lc).

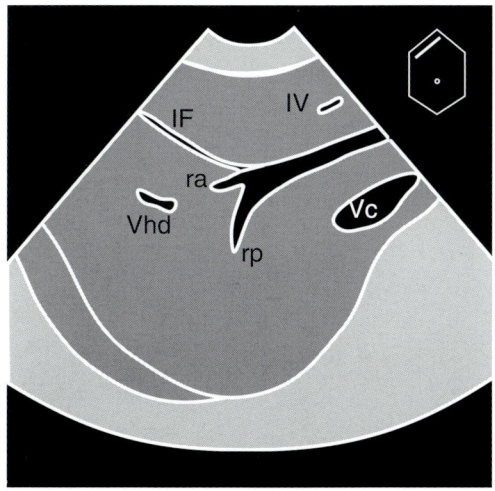 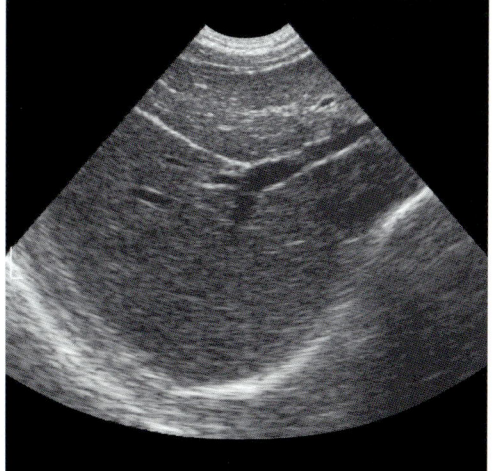

Abbildung 3:
Interlobärfissur.
Wird der immer noch subkostal anliegende Schallkopf noch etwas nach kaudal gekippt, so sieht man ventral des rechten Pfortaderhauptstamms und nach kaudal verlaufend, also zum Schallkopf hin, der ja von vorn kaudal nach hinten kranial gerichtet ist, die reflexstarke Interlobärfissur (IF), die den Ansatzpunkt der Gallenblase darstellt. Rechts anterior (ra) und rechts posteriorer (rp) Pfortaderast. Anschnitt der rechten Lebervene (Vhd). Anschnitt des Segmentastes IV. Vena cava (Vc).

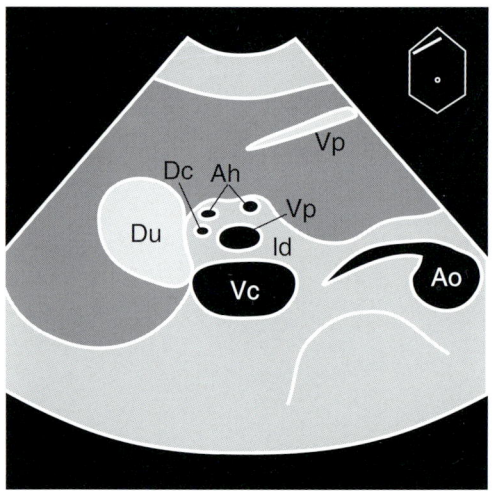 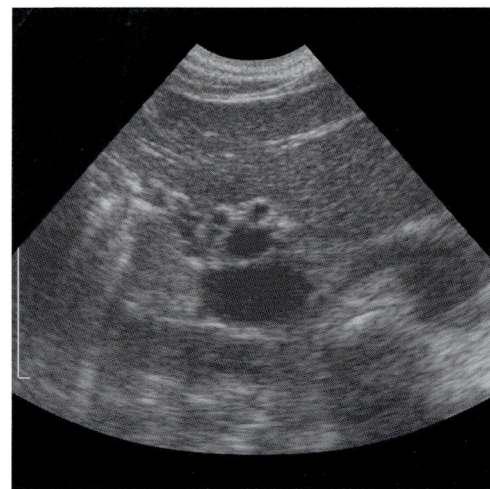

Abbildung 4:

Leberpforte.

Der Subkostalschnitt wird noch weiter nach kaudal gekippt und es entsteht ein Querschnitt durch das Lig. hepatoduodenale (ld). Dieser enthält die V. portae (Vp), die rechte und die linke Leberarterie (Ah) und den Ductus choledochus (Dc).

Vena cava (Vc), Aorta mit schrägem Abgang der A. mes. sup. (Ao). In der Leber Pfortaderanschnitte (Vp). Duodenum (Du).

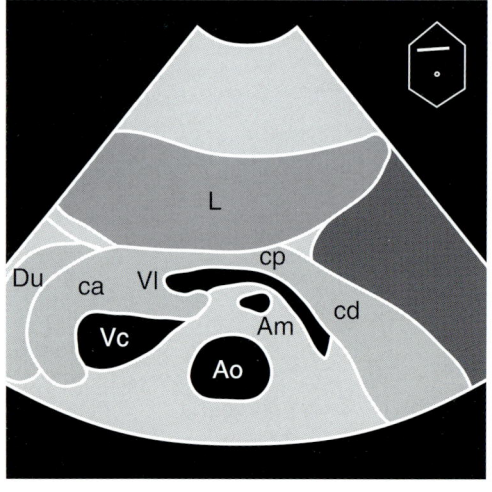 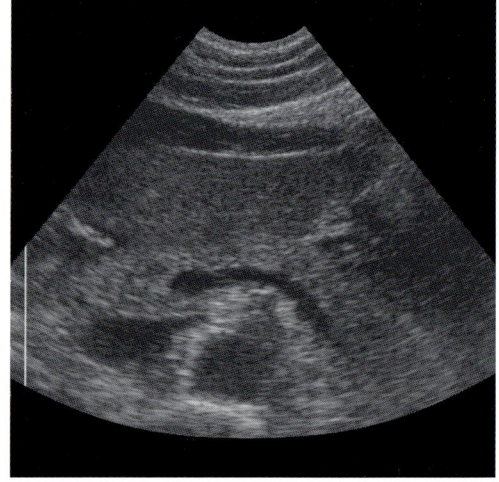

Abbildung 5:

Pankreasareal.

Die V. portae wurde retrograd in die V. lienalis (Vl) verfolgt, die dorsal im Pankreas verläuft. An diesem sind Kopf (ca), Körper (cp) und Schwanzbereich (cd) erkennbar.Ventral ist die Leber (L), dorsal sind Aorta (Ao), A. mes. sup. (Am) und V. cava (Vc) erkennbar; lateral das Duodenum (Du).

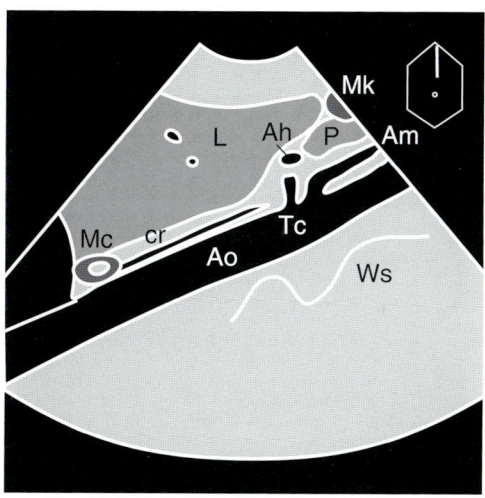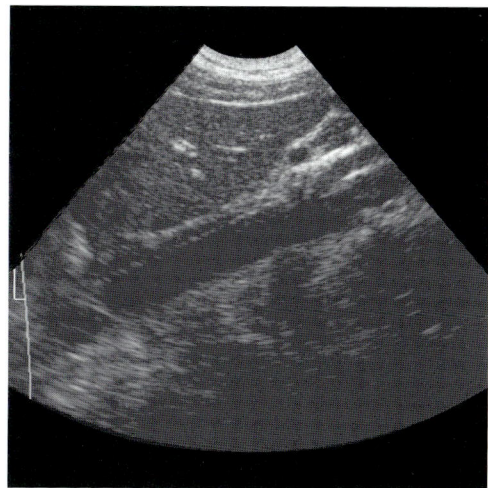

Abbildung 6:
Aorta.
Längsschnitt über der Aorta als parallel begrenztes, nach kaudal ansteigendes Gefäß mit den Abgängen des Truncus coeliacus (Tc) und der A. mes. sup. (Am). Linker Leberlappen (L), A. hepatica (Ah), Pankreaskorpus (P) und Magen (Mk). Wirbelsäule (Ws), Crus diaphragmatici (cr), Kardia (Mc).

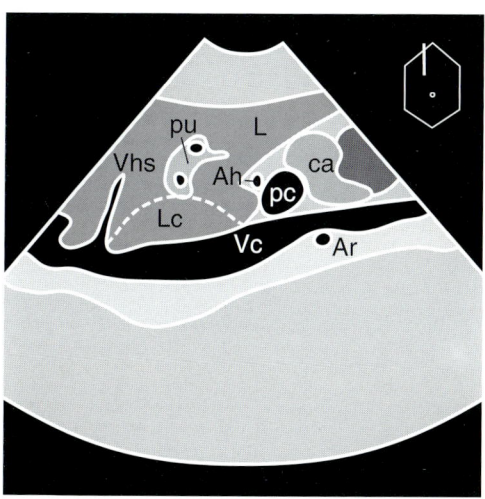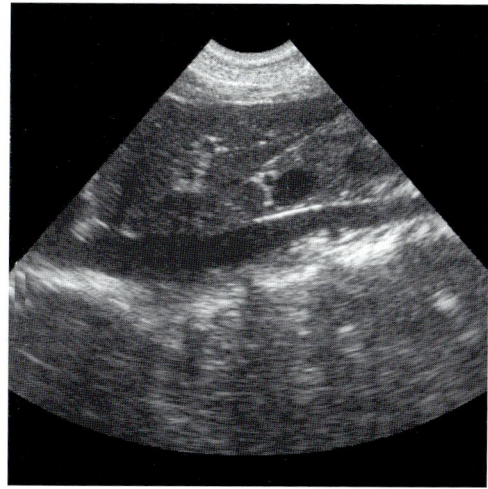

Abbildung 7:
Vena cava.
Längsschnitt über der V. cava als Gefäß mit wechselndem Kaliber mit dem Zufluß der linken Lebervene (Vhs). Leber (L) mit Lobus caudatus (Lc). Pars umbilicalis (pu) und Pars confluens (pc) der Pfortader. A. hepatica (Ah) und A. renalis dextra (Ar). Pankreaskopf (ca).

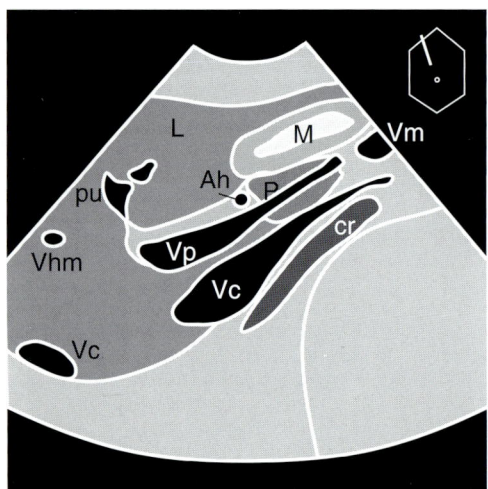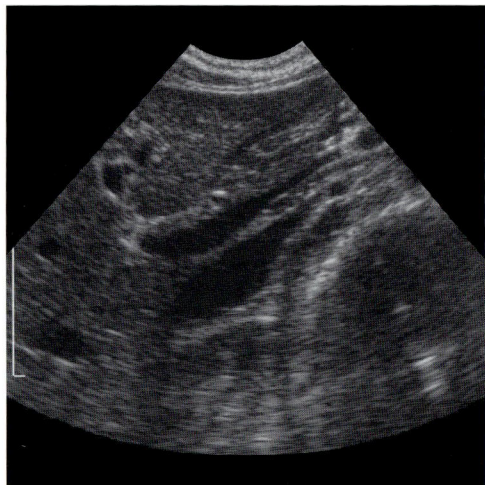

Abbildung 8:

Pfortader.

In einem schrägen Längsschnitt („Schulter-Nabel-Schnitt") über den Verlauf der Pfortader (Vp) aus der V. mes. sup. (Vm) heraus sieht man außerdem die oval angeschnittene V. cava (Vc), die Leber (L) mit Pars umbilicalis (pu) der Pfortader und einem Anschnitt der mittleren Lebervene (Vhm), das Pankreas (P), den Magen (M) und einen Zwerchfellschenkel (cr). A. hepatica (Ah).

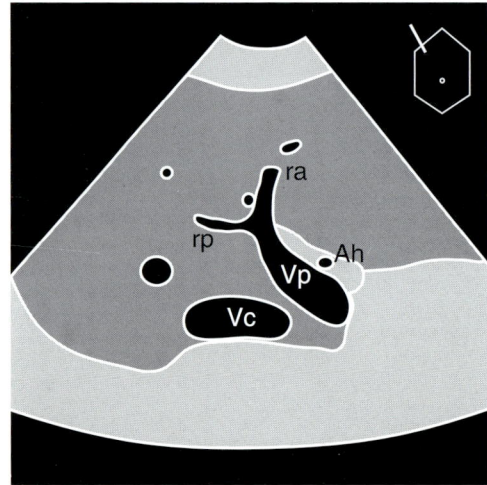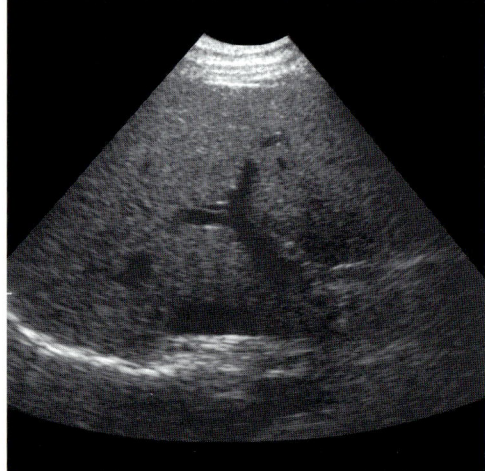

Abbildung 9:

Interkostalschnitt.

In einem rippenparallelen Interkostalschnitt findet man die Pfortader (Vp) langstreckig in die Leber ansteigen und sich nach rechts anterior (ra) und posterior (rp) verzweigen, begleitet von Bindegewebe des Lig. hepatoduodenale, in dem als tubuläre Strukturen begleitende Arterien (Ah) oder der D. hepatocholedochus laufen. In der Tiefe ist die V. cava (Vc) rundlich angeschnitten. Dieser Schnitt liegt in der Wasserscheide zwischen den Segmenten des rechts medialen und rechts lateralen Leberlappens: Kippt man von hier nach medial, so ist man in den Segmenten V (kaudal) und VIII (kranial). Kippt man dagegen nach lateral, so ist man in den Segmenten VI (kaudal) und VII (kranial).

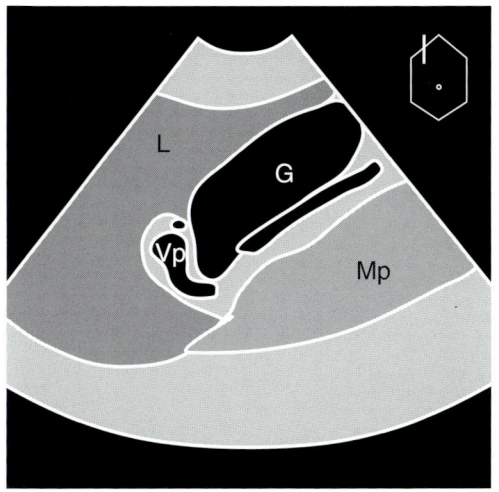
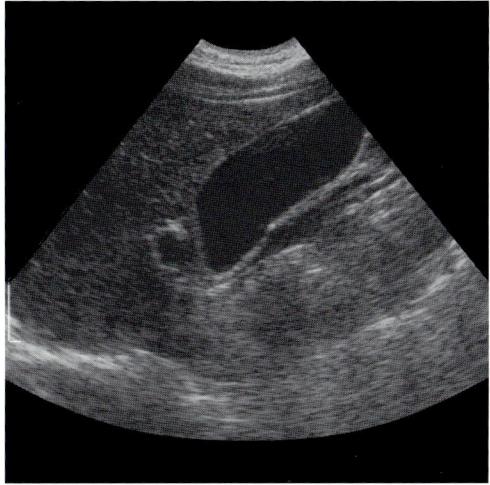

Abbildung 10:
Längsschnitt über der Medioklavikularlinie.
Beim Längsschnitt über der Medioklavikularlinie erscheint die Gallenblase (G) in gefülltem Zustand als längliches, ovales, echofreies Gebilde. Kranial die Leber (L) mit Pfortaderanschnitt im Bereich der Leberpforte (Vp). Dorsal der M. psoas (Mp).

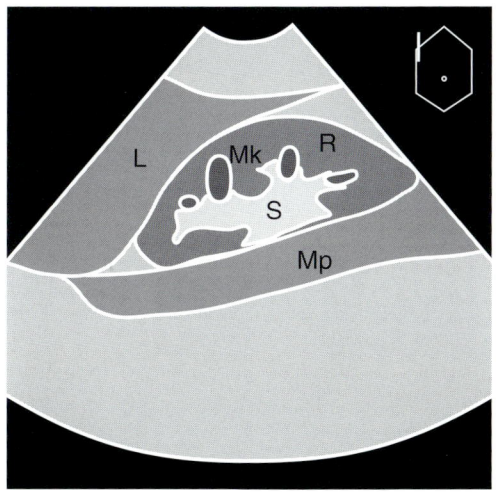
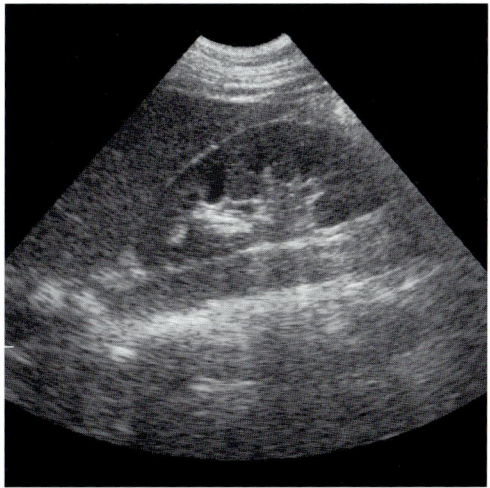

Abbildung 11:
Rechte Flanke.
In einem von lateral nach medial gerichteten Flankenschnitt sieht man die rechte Leber (L) und die rechte Niere in ihrem Organlängsschnitt mit dem nach medial gerichteten, schallkopffernen Hilus, der Rinde (R), dem Nierensinus (S) und den Markpyramiden (Mk). Medial (im Bild also hinten bei dieser Schnittführung) der M. psoas (Mp).

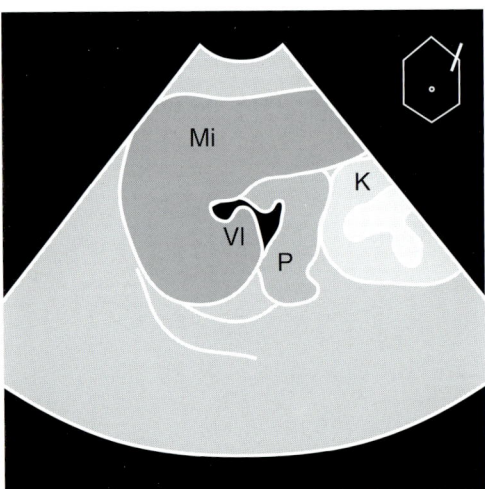
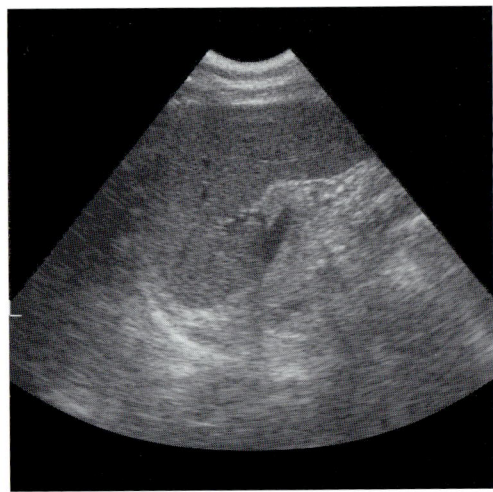

Abbildung 12:

Linke Flanke.

In einem von lateral nach medial gerichteten Interkostalschnitt sieht man die Milz (Mi) mit der V. lienalis (Vl) kranial im Lig. splenorenale verlaufend, in dem der Pankreasschwanz (P) zum Milzhilus zieht. Kaudal Anschnitt der linken Kolonflexur (K). Richtet man den Schnitt in die Flanke, so ergiebt sich ein dem rechten Flankenschnitt analoger Längsschnitt über der linken Niere.

3
Leber

3.1
Normalbefund

Die *Oberfläche* der normalen Leber ist glatt, der Leberrand spitzwinklig. Das Parenchym wird als Muster gleichmäßiger, feiner, schwach bis mittelstarker Echos abgebildet. Im Vergleich zur normalen Nierenrinde erscheint die Leber im sonographischen Bild dadurch etwas „heller".

Die *Form* der normalen Leber ist variabel und abhängig von der Körperkonstitution. Genaue Größenangaben sind daher problematisch und das Volumen eines dreidimensionalen Organs läßt sich durch *einen* Meßwert allein nicht exakt erfassen. Als für die Praxis ausreichendes Meßverfahren empfiehlt sich die Bestimmung des kraniokaudalen und des ventrodorsalen Durchmessers in der Medioklavikularlinie.

Normalmaße. Als obere Grenzwerte gemessen in der Medioklavikularlinie gelten:
— *kraniokaudal 12 cm*
  (bis 15 cm beim Astheniker),
— *ventrodorsal 12 cm*
  (bis 14 cm beim Pykniker).
Eine zunehmende Organgröße führt zu einer Abrundung der Organkonturen.

Wichtiger als die Bestimmung der einzelnen Meßwerte ist der Gesamteindruck von Form, Kontur und Reflexmuster der Leber. Besonders auf die Gefäße der Leber ist zu achten: Lebervenen und Gallengänge, Pfortaderäste und Leberarterien können nicht nur selbst krankhaft verändert sein, sondern dienen als Referenzstrukturen und Grenzmarken zur genauen Lokalisation herdförmiger Läsionen ebenso wie sie Änderungen der Leberarchitektur bei diffusen Erkrankungen erkennen lassen.

Schema 25:
Lebersegmentanatomie.
Die Aufteilung in rechten und linken Leberlappen ermöglicht eine Linie, die von der mittleren Lebervene (Vhm) zur Interlobärfissur und Gallenblase gezogen wird. Die rechte Lebervene (Vhd) unterteilt den rechten Leberlappen in ein anteriores oder auch mediales und ein posteriores oder auch laterales Segment. Die linke Lebervene (Vhs) unterteilt den linken Leberlappen in ein mediales und ein laterales Segment. Die Pfortaderäste ziehen in die Segmente der Leber hinein.
Die Segmente werden nun ent-

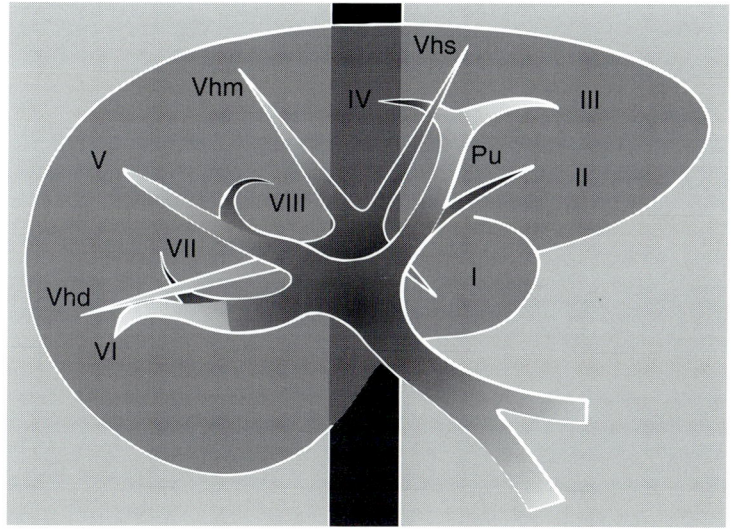

gegen dem Uhrzeigersinn numeriert: Segment I entspricht dem Lobus caudatus, Segment II dem kranialen und dorsalen linkslateralen Segment, in das der Pfortaderast vom Fuß der Pars umbilicalis (Pu) verfolgt werden kann. Segment III schließt sich kaudal-ventral an und wird vom Pfortaderast aus der Spitze der Pars umbilicalis gespeist, während nach rechts von gleicher Stelle der Segmentast ins Segment IV zieht, den Lobus quadratus. Auf der rechten Seite spaltet sich der anteriore Zweig der rechten Pfortader in ein kaudales ventrales Segment V und ein kraniales dorsales Segment VIII, sowie der posteriore Zweig in ein kaudales Segment VI und ein kraniales Segment VII auf.

Segmentanatomie der Leber. Die Segmentaufteilung wird durch die Aufzweigung der Gefäße bestimmt; Pfortaderäste, Gallengänge und Leberarterien verlaufen gemeinsam und teilen sich segmental in der Leber auf. Sie liegen *zentral* in den einzelnen Segmenten, während die Lebervenenstämme *intersegmental* verlaufen. Eine Ausnahme hiervon macht nur der Lobus caudatus (Segment I). Die sonographisch darstellbaren Lebervenen und Fissuren markieren die Grenzen der *Lebersegmente* und lassen herdförmige Leberveränderungen einzelnen chirurgisch wichtigen Segmenten zuordnen.

Die Trennungsebene zwischen rechtem und linkem Leberlappen zieht vom Gallenblasenbett zur Vena cava und wird kaudal von der *Interlobärfissur* und kranial von der *mittleren Lebervene* markiert.

Zwischen dem anterioren und posterioren Anteil des rechten Leberlappens verläuft die *rechte Lebervene*. Diese gliedern sich jeweils in ein kraniales (VIII und VII) und ein kaudales (V und VI) Segment. Zwischen dem lateralen und medialen Anteil des linken Leberlappens verlaufen als Grenzstrukturen kranial die *linke Lebervene* und kaudal der Umbilikalabschnitt des linken Pfortaderastes sowie die Fissur des Ligamentum falciforme. Der laterale wird in ein kraniales (II) und kaudales (III) Segment unterteilt, der mediale in eine kraniales (IVb) und ein kaudales (IVa) Subsegment.

Zwischen dem Lobus caudatus und dem lateralen Segment des linken Leberlappens liegt die Fissur des *Ligamentum venosum* sowie der linke Pfortaderast.

Der *Lobus caudatus* (Segment I) nimmt unter den Lebersegmenten eine Sonderstellung ein, da er durch variable Zustromgefäße aus beiden Leberlappen versorgt wird und separat in die Vena cava mündende kleine Lebervenen besitzt. Lobus caudatus und linker Leberlappen haben auch beim Gesunden eine sehr unterschiedliche Ausdehnung. So kann sich bei asthenischen Menschen der linke Leberlappen noch über die Milz nach lateral erstrecken. Vom linken lateralen Leberlappen geht nach dorsal und kaudal gelegentlich ein akzessorischer Leberanteil aus, der einen Tumor des Pankreas, ein Lymphom u.a.m. imitieren kann und an der unterschiedlichen Atembeweglichkeit, sowie der darstellbaren Parenchymbrücke als Teil der Leber identifiziert wird. Vom L. caudatus reicht manchmal eine ventrale „Lippe" an den Pankreaskopf, ebenfalls von Tumor oder Lymphom durch Darstellung der Parenchymverbindung zu differenzieren.

Weniger Formunterschiede weist der rechte Leberlappen auf. Als Riedel-Lappen wird ein weit nach kaudal reichender rechter Leberlappen bezeichnet, der den unteren Pol der rechten Niere überragt. Häufig ist dann der linke Leberlappen nur gering ausgebildet.

Tabelle 3:
Lebersegmente

Lappen			Segment	Grenzstruktur
Links	L. caudatus	–	I	
				Fissur des Lig. venosum linker Pfortaderast
	lateral	kranial	II	
		kaudal	III	
				linke Lebervene Fissur des Lig. falciforme
	medial (L. quadratus)	kranial	IV b	
		kaudal	IV a	
				mittlere Lebervene Interlobärfissur
Rechts	medial (anterior)	kranial	VIII	
		kaudal	V	
				rechte Lebervene
	lateral (posterior)	kranial	VII	
		kaudal	VI	

3.2
Pathologische Veränderungen

Pathologische Leberprozesse können fokal auftreten oder diffus das ganze Organ betreffen.

3.2.1
Diffuse Lebererkrankungen
Die sonographisch nachweisbaren diffusen Lebererkrankungen führen zu Veränderungen von Form (Kontur), Größe oder Reflexmuster der Leber. Die Gefäßstrukturen sind direkt oder indirekt mitbetroffen.

3.2.1.1 Fettleber. Bei einer vermehrten Fetteinlagerung in die Leber erscheint sie durch starke, dicht und gleichmäßig angeordnete Einzelreflexe „heller" als normal, auch als die normale Nierenrinde (Abb. 14).

Mit zunehmender Fetteinlagerung wird das Organ größer und weist abgerundete Konturen auf. Die Wandstrukturen der Pfortaderäste sind nur noch schwer vom Leberparenchym abzugrenzen. Die Lebervenen stellen sich schmäler dar, erscheinen komprimiert und sind nicht bis in die Peripherie des Organs zu verfolgen (Abb. 13).

Mit zunehmender Verfettung kommt es zu einer immer stärkeren Schallabschwächung, so daß schallkopfferne Leberabschnitte nur noch schwer beurteilt werden können.

Es besteht eine enge Korrelation zwischen zunehmender Fetteinlagerung und Reflexstärke des Organs. Der Übergang in eine *Fettfibrose* wird an mangelnder Verformbarkeit des Organs durch den Druck des Schallkopfs erkannt.

Unter dem „Bild der Fettleber" sieht man allerdings andere Erkrankungen: Leukämien, Speicherkrankheiten, u.a.m.

Regionale Leberverfettung. Die vermehrte Fetteinlagerung muß nicht gleichmäßig erfolgen; einzelne Leberareale können unterschiedlich verfettet sein. Häufig findet man ventral der *intrahepatischen Pfortaderaufzweigung* einen ovalen „echoarmen" Bezirk, der benachbarte Gefäße nicht verlagert, ja von kleinen Gefäßen gespeist wird. Auch im *Gallenblasenbett* können solche schwächer echogenen Areale bei Fettleber beobachtet werden. Nicht nur an diesen typischen Stellen, sondern überall kommen solche Areale in der Fettleber vor, die Raumforderungen imitieren, allerdings weder Gefäße verlagern noch die Leberkontur verän-

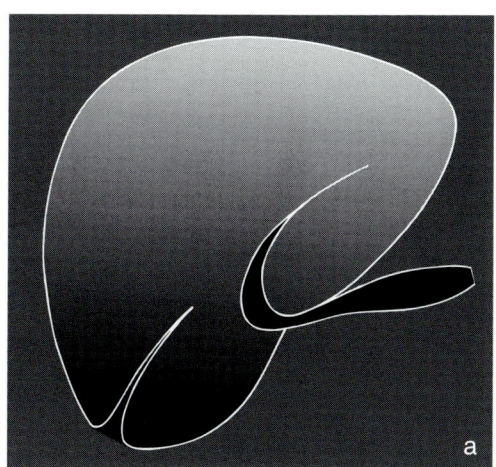
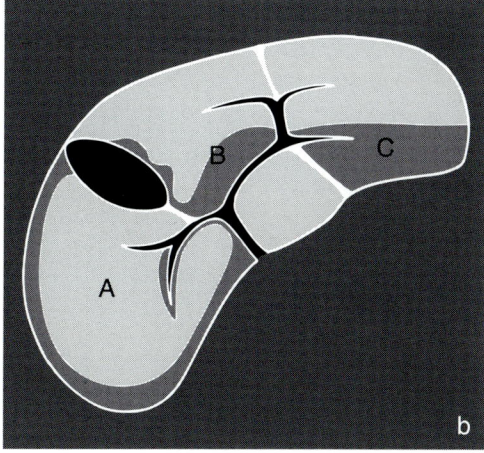

Schema 26:
a) Fettleber.
Vergrößerung, Abrundung der Kontur, Zunahme der Echostärke, schlechte Abgrenzbarkeit der Lebervenen, vermehrte Schallschwächung, mangelnde Verformbarkeit bei Fibrose.
b) Inhomogene Leberverfettung.
Verschiedene Muster einer inhomogenen Verfettung, meist mit Aussparung minder verfetteter Areale als schwächer echogene Areale: zentrale Verfettung (A); Aussparung eines präportalen und perivesikulären Areals (B); Aussparung einzelner Subsegmente oder Segmente (C).

dern, also gerade nicht „Raum fordern"
(Abb. 15–17).

Die Grenzen der unterschiedlich verfetteten Leberbezirke decken sich in anderen Fällen
mit den *Segment- oder Lappengrenzen* und es
finden sich dann ganze Felder unterschiedlich
echogener Leber. Auch eine *zentrale Verfettung* mit Aussparung der Leberränder wird gesehen.

Umgekehrt können flächige oder herdförmige, gröber und stärker reflektierende Areale
in einer sonst normalen Leber einer umschriebenen Verfettung entsprechen.

Da diese Veränderungen Stoffwechselprozessen entsprechen, sind sie rückbildungsfähig.

3.2.1.2 Leberzirrhose. Entsprechend der Ätiologie und dem Stadium sieht man ein breites
Spektrum unterschiedlicher Phänomene.

Die Leber kann, vor allem bei *Fettzirrhose*
(Abb. 18), vergrößert, aber auch, vor allem bei
postnekrotischer Zirrhose (Abb. 21), verkleinert sein. Man sieht eine überproportionale
Größenzunahme des linken Leberlappens und
des Lobus caudatus (Abb. 19).

Ihre *Form* wird plump, mit verdicktem,
aufgeworfenem kaudalem Rand; dem Druck
des Schallkopfs weicht sie aus, ohne sich verformen zu lassen. Im Längsschnitt kann der
linke Leberlappen eine bikonvexe Form aufweisen. Ihre *Kontur* ist grobhöckrig bei der
postnekrotischen, feinhöckrig bei der Fettzirrhose, wobei diese Konturveränderungen oft
nur am ventralen bzw. kaudalen Leberrand,
besser noch im Aszites zu erkennen sind.

Das *Reflexmuster* der Leber ist ungleichmäßig und besteht aus gröberen und stärkeren
Echos bei der Fettzirrhose, aus schwächeren
bei der postnekrotischen Zirrhose. Das Auftreten von *Regeneratknoten* ist in der Mehrzahl
der Fälle nur indirekt durch Gefäßverlagerun-
gen zu erkennen, da das Echomuster dieser
Knoten sich kaum vom übrigen Leberparenchym unterscheidet. Kleinknotige Veränderungen des Leberparenchyms können somit dem
sonographischen Nachweis entgehen, so daß
manche Leberzirrhosen nur schwierig zu erkennen sind. Ein sonographisch normal er-
scheinendes Leberparenchym schließt eine
Leberzirrhose daher nicht aus (Abb. 20).

Die stark reflektierenden Wandstrukturen
der *Pfortaderäste* sind häufig verbreitert, ihr
Lumen ist manchmal erweitert. Die kleinen
Pfortaderäste dagegen sind meist nicht erwei-

tert, eher in ihrem Kaliber vermindert. Sie verlaufen oft irregulär abgewinkelt und korkenzieherartig geschlängelt.

Ein relativ empfindliches Kriterium für
den Umbau des Leberparenchyms ist die Veränderung der *Lebervenen*: Statt gestreckt ver-
laufender, sich spitzwinklig verzweigender Gefäße finden sich schwankende Gefäßkaliber,
Abweichungen vom geraden Verlauf und Auf-
zweigungswinkel, die über 45° liegen. Die
kleineren Venenäste sind meist rarefiziert und
verlagert.

Ein vollständiges Durchmustern aller Leberabschnitte ist bei der Leberzirrhose auch
deshalb notwendig, weil das kleine in der Leberzirrhose entstehende *Leberkarzinom* vom
sorgfältigen Untersucher frühzeitig erkannt
werden kann. Diese Tumoren heben sich anfangs zumeist schwächer, seltener stärker
echogen von der Grundstruktur ab, dies gilt
auch für den als präkanzeröse Veränderung
geltenden makroregenerativen Knoten.

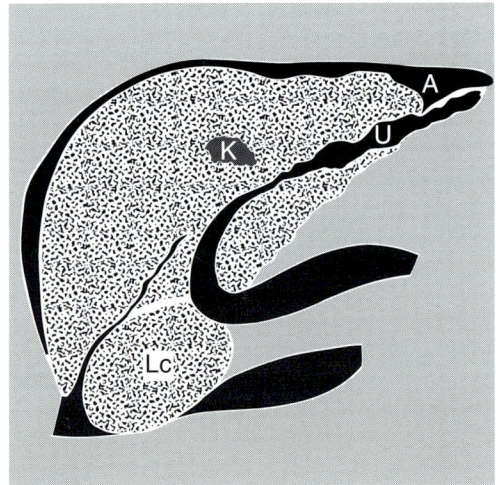

Schema 27:
Leberzirrhose: direkte Zeichen.
Vergrößerung oder Verkleinerung je nach Stadium und
Ätiologie; Disproportionierung zugunsten von L. caudatus
und linkem Leberlappen (Lc); Umbau der Form und Hök-
kerung der Kontur; ungleichmäßiges Muster; unregelmäßige
Gefäßverläufe, Kalibersprünge und Erweiterung von V. portae sowie Leberarterie; Umgehungskreisläufe (U); hepatozelluläres Karzinom (K); Aszites (A).

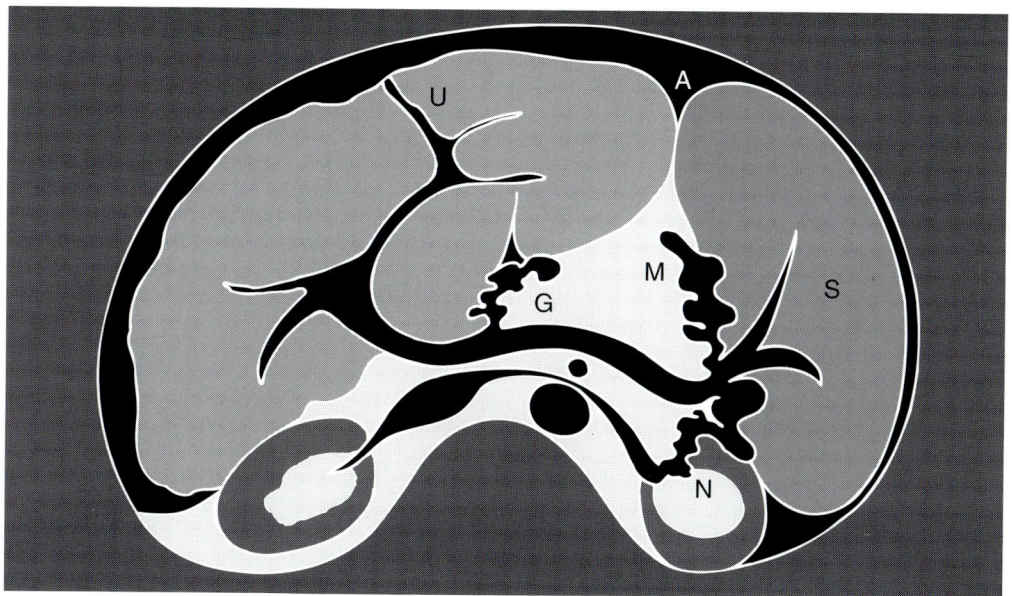

Schema 28:
Leberzirrhose: indirekte Zeichen.
Sonographisch erkennbare Folgen einer Leberzirrhose:
Aszites (A); Splenomegalie (S); Umgehungskreisläufe um die Umbilikalvene (U), an der V. gastrica sinistra (G), im Milz-hilus mit Abfluß zum Magen (M) und zur Niere hin (N).

Als Folgen der **portalen Hypertension** treten auf:
— Pfortadererweiterung,
— Milzvergrößerung,
— Aszites,
— Umgehungskreisläufe.
Die variköses Gefäßkonvolute der Umgehungskreisläufe sind besonders im *Milzhilus* zu suchen, wo ihr Abfluß zur großen Magenkurvatur oder zum *Nierenhilus* beobachtet werden kann. Sie treten aber auch in der *Gallenblasenwand* auf und können im Verlauf der *Vena coronaria ventriculi* aus der Vena mesenterica superior nach kranial ziehend entdeckt werden. (Abb. 23, 71, 122)

Manchmal kommt es zu einer Dilatation der *Paraumbilikalvenen* (Cruveilhier-von-Baumgarten-Syndrom). Man findet ein vom Umbilikalabschnitt des linken Pfortaderastes ausgehendes Gefäß, welches im Ligamentum falciforme nach ventral und kaudal zur vorderen Bauchwand zieht. In typischen Fällen kann dieses Gefäß bis zum Nabel verfolgt werden, wobei an der Innenfläche der Bauchwand variköse Gefäße zu erkennen sind (Abb. 22).

Die Kombination von *Doppler-Sonographie* und *Real-time-B-Bild* als Duplex-Sonographie oder Farbdoppler ist zur Beurteilung des portalen Blutflusses sehr gut geeignet. Während die normale Flußrichtung in Vena portae, Vena lienalis und Vena mesenterica superior leberwärts gerichtet ist, kommt es bei portaler Hypertension häufig zu stagnierendem Blutfluß, atemsynchronem Pendelfluß oder hepatofugaler Flußrichtung. Die mittlere Flußgeschwindigkeit in der Pfortader, die normalerweise um 15 cm/s liegt, ist bei Patienten mit Zirrhose bzw. portaler Hypertension herabgesetzt.

3.2.1.3 Hepatitis. Beweisende sonographische Kriterien einer akuten Leberentzündung fehlen. Eine Vergrößerung und Druckschmerzhaftigkeit der Leber wird beobachtet, in einzelnen Fällen sieht man verbreiterte „Uferbefestigungen" der Portalgefäße, was an den kleinen Ästchen das Bild einer „Sternhimmel-Leber" erzeugt (Abb. 43).

Vergrößerte Lymphknoten im Leberhilus können auf den Entzündungsprozeß hinweisen.

Auch für eine aktive oder persistierende chronische Hepatitis gibt es keine beweisenden sonographischen Kriterien und die Ultraschalluntersuchung ist eher differentialdiagnostisch wertvoll.

3.2.1.4 Vaskuläre Lebererkrankungen. Bei

akuter Leberstauung ist das Organ vergrößert, der Leberrand ist stumpf und die Leber reflektiert schwächer als normal, wodurch sich die perivaskulären Strukturen reflexstark deutlicher abheben. Die Lebervenen sind dilatiert und lassen sich bis weit in die Leberperipherie verfolgen. Die ebenfalls erweiterte Vena cava zeigt nicht die sonst üblichen atemabhängigen Kaliberschwankungen. Sie erscheint im Querschnitt rund und ähnelt einem „starren Rohr". Auf eventuell begleitende Pleuraergüsse oder Aszitesansammlungen sollte geachtet werden (Abb. 24).

Bei der *chronischen Leberstauung* ist das Organ oft nicht vergrößert, die Leber ist stärker echogen mit ungleichmäßiger Reflexverteilung. Die Weite der Vena cava korreliert mit der Höhe des Drucks im rechten Herzen.

Bei völlig herzgesunden schlanken Patienten finden sich manchmal ebenfalls auffallend weite Kaliber der Lebervenen und der Vena cava lediglich als Normvariante. Immer sieht man hier die typische Doppelpulsation der Vena cava zusammen mit atemabhängigen Kaliberschwankungen.

Pfortader- und Milzvenenthrombosen: Das Gefäßlumen ist in der Regel nicht echofrei. Bei älteren Thromben ist das Lumen mit mittelstarken Reflexen angefüllt, während ein frischer Thrombus fast echofrei erscheint und somit übersehen werden kann. Die Beurteilung der portalen Strombahn ist heute Domäne der Duplex- bzw. Farbdoppler-Sonographie (Abb. 25, 88).

Portale Thrombosen führen zu Splenomegalie und Aszites und müssen von der portalen Hypertension bei Leberzirrhose abgegrenzt werden. Die Entwicklung einer kavernösen *Pfortadertransformation* ist sonographisch gut am Auftreten von Gefäßkonvoluten zu verfolgen, die sich mäandernd in der Pfortenregion ausbreiten.

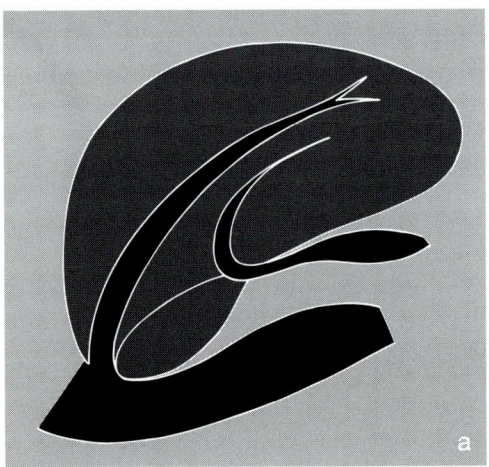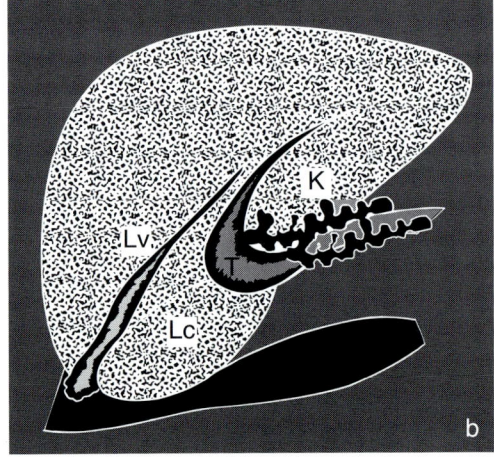

Schema 29:
a) Stauungsleber.
Vergrößerung, Abrundung der Form, Abnahme der Reflexivität, Hervortreten der periportalen Reflexe, Erweiterung und Starre der V. cava und Lebervenen.
b) Pfortader- und Lebervenenthrombose.
Im Lumen der Pfortader finden sich Thromben (T) oder es ist nicht mehr darstellbar und man sieht paravasale mäandernde Umgehungskreisläufe als kavernöse Transformation (K).
Die Lebervenen (Lv) können beim Lebervenenverschluß „fehlen", weil von leberstrukturgleichen Reflexen angefüllt oder obliteriert. Inhomogene Leberstruktur, Proliferation des L. caudatus (Lc) und Splenomegalie sowie Aszites sind indirekte Hinweise auf das Budd-Chiari-Syndrom.

Der akute oder chronische *Lebervenenverschluß* (Budd-Chiari-Syndrom) wird als Folge verschiedener Grunderkrankungen beobachtet und kann eine oder mehrere Lebervenen betreffen. Sonographisch fällt zunächst auf, daß die Lebervenen nicht oder nur teilweise darstellbar sind. Später werden an Stelle der Lebervenen stark reflektierende Bänder gefunden, oder sie sind, wenn rekanalisiert, irregulär erweitert und zeigen umschriebene Verdickungen der Wand. Die Leber ist anfangs vergrößert mit ungleichmäßigem Reflexmuster, eventuell mit Infarktarealen oder einer „landkartenartigen" Zeichnung, später mit Verkleinerung des rechten Leberlappens und einer deutlichen Hypertrophie des Lobus caudatus. Eine portale Hypertension mit Splenomegalie, Umgehungskreisläufen und Aszites kann folgen (Abb. 26).

Spontan angelegte oder durch verschiedene mit Leberumbau einhergehende Erkrankungen verursachte *portokavale Shunts* können im B-Bild anhand atypischer Gefäßverläufe vermutet, durch Farb-Duplex-Sonographie jedoch bewiesen werden.

3.2.2
Herdförmige Lebererkrankungen

Die Sonographie hat einen sehr hohen Stellenwert im Nachweis fokaler Leberläsionen, das sonographische Erscheinungsbild des Leberherdes läßt sich jedoch meist nicht einem bestimmten histologischen Befund zuordnen. Die herdförmigen Leberläsionen lassen sich entsprechend ihrer Struktur gliedern:
— stärker echogen („echoreich"),
— isoechogen („echogleich"),
— schwächer echogen („echoarm"),
— ungleichmäßig echogen.
Die herdförmigen Leberveränderungen werden außer nach ihrer Echostruktur auch hinsichtlich der Schärfe bzw. Unschärfe ihrer Begrenzung beurteilt.

Veränderungen der Organkontur durch einen Leberherd werden ebenso wie die Verlagerung und Imprimierung von Gefäßen als Hinweis auf ein expansives Wachstum des Herdes gedeutet.

3.2.2.1 Echofreie Strukturveränderungen.

Zystische oder als Zysten erscheinende Herde weisen die sonographischen Zystenkriterien auf:
— reflexfreier Inhalt,

— glatte Begrenzung,
— verstärktes Rückwandecho,
— Schallverstärkung.

Leberzysten können in unterschiedlicher Größe als Zufallsbefund entdeckt werden. Sie sind meist nicht völlig rund, können septiert sein und auch in Mehrzahl auftreten (Abb. 27, 28).

In der **Zystenleber** sieht man viele Leberzysten verschiedener Größe über das Organ verteilt. Die Lebergefäße werden verlagert und sind häufig schwer zu identifizieren. Nach der Gallenblase muß man unter den Zysten suchen. Diese Erkrankung ist häufig mit einer polyzystischen Nierendegeneration vergesellschaftet (Abb. 30).

Der **Echinococcus cysticus** tritt einzeln oder mehrfach auf. Anfangs ist die Echinokokkuszyste völlig reflexfrei (Abb. 31) und von einer banalen Leberzyste gelegentlich durch eine zarte Doppelkontur unterschieden. Die großen Zysten werden dann von einzelnen, später von zahlreichen, radiär oder zwiebelschalenartig angeordneten Septen durchzogen, die den Wänden der sich gegenseitig abplattenden Tochterzysten entsprechen. Es entsteht das Bild von „Zysten in der Zyste". Man kann eine Ablösung der inneren Membran beobachten. Das Lebergewebe hat mit einer eigenen, reflexstarken, äußeren Membran reagiert. Als nächste Stufe entwickelt sich eine gemischte Binnenstruktur, die „Zyste" wird zu einer ungleichmäßig reflektierenden Raumforderung, in deren Wand sich dann Verkalkungen ausbilden. Diese spontane oder therapeutisch induzierte Entwicklung spiegelt die Degeneration des Parasiten wieder (Abb. 32).

Eine Ruptur in die Gallenwege führt zu deren Erweiterung mit echogenem Inhalt. Echinokokkuszysten können auch in anderen Organen gefunden werden.

Differentialdiagnostisch sind **zystische Gangerweiterungen des Gallenwegsystems** (Caroli-Syndrom u.a.) von den bisher aufgeführten Zysten abzutrennen. Die erweiterten Gallengänge können aufgrund ihrer typischen Lokalisation identifiziert werden. Biliäre Zystadenome sind sehr selten und nicht von den angeführten septierten oder ungleichmäßig reflektierenden Zysten unterscheidbar.

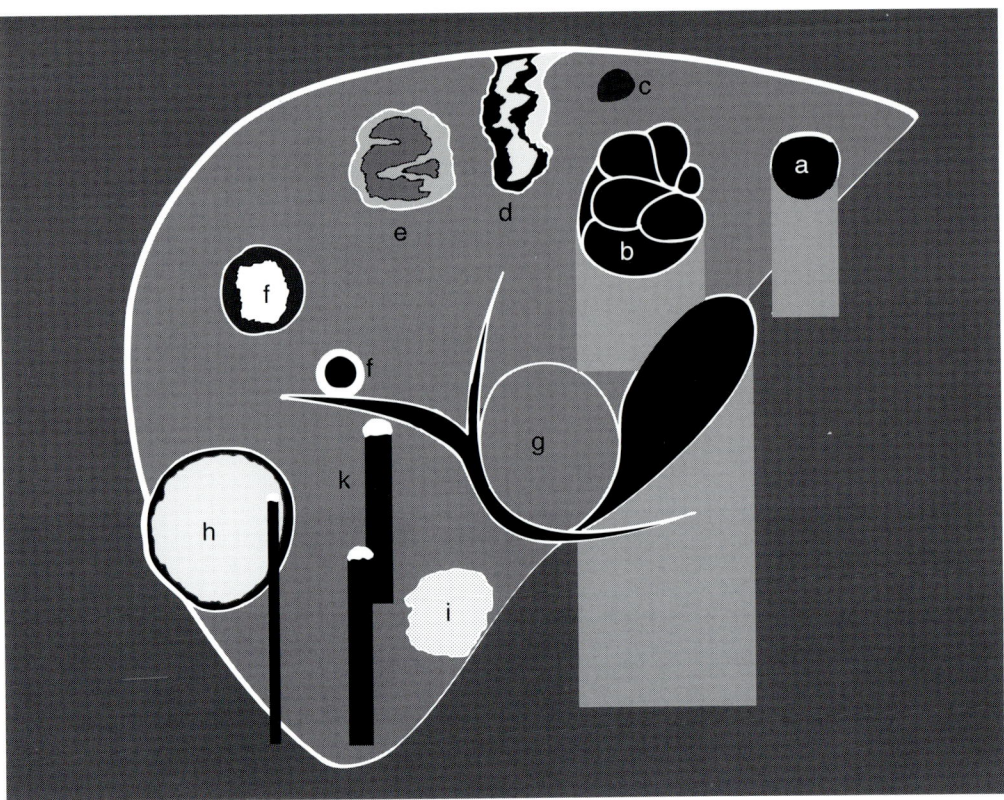

Schema 30:

Fokale Leberveränderungen.

In einem Interkostalschnitt, erkennbar an der Aufzweiung der Pfortader nach rechts und der Darstellung der Gallenblase mit Infundibulum, sind Typen herdförmiger Leberveränderungen abgebildet:

echofreie, glatt begrenzte Zyste mit Schallverstärkung und akzentuierter vorderer und hinterer Kontur (a); septierte Zysten mit Tocherzysten wie bei Echinokokkus (b); fast echofreie Herde ohne Schallverstärkung wie bei Lymphom (c); gemischte Herde mit Konturunterbrechung und scharfer Begrenzung wie bei Einblutung oder Infarkt (d); gemischte Herde unterschiedlicher Ätiologie (e); gemischte Herde mit schwächer oder stärker reflektierendem Zentrum wie bei Filiae (f); echogleiche Herde, erkennbar nur an Verlagerung von Gefäßen und Kontureffekten, wie bei FNH oder Adenom (g); „echoreiche" Herde mit „echoarmem" Randsaum („Halozeichen") wie bei Filiae gastrointestinaler Tumoren (h); „echoreiche" Herde in der Nähe von Gefäßen, oft von irregulärer Form, ohne Randsaum wie bei Hämangiomen (i); stark reflektierende Herde mit Schallschatten bei Verkalkung (k).

Zystisch eingeschmolzene *Metastasen* können das Bild von Leberzysten imitieren, sind aber meist nicht völlig scharf begrenzt. Manche Tumoren, insbesondere *Lymphomherde,* sind fast echofrei, es fehlen ihnen aber deutliche sekundäre Zystenkriterien. *Abszesse* sind gelegentlich ebenfalls echofrei.

Andererseits entsprechen infizierte oder eingeblutete Zysten nicht dem typischen sonographischen Bild einer Zyste. Eine weitere diagnostische Abklärung ist in all diesen Fällen unumgänglich (Abb. 29).

Der **Echinococcus alveolaris** ist sonographisch schwierig zu erkennen. Meist findet sich eine gemischt echogene, unscharf begrenzte Raumforderung, die neben stark reflexiven bis verkalkten Strukturen auch echofreie Abschnitte aufweist. Von einem Abszeß, Hämatom, einer Metastase oder primären Geschwulst kann der Prozeß kaum unterschieden werden.

Manche klassische Leberzyste wird zufällig bei der Farb-Duplex-Sonographie als **arteriovenöse Fistel**, etwa als Folge von Leberpunktionen, erkannt.

3.2.2.2 Stärker reflektierende herdförmige Veränderungen.

Das **Leberhämangiom** tritt meist als deutlich stärker echogener („echoreicher") und gut abgrenzbarer Bezirk in Erscheinung, der eine glatte, leicht gelappte Kontur ohne Randsaum hat, und gern in der Nachbarschaft von Gefäßen liegt. Auffälligerweise können diese reflexstarken Bezirke eine Schallverstärkung hervorrufen. Meist sind sie klein (Abb. 36).

Hämangiome können aber auch sehr groß werden und einen ganzen Leberlappen einnehmen; sie haben dann ein ungleichmäßiges, vorwiegend reflexstarkes Muster. Überhaupt gibt es Hämangiome mit vom typischen Bild abweichendem Muster: solche mit schwach echogenem Aufbau oder „echoarme" Hämangiome mit einem reflexstarken Rand (Abb. 37).

Die Leber kann mehrere Hämangiome beherbergen bis hin zur Hämangiomatose, einer Durchsetzung der Leber mit vielen kleineren, stärker echogenen Bezirken. Diese *Hämangiomatose* ist von anderen, mit disseminierten reflexstarken Bezirken einhergehenden Erkrankungen schwer zu unterscheiden: Kleinherdige Metastasierung, disseminierte Verfettungen bei Porphyrie, Candida- und CMV-Infektionen sowie das Kaposi-Sarkom bei HIV können ein ähnliches Bild erzeugen (Abb. 50).

Das **Leberzelladenom** und die f**okal-noduläre Hyperplasie (FNH)** treten häufig als dem normalen Lebergewebe gegenüber echogleiche Raumforderungen auf. Nur durch indirekte Zeichen wie Gefäßverlagerung oder Vorbuckelung der Organkontur können sie als Raumforderungen erkannt werden. Neben den echogleichen Formen kommen aber auch stärker, schwächer und ungleichmäßig echogene Tumoren vor (Abb. 38).

Grundsätzlich sind die fokal-noduläre Hyperplasie und das Leberzelladenom sonographisch nicht sicher voneinander abzugrenzen. In manchen Fällen läßt sich jedoch die FNH durch eine typische zentrale, reflexstärkere Narbenfigur erkennen. Die FNH gehört zu den hypervaskularisierten, farb-duplex-sonographisch als solche erkennbaren Neubildungen.

Lebermetastasen zeigen ein breites sonomorphologisches Spektrum, von „echoreichen" Formen, die einem Hämangiom ähneln bis hin zu reflexfreien, zystisch anmutenden Herden. Meist finden sich jedoch ungleichmäßige Herde.

Folgende Erscheinungsbilder gelten als metastasentypisch:
— zentral reflexstarker Herd mit reflexschwachem Saum (Halo),
— zentral reflexschwacher bis reflexfreier Herd mit breitem reflexstarkem Rand,
— multiple reflexschwache Herde mit unscharfer Begrenzung.

Die Sonomorphologie der Lebermetastasen erlaubt nur mit großen Einschränkungen Rückschlüsse auf den Primärtumor. Metastasen des gleichen Primärtumors können unterschiedliche Echostruktur haben und diese kann sich bei Verlaufskontrollen, z.B. durch Einblutung oder Tumoreinschmelzung, völlig wandeln. Malignome des *Gastrointestinaltrakts* führen jedoch häufiger zu „echoreichen" Lebermetastasen, Tumoren des *Bronchialsystems*, der *Mamma*, des *Pankreas* und der *Prostata* häufig zu gemischten, „echoarmen" Absiedlungen in der Leber (Abb. 45-49).

Lebermetastasen können jede herdförmige Veränderung oder, bei einer kleinherdigen diffusen Metastasierung, das Bild einer diffusen Lebererkrankung nachahmen.

Die *Differentialdiagnose* multipler Herde umfaßt bei den schwach oder ungleichmäßig echogenen:
— multiple Abszesse,
— Lymphome,
— Osler-Herde und
— Hamartome der Gallenwege (v.Meyenburg-Komplexe).
Bei den stark reflektierenden die
— Hämangiomatose,
— disseminierte Infektionen und
— disseminierte Verfettungen etwa bei hepatitischer Porphyrie.

Das **Hodgkin- und Non-Hodgkin-Lymphom** führt bei Leberbefall erstens zur diffusen Organvergrößerung mit gröberem, wenn auch eher reflexschwachem Muster; zweitens zum Auftreten von rundlich-ovalen, meist ausgesprochen schwach echogenen, nahezu „zystischen" Herden, allerdings ohne Schallverstärkung; drittens zu flächig „echoarmen" Arealen (Abb. 41, 42).

Das sonographische Bild der **primären Leberkarzinome** ist vielgestaltig: In der Regel sind die kleinen Karzinome schwach echogen und werden im Wachstum ungleichmäßig, reflexstark, mit Verkalkungen oder Einschmelzungen. Das Leberkarzinom kann disseminiert oder flächig auftreten und ist dann sehr schwer von der ungleichmäßigen Struktur der zirrhotischen Leber unterscheidbar (Abb. 39, 40).

Das Leberkarzinom führt häufig zu *Thrombosen* von Pfortaderästen oder Lebervenen und die Gallengänge können regional gestaut sein.

Der **Leberabszeß** unterscheidet sich in seiner Echostruktur anfangs nur geringfügig vom umgebenden Lebergewebe. Im weiteren Verlauf stellt er sich als schwach echogener, unscharf begrenzter Herd dar, der sich dann jedoch deutlicher abgrenzt. Eine Sedimentation des Inhalts mit Auftreten von Flüssigkeitsspiegeln kann beobachtet werden. Gaseinschlüsse bei Infektion mit Gasbildnern erzeugen starke Reflektoren mit Schweifartefakten und Schatten (Abb. 34).

Candida- und CMV-Abszesse können kleinherdige, ungleichmäßig echogene Bezirke bilden.

Ein *Amöbenabszeß* ist anfangs ein unscharf begrenztes, inhomogenes,etwas schwächer echogenes Leberareal (eine primär nicht infizierte Nekrose), das sich dann, mit einem flottierenden Inhalt versehen, schärfer abgrenzt und schließlich reflexfrei wird, bis es unter Therapie schrumpft (Abb. 35).

Das **intraparenchymatöse Leberhämatom** ist anfangs unscharf begrenzt, echofrei, schwach echogen oder zur Leber echogleich und dann sonographisch kaum zu erkennen. Später kommt die frische Blutung als eher stärker reflektierendes, unscharf begrenztes Areal zur Darstellung. Im weiteren Verlauf nimmt die Echogenität ab, das Reflexmuster der Veränderung setzt sich aus unterschiedlichen Anteilen zusammen.

Subkapsuläre Leberblutungen stellen sich als reflexschwache bis reflexfreie Säume des Leberparenchyms dar und müssen von subhepatischen oder subphrenischen Flüssigkeitsansammlungen differenziert werden.

Der Nachweis einer *Blutung in die freie Bauchhöhle* spielt in der Diagnostik des stumpfen Bauchtraumas eine wichtige Rolle. Besonders der subhepatische Raum zwischen Leber und Niere (Recessus Morisoni), die Umgebung der Milz und der Douglas-Raum sind zu überprüfen (Abb. 33).

Verkalkungen der Leber finden sich nicht nur als blande Verkalkungen infolge von Infektionen. Auch Metastasen oder Tumoren können verkalken und bei der Echinokokkose liegen ebenfalls häufig Wandverkalkungen der Zysten vor. Sonographisch stellen sich Verkalkungen als stark und grob reflektierende Veränderungen mit Schatten dar (Abb. 44, 49).

Intrahepatische *Gallengangkonkremente* sind differentialdiagnostisch abzugrenzen und können meist wegen ihrer engen Nachbarschaft zu den Pfortaderästen erkannt werden. Manche Anschnitte über starken Bindegewebsreflektoren wie dem *Lig. teres* bewirken einen Schallschatten (Abb. 77).

Es gibt kein bestimmte herdförmige Veränderungen beweisendes Bild. Andererseits sieht man typische sonographische Bilder, die keine weitere Diagnostik außer der Beobachtung verlangen: Die Zyste und das Hämangiom, die blande Verkalkung seien dafür Beispiele. Darüber hinaus lenken der zur Leber reflexgleiche Herd der jungen Frau oder die reflexstarken multiplen Herde mit Randsaum bei gastrointestinalem Tumor die weitere Diagnostik in die richtige Richtung.

Wichtig ist auch die Kenntnis von Pseudotumoren: Die inhomogene Leberverfettung imitiert „echoarme" Tumoren, die reflexstarken Anschnitte des Lig. teres oder der Schnürfurchen am Zwerchfell imitieren „echoreiche" Tumoren oder das Hämangiom.

Abbildungsteil – Leber

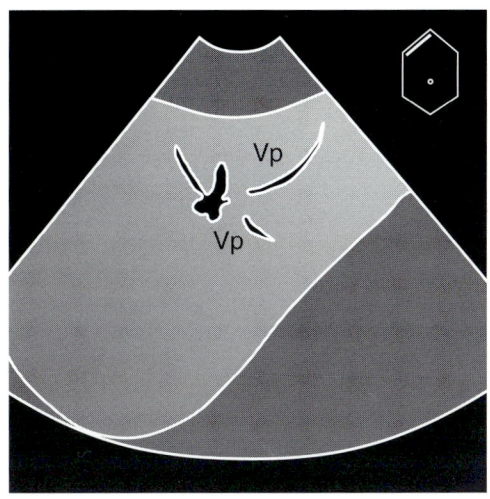 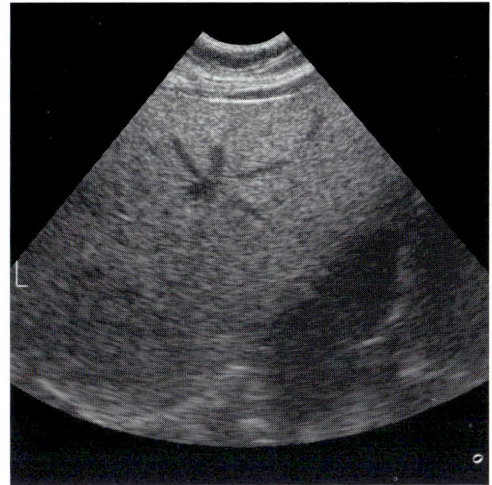

Abbildung 13:
Fettleber.
Das Echomuster ist stärker und gröber und dichter als normal. Die Schallenergie wird übermäßig abgeschwächt, so daß eine Abnahme der Echostärke in die Tiefe erfolgt. Die Aufzweigung der Pfortader (Vp) im Bereich der Pars umbilicalis zeigt verwaschene Gefäßkonturen.

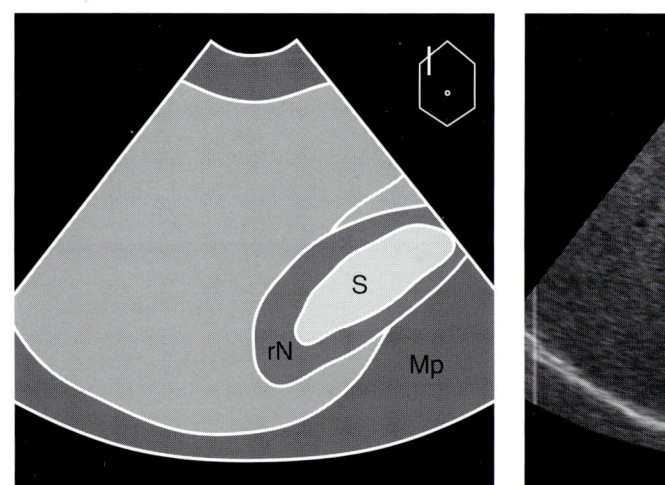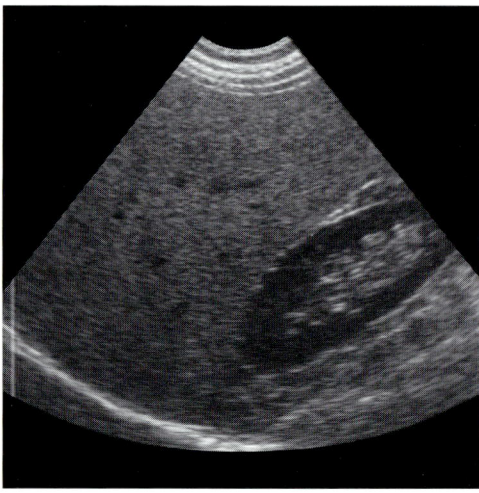

Abbildung 14:
Fettleber.
Auch hier ist das Muster stärker, mit einer Abschwächung in die Tiefe. Der Unterschied zur rechten Niere (rN) ist so groß, daß diese unnormal schwach reflektierend erscheint. Nierensinus (S), M. psoas (Mp).

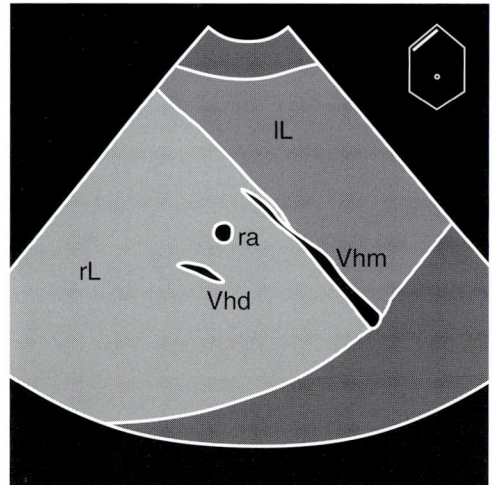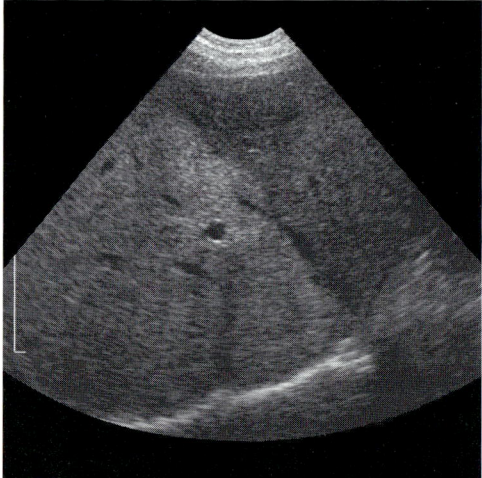

Abbildung 15:
Segmentale Leberverfettung.
Die mittlere Lebervene (Vhm) unterteilt in einen stärker, gröber und dichter reflexiven rechten Lappen (rL) mit Schallschwächung, sowie einen normal reflexiven linken Lappen (lL). Rechte Lebervene (Vhd) und rechts anteriorer Pfortaderast (ra) angeschnitten.

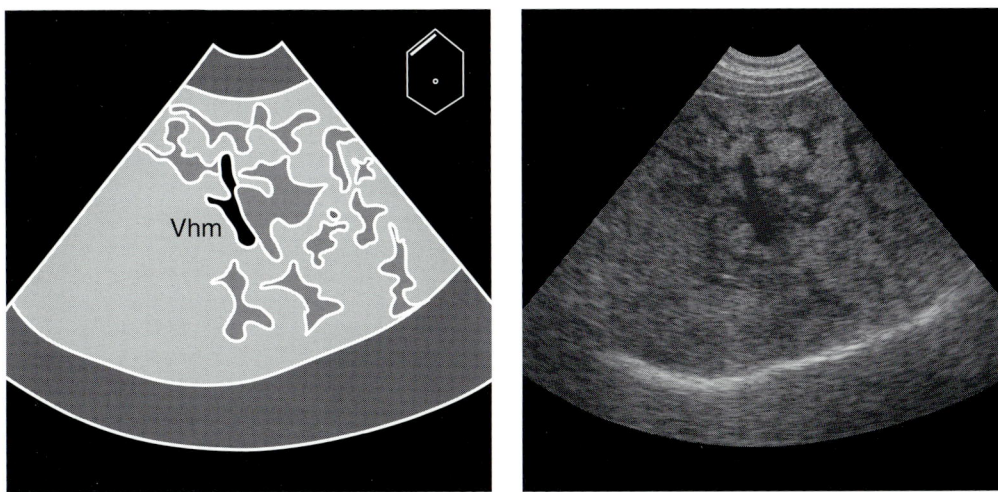

Abbildung 16:
Inhomogene Leberverfettung.
Viele konfluierende Areale normalen Lebergewebes liegen in einer Matrix stärker und gröber reflexiven, verfetteten Leber-
gewebes. Mittlere Lebervene (Vhm) nicht verlagert.

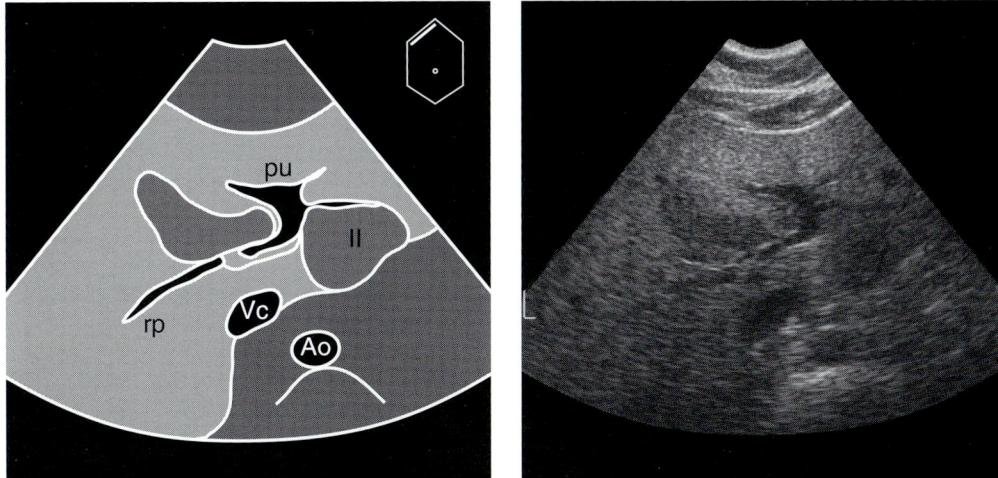

Abbildung 17:
Präportale Minderverfettung.
Vor dem intrahepatischen Hauptstamm der Pfortader (rechter posteriorer Ast [rp]); linke Segmentäste mit Pars umbilicalis
[pu]) erkennt man eine eher dreieckige Zone geringerer Reflexstärke als im deutlich verstärkten Muster der Restleber. Diese
zeigt eine vermehrte Schallschwächung als zusätzlichen Hinweis auf die Leberverfettung. Auch das Segment II reflektiert
normal und hebt sich dadurch von der Fettleber ab. Aorta (Ao), Vena cava (Vc).

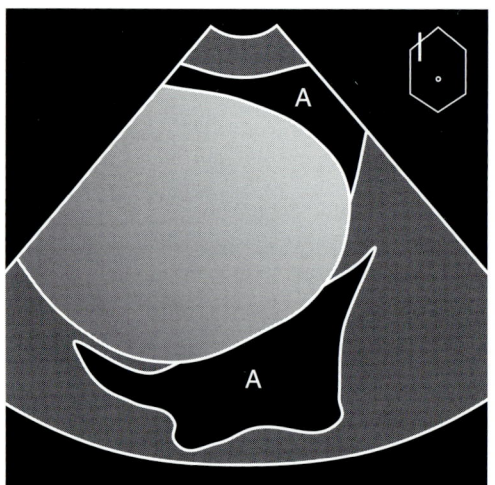
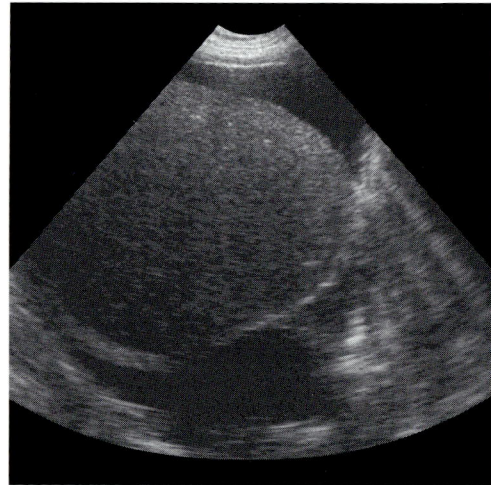

Abbildung 18:
Fettzirrhose.
Die Leber ist abgerundet, allenfalls feinhöckrig, von gleichmäßigem, wenn auch grobem, starkem und dichtem Muster mit einer erheblichen Schallabschwächung. Sie schwimmt im Aszites (A).

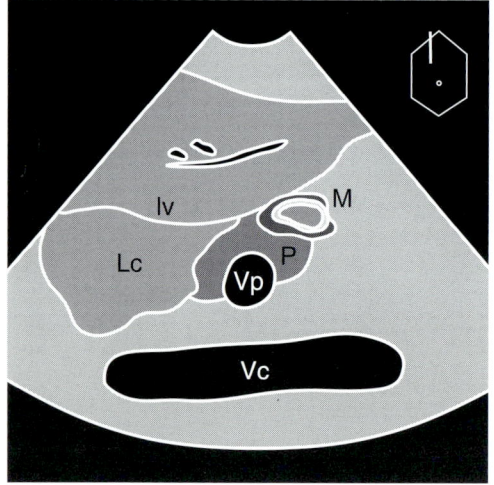
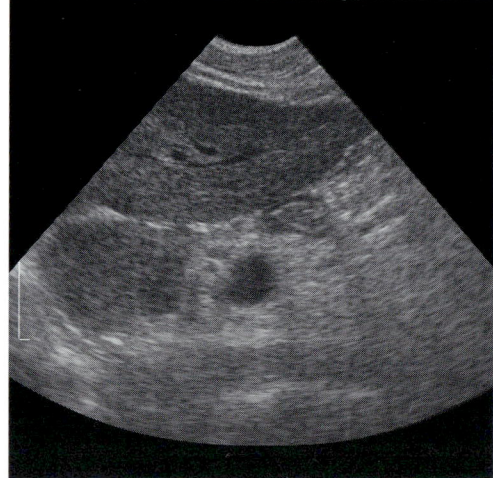

Abbildung 19:
Leberzirrhose mit hypertrophiertem L. caudatus.
Die Leber ist von plumper Form, und normalem Echomuster mit gut erkennbaren Anschnitten von Pfortaderästen und Lebervenen. Der L. caudatus (Lc) ist vergrößert und beult das Lig. venosum (lv) aus. Extrahepatischer Pfortaderhauptstamm (Vp), Pankreaskopf (P) und Magenantrum (M), V. cava (Vc).

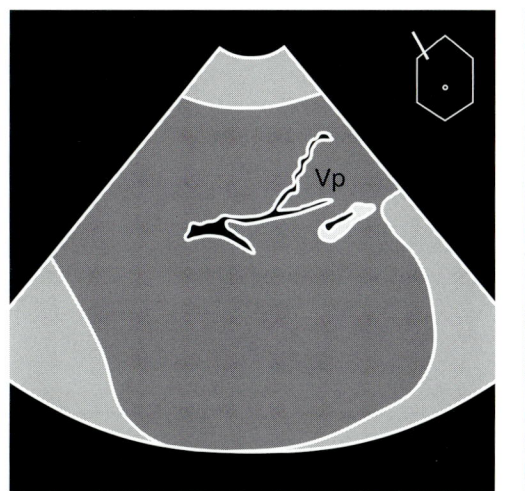
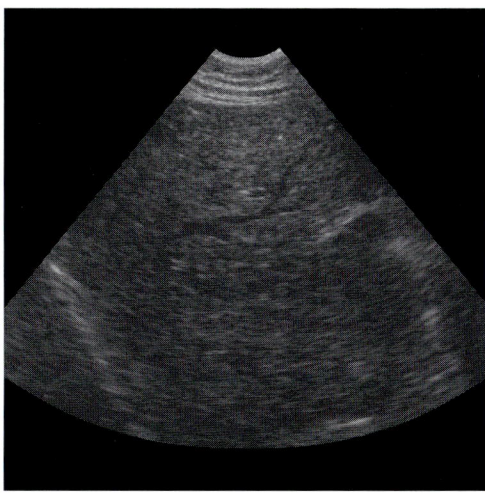

Abbildung 20:

Leberzirrhose: Struktur.

Diese postnekrotische Leberzirrhose zeigt eine ungleichmäßige vergröberte Struktur mit unregelmäßigen, korkenzieherartigen Gefäßverläufen (Vp).

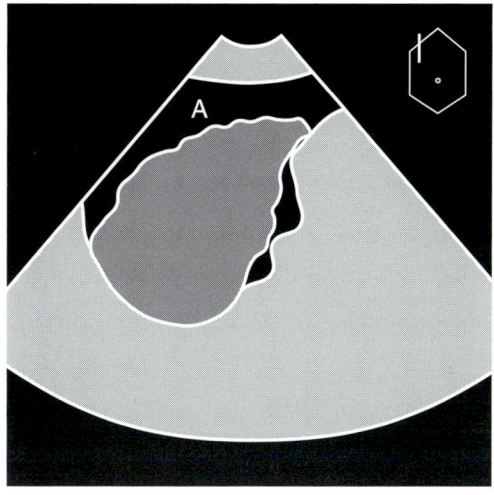
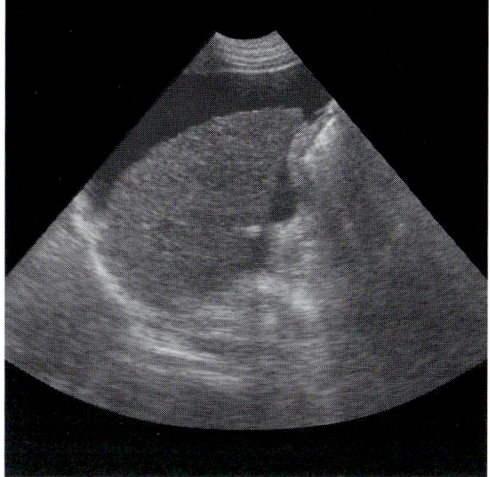

Abbildung 21:

Leberzirrhose: Endstadium.

Die verkleinerte höckrige, plumpe Leber hat ein grobes, normal starkes, ungleichmäßiges Muster. Sie schwimmt im Aszites (A).

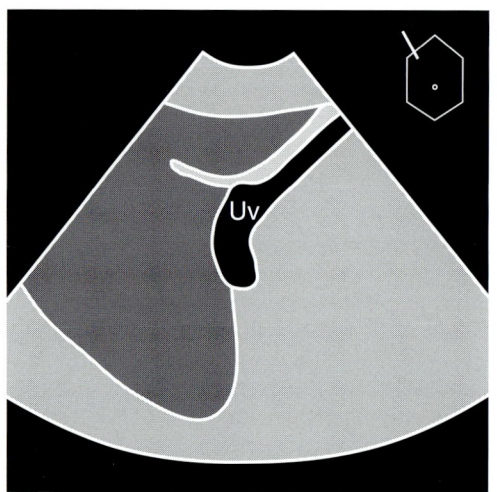 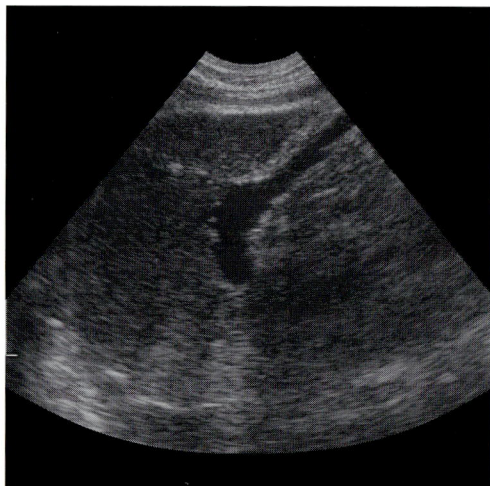

Abbildung 22:
Leberzirrhose: Umgehungskreislauf.
Aus der Umbilikalportion der Pfortader entwickelt sich ein breites, zur Bauchdecke und dort zum Nabel ziehendes Gefäß, das einer erweiterten Paraumbilikalvene entspricht (Uv).

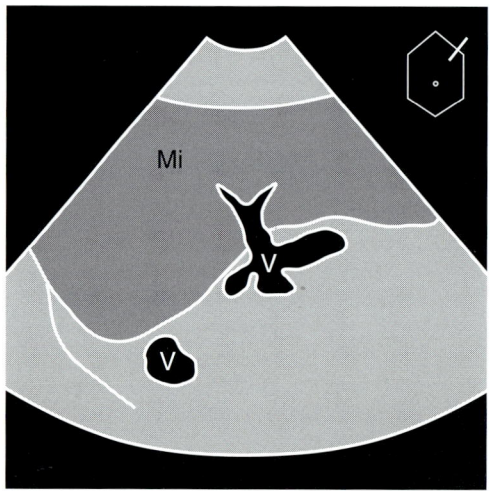 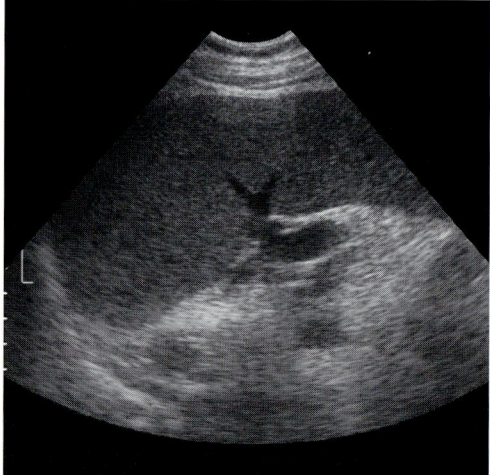

Abbildung 23:
Umgehungskreislauf.
Die Milz (Mi) ist infolge portaler Hypertension vergrößert. Im Milzhilus erweiterte Gefäße, die sich bis zur Magenkardia verfolgen lassen (V).

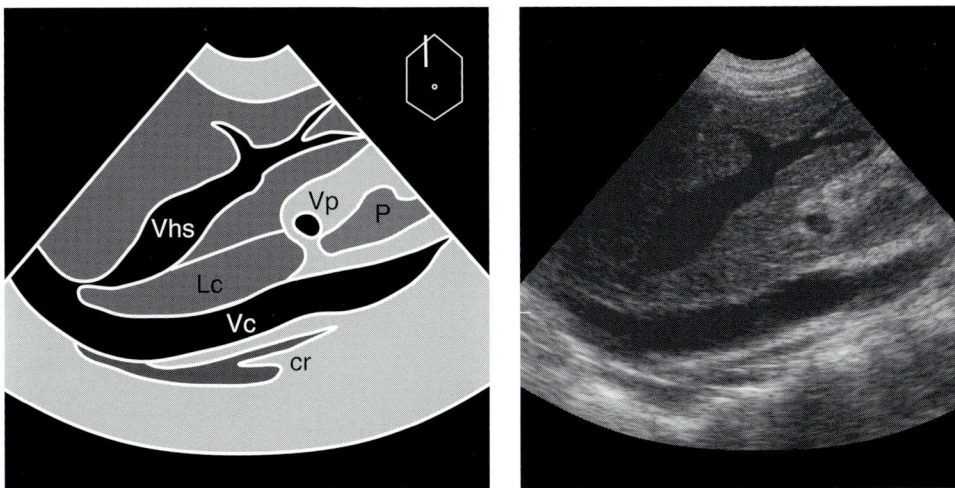

Abbildung 24:
Stauungsleber.
Die erweiterte, nicht atemvariable V. cava (Vc) erhält Zufluß aus einer bis in die Leberperipherie weiten linken Lebervene (Vhs). Lobus caudatus (Lc), Vena portae (Vp), Pankreaskopf (P), Crus diaphragmatici (cr).

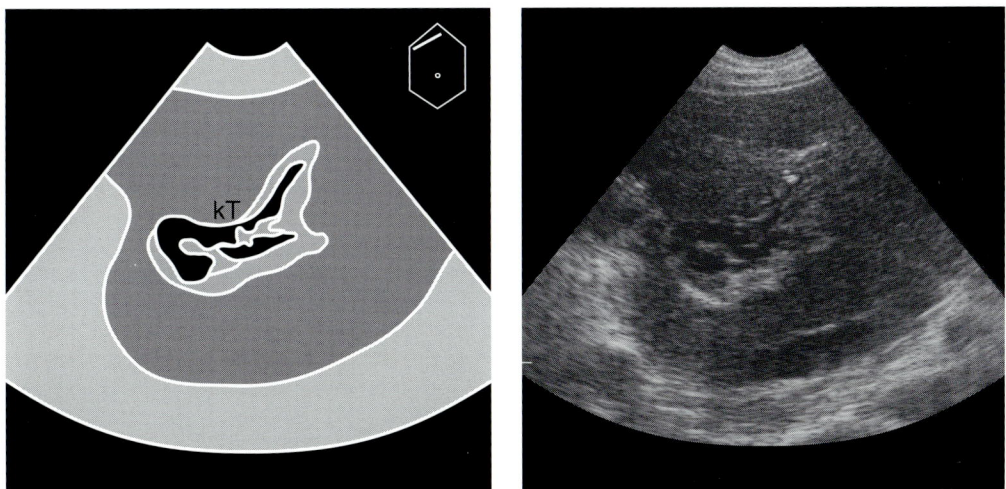

Abbildung 25:
Pfortaderthrombose mit kavernöser Transformation.
An Stelle der reflexstark obliterierten Pfortader findet sich ein Venenkonvolut (kT).

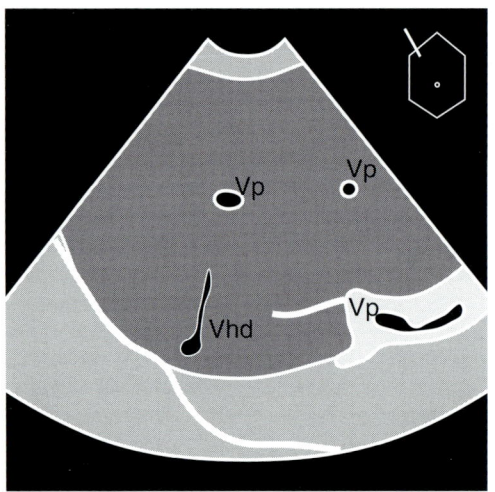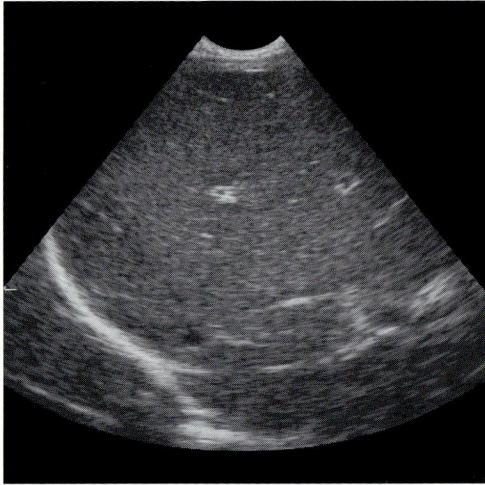

Abbildung 26:
Lebervenenthrombose.
Die rechte Lebervene (Vhd) ist fadendünn und bricht schnell ab. Farbcodiert keine Durchblutung nachweisbar. Intrahepatische und extrahepatische Pfortaderäste (Vp). Die Leber ist erheblich vergrößert.

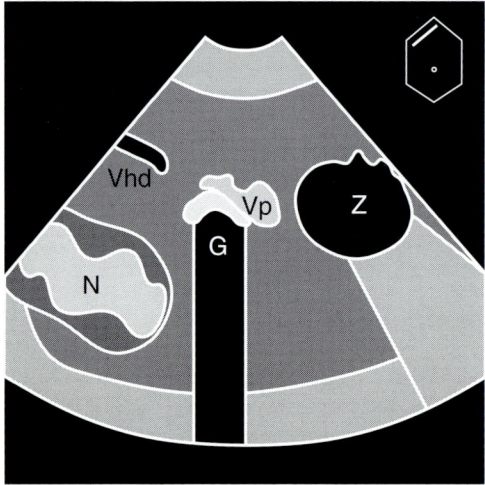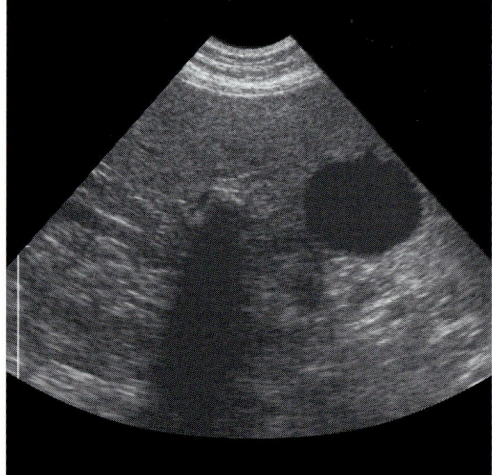

Abbildung 27:
Leberzyste.
Im linken Leberlappen findet sich eine echofreie, etwas unrunde Raumforderung mit Schallverstärkung, jedoch keiner verstärkten Kontur: Leberzyste (Z). In der Nachbarschaft eines periportalen Bindegewebsfelds sieht man eine steingefüllte Gallenblase (G). Peripherer Pfortaderast (Vp), rechte Lebervene (Vhd), Niere (N).

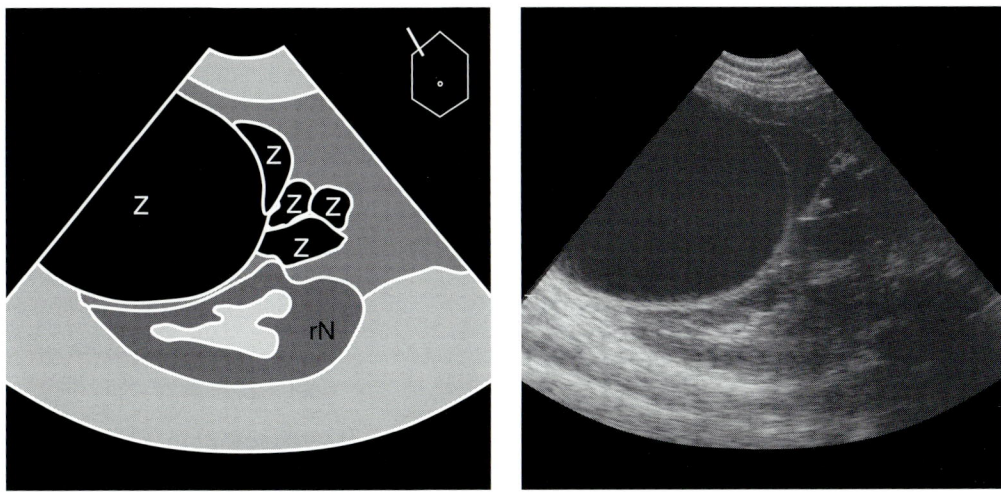

Abbildung 28:
Atypische Leberzyste.
Große echofreie Raumforderung des rechten Leberlappens mit einigen kleineren, teils septierten Begleitzysten (Z). Morphologisch wie Echinococcus cysticus, nach Abklärung jedoch banale Leberzysten. Rechte Niere (rN).

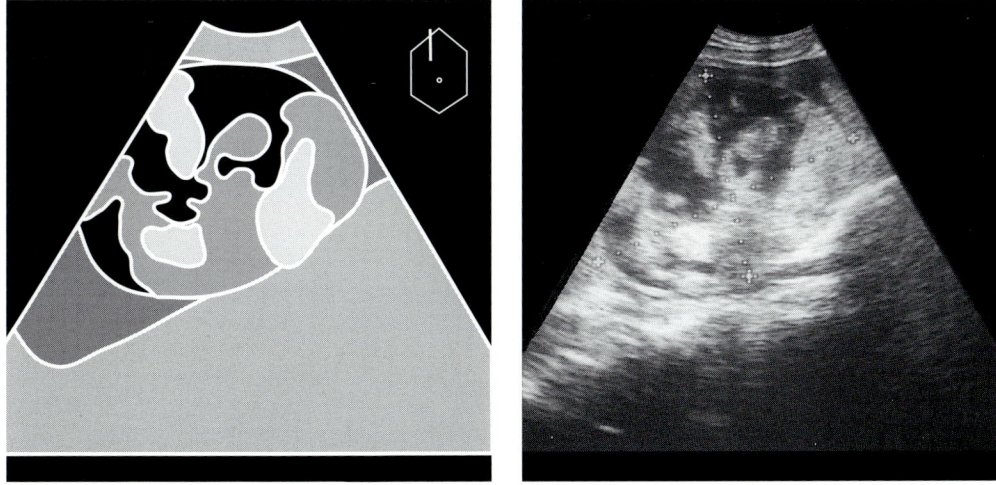

Abbildung 29:
Leberzyste mit Debris.
Glatt begrenzte Raumforderung mit reflexfreier Matrix, jedoch unterschiedlich stark reflexiven polypoiden Anteilen, die zudem beweglich sind: eingeblutete Leberzyste.

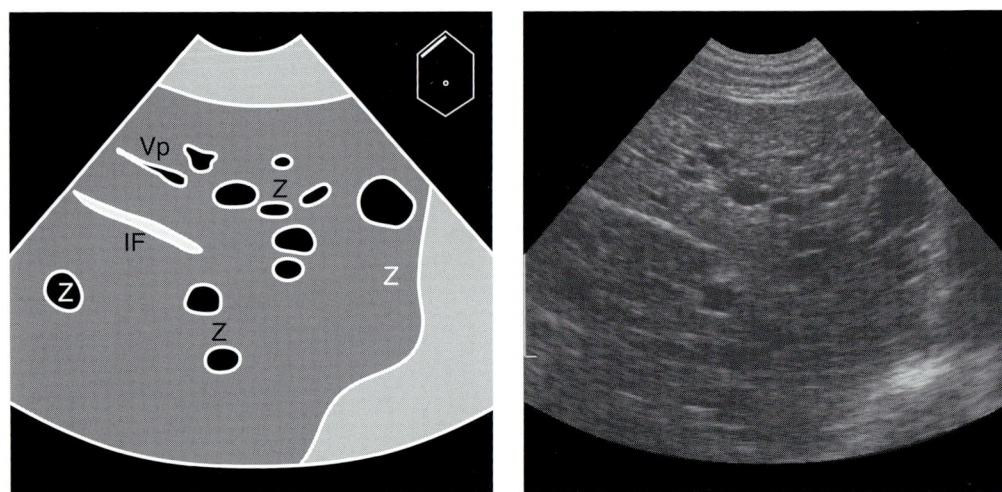

Abbildung 30:
Polyzystische Lebererkrankung.
Die Leber ist durchsetzt mit unterschiedlich großen Zysten (Z). Interlobärfissur (IF). Vena portae, Ast im links-medialen Segment (Vp).

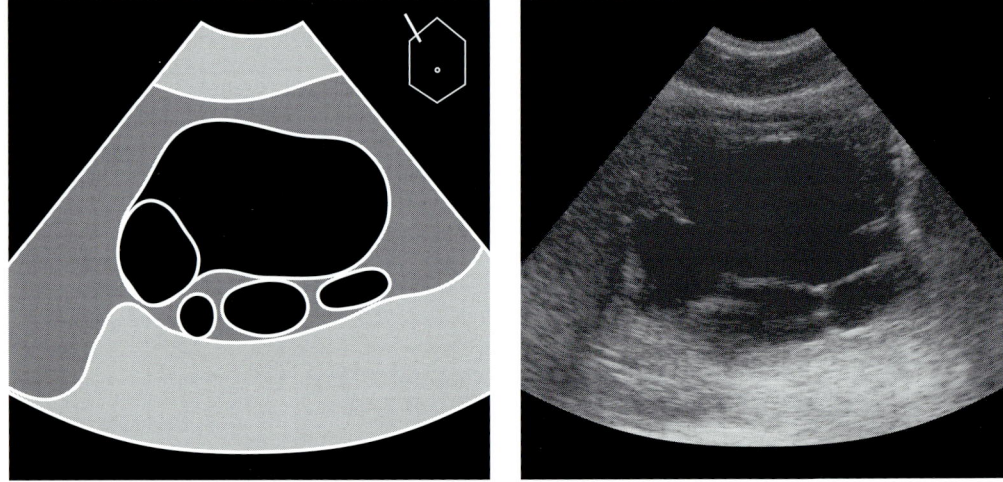

Abbildung 31:
Echinococcus cysticus.
Große echofreie Raumforderung mit randständigen Tochterzysten.

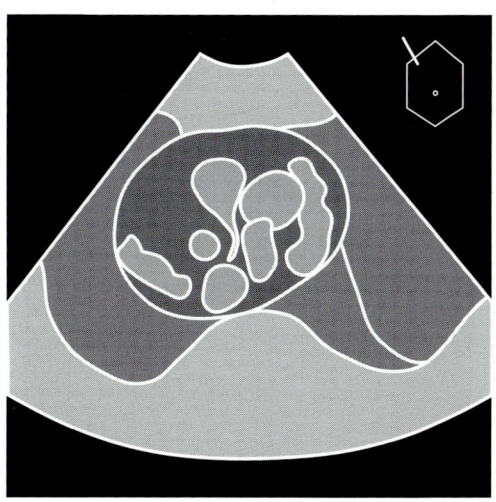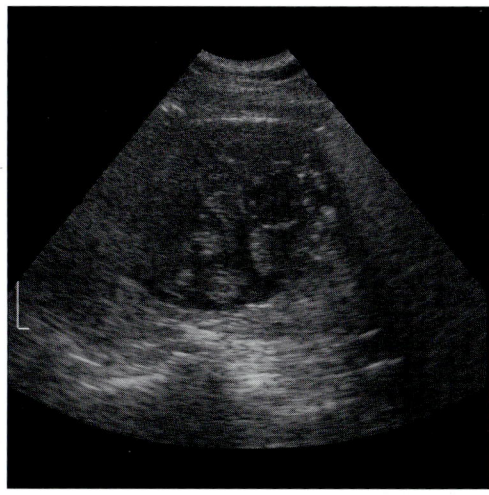

Abbildung 32:
Echinococcus cysticus.
Gemischt echogene Raumforderung mit ineinander verdrehten, stärker und gröber reflektierenden Anteilen. Älterer, abgestorbener Echinokokkus mit dem Bild des „Wollknäuels".

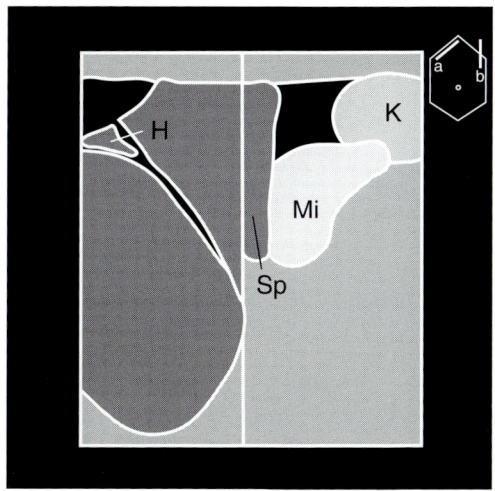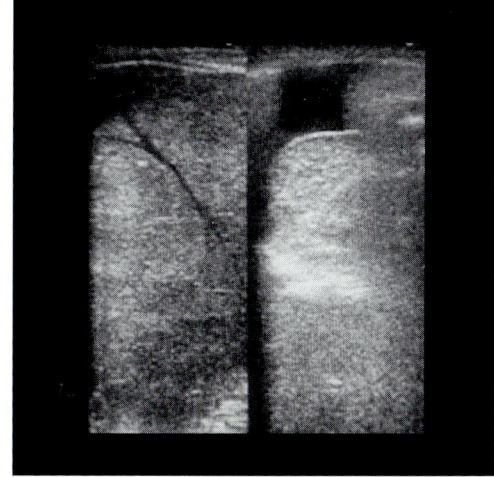

Abbildung 33:
Leberruptur.
In dem zweigeteilten Bild ist im linken Teilbild eine Unterbrechung der Leber durch einen echofrei, tubulär wirkenden Rupturspalt, sowie ein keilförmig einen Konturdefekt ausfüllenden, zu Leber echogleichen Hämatompfropf (H) erkennbar. Im rechten Teilbild ein echofreies Areal unterhalb des Sinus phrenicocostalis (Sp), das freier Blutung entsprach. Artefiziell reflexstarke Milz (Mi), das davor liegende Blut schwächt die Schallenergie weniger ab. Linkes Kolon (K).

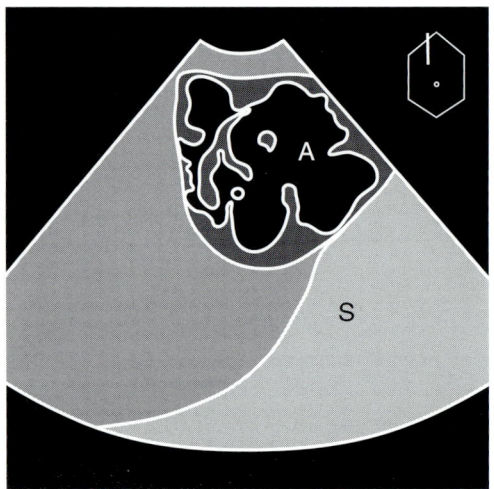
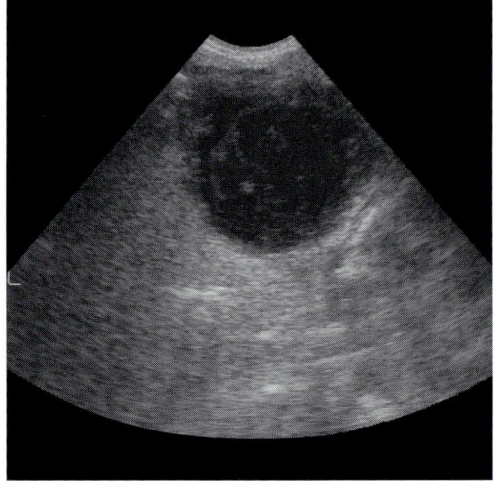

Abbildung 34:
Leberabszeß.
Reflexschwache, inhomogene Raumforderung (A) mit unregelmäßiger Berandung und deutlicher Schallverstärkung (S).
Cholangitischer Abszeß nach Choledochojejunostomie.

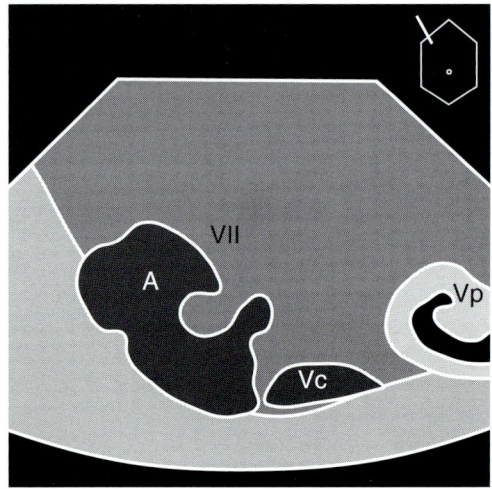
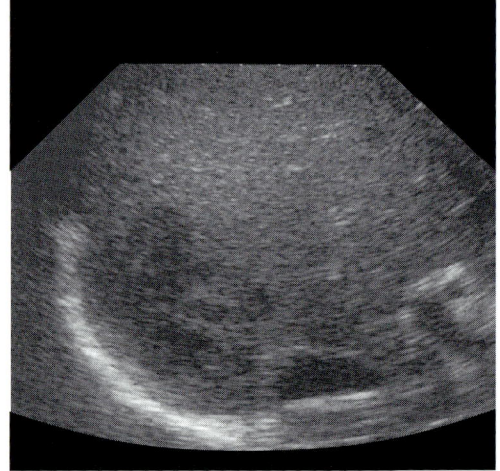

Abbildung 35:
Amöbenabszeß.
Unscharf berandete, schwächer echogene Raumforderung (A) im rechten posterioren Leberlappen (Segment VII). Im Interkostalschnitt sind die V. portae (Vp) und die V. cava (Vc) zu erkennen.

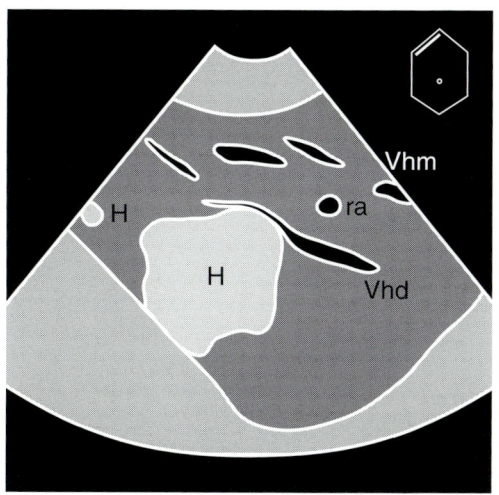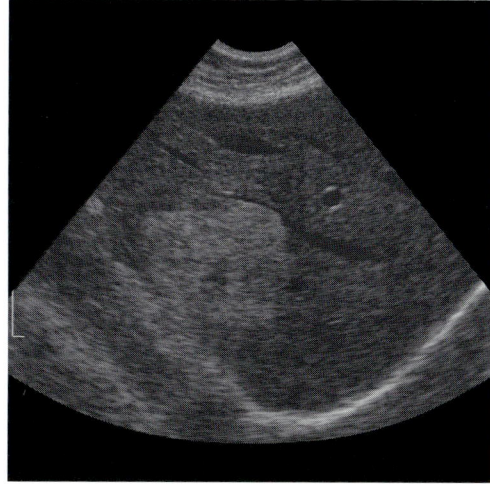

Abbildung 36:
Hämangiom.
Im Segment VI und VII zwei fokale Veränderungen (H) mit stärkeren und gröberen Reflexen, beim größeren Herd mit einem etwas unregelmäßigem Muster. Kein schwach reflektierender Randsaum. Verlagerung der rechten Lebervene (Vhd). Mittlere Lebervene (Vhm) und V. portae im rechts anterioren Ast (ra) angeschnitten.

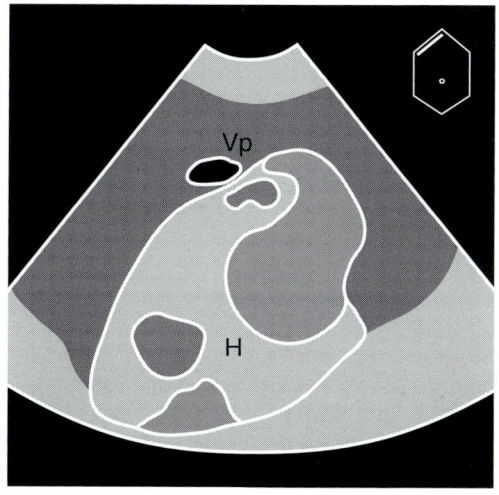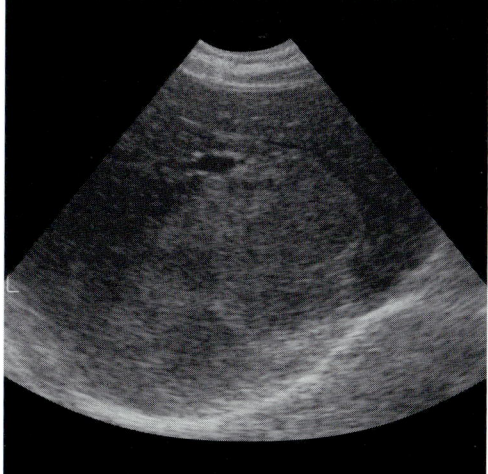

Abbildung 37:
Großes Hämangiom.
Stark, grob und ungleichmäßig reflexiver Herd (H). Pfortaderast (Vp).

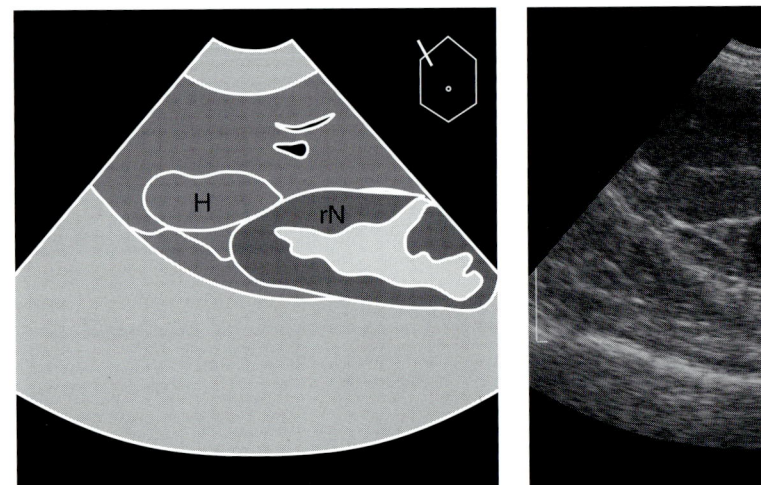
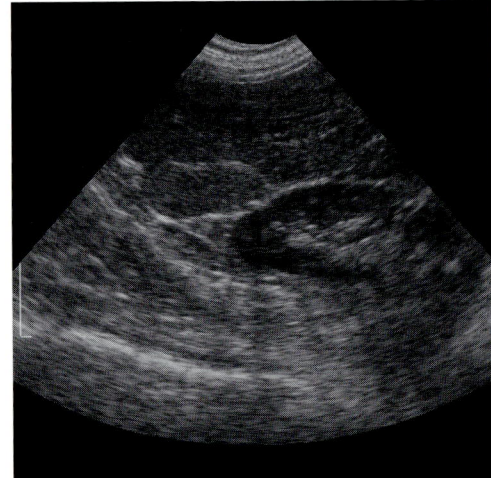

Abbildung 38:
Fokal noduläre Hyperplasie.
Im Segment VI oberhalb der rechten Niere (rN) hebt sich ein zur Leber echogleicher Herd (H) nur durch eine Konturierung ab.

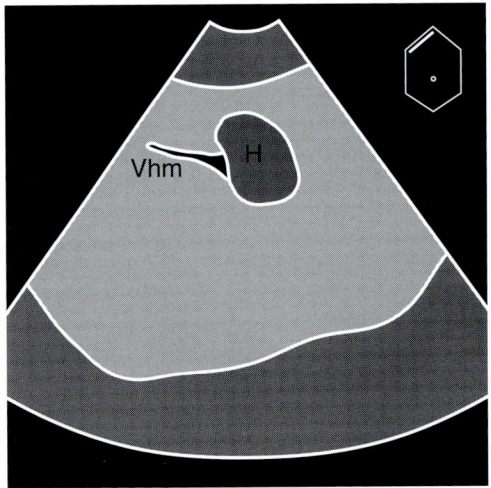
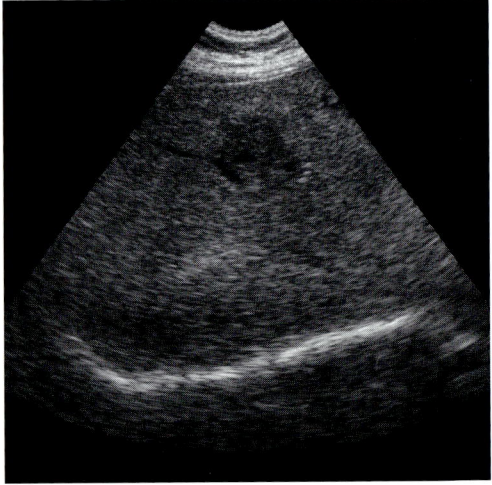

Abbildung 39:
Hepatom.
Etwas schwächer reflexiver und inhomogener Herd (H), im Verlauf einer bekannten chronisch aktiven Hepatitis entstanden. Mittlere Lebervene (Vhm).

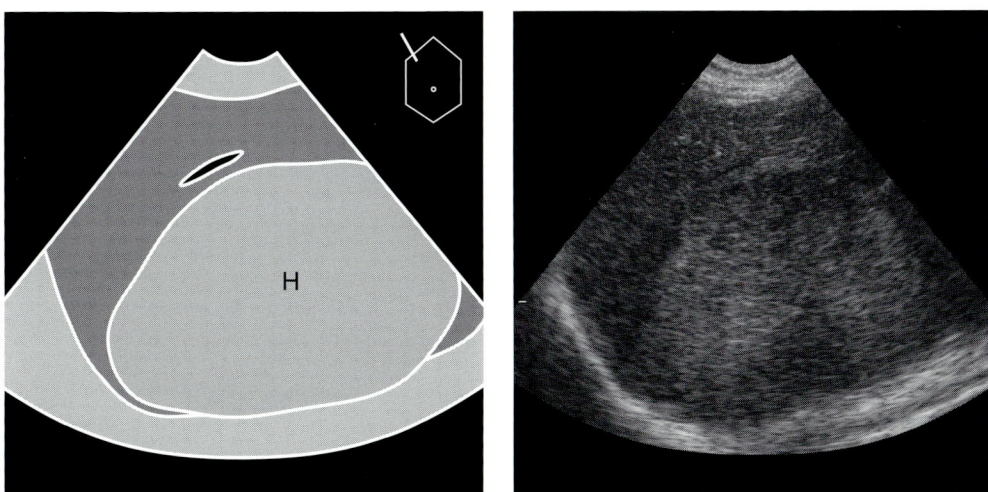

Abbildung 40:
Hepatom.
Sehr große Raumforderung (H) mit gegenüber der Leber etwas gröberen und stärkeren Reflexen.

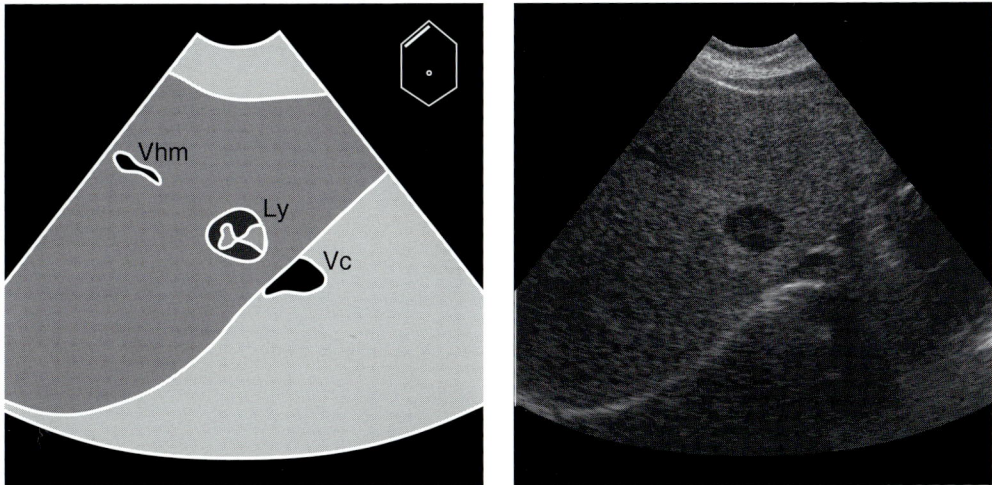

Abbildung 41:
Lymphom.
Kleine, aus unterschiedlich und schwach reflexiven Anteilen gemischte Raumforderung (Ly), im Rahmen eines Non-Hodgkin-Lymphoms. Mittlere Lebervene (Vhm), Vena cava (Vc).

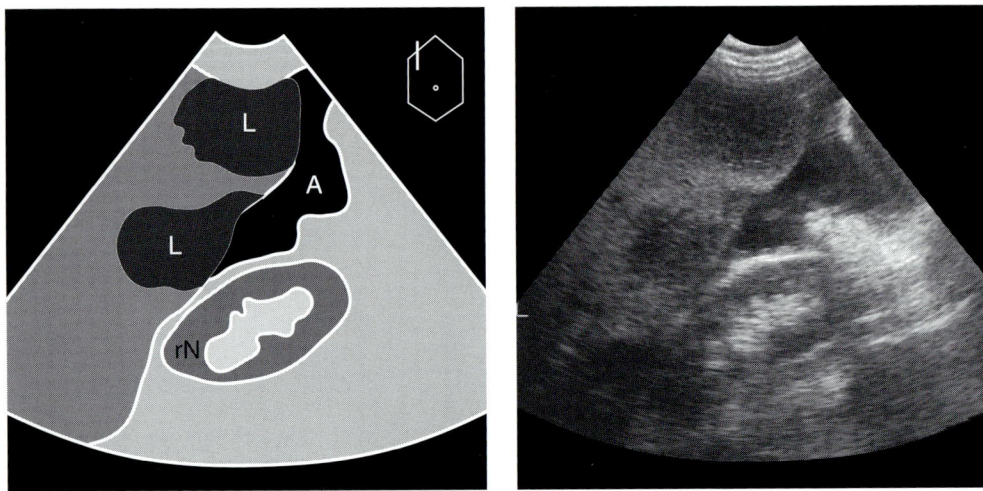

Abbildung 42:
Lymphom.
In der Leber mehrere unscharf begrenzte, inhomogene, schwach echogene Raumforderungen (L), Aszites (A), rechte Niere (rN).

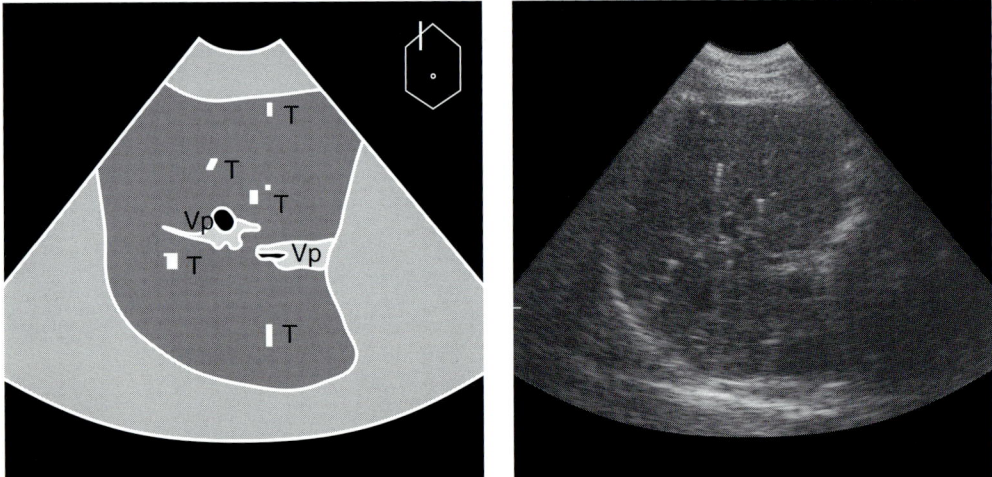

Abbildung 43:
Schweifartefakte.
Vorzüglich in der Nähe kleiner Pfortaderäste entstehen Schweifartefakte (T) als Wiederholungsechos. Sie werden bei Cholangitis, Hepatitis, aber auch ohne faßbare Assoziation beobachtet. Größere Pfortaderäste (Vp).

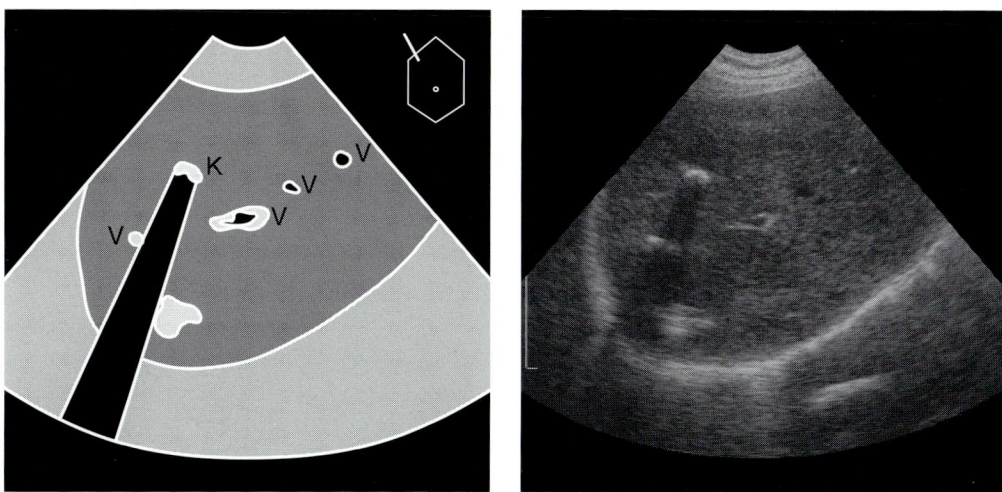

Abbildung 44:
Verkalkung.
Starker, grober Reflex (K) mit Schallschatten bei blander (postinfektiöser) Verkalkung. Pfortader- und Lebervenenanschnitte (V).

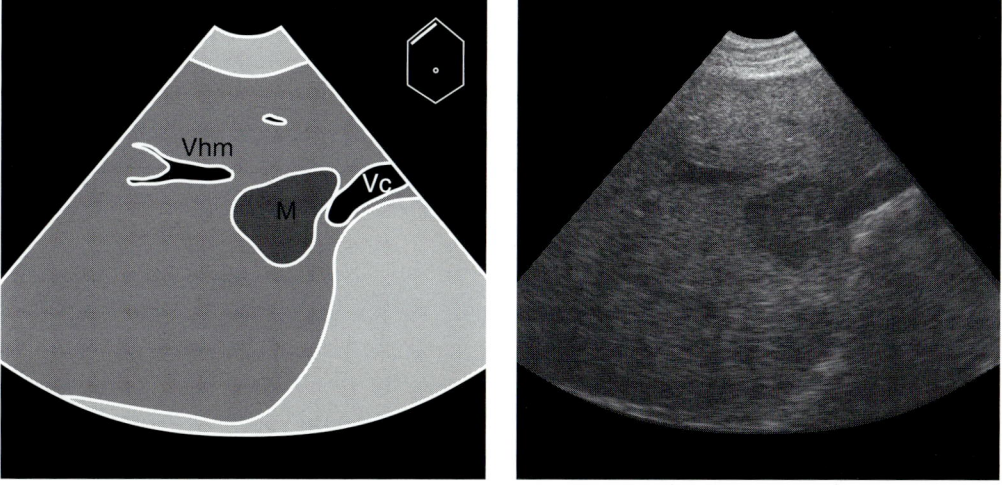

Abbildung 45:
Metastase.
Reflexschwacher Herd (M) im Segment VIII bei Bronchialkarzinom. Mittlere Lebervene (Vhm) und Vena cava (Vc).

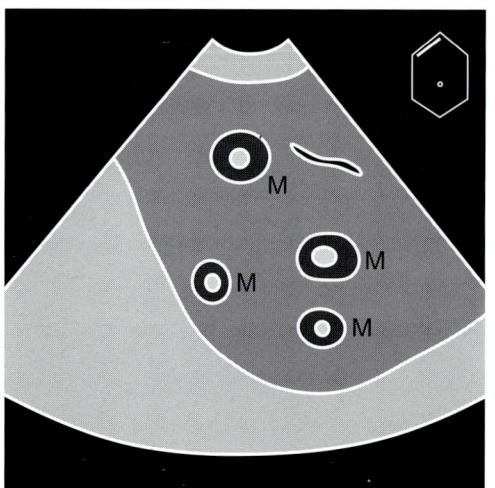 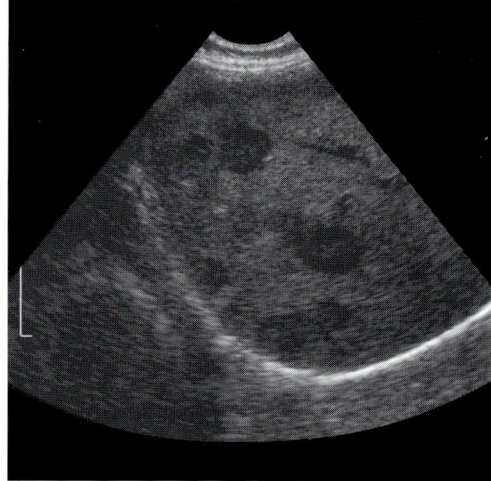

Abbildung 46:
Metastasen.
In der Leber finden sich multiple reflexschwache Herde (M) mit etwas reflexiverem Zentrum. Unter Chemotherapie eines Mammakarzinoms verstärktes Echomuster der restlichen Leber.

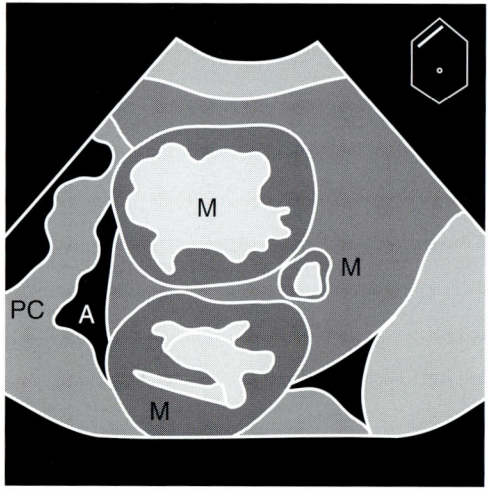 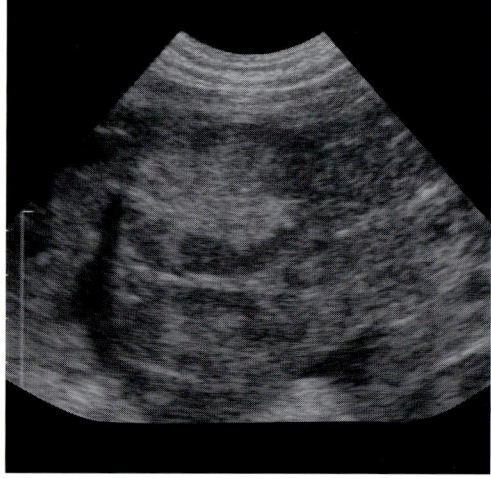

Abbildung 47:
Metastasen.
In einer vergröberten und verstärkten Leberstruktur finden sich drei aus stärker reflexivem Zentrum und schwächer reflexiver Peripherie aufgebaute Herde (M). Im Aszites (A) eine nicht verformbare reflexive Struktur bei Peritonealkarzinose (PC).

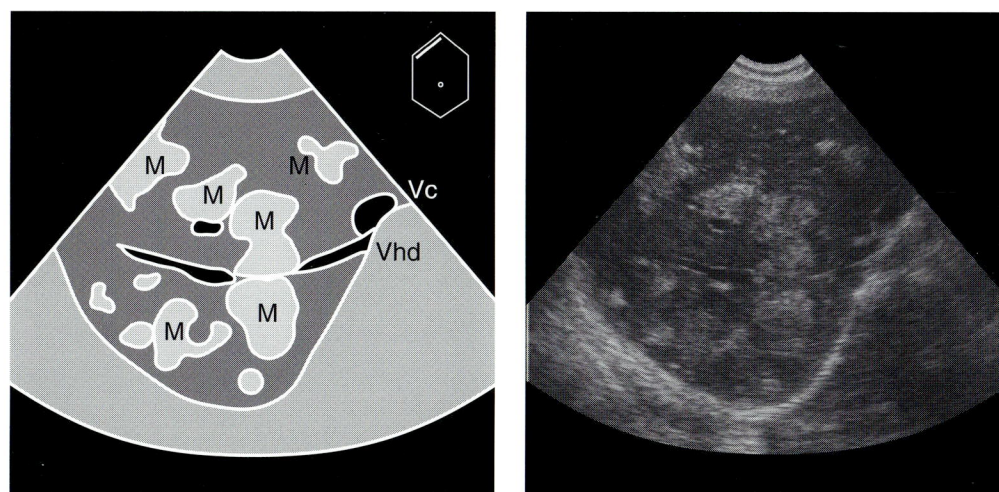

Abbildung 48:
Metastasen.
Bei Kolonkarzinom entstanden stark und grob echogene Herde (M). Rechte Lebervene (Vhd) und V. cava (Vc).

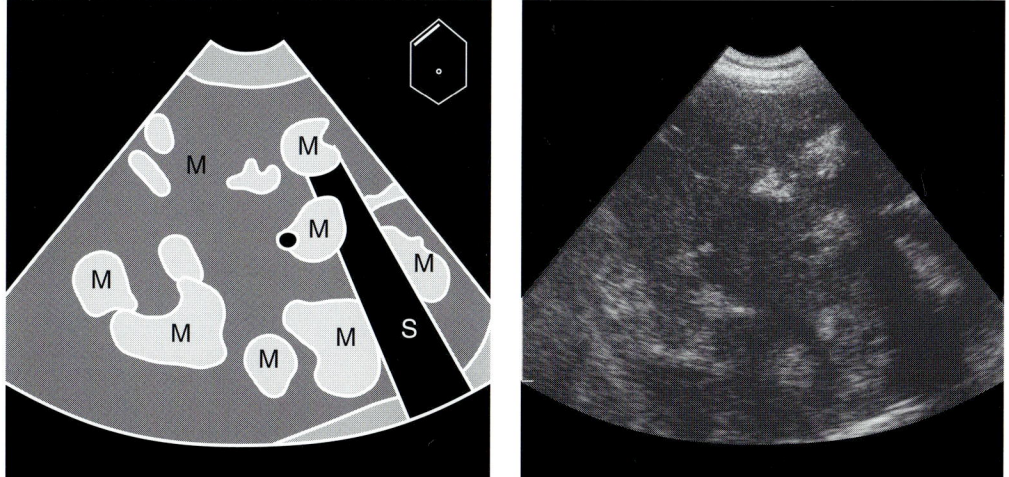

Abbildung 49:
Teilverkalkte Metastasen.
Die Leber ist durchsetzt mit sehr stark und grob reflexiven Herden, teilweise mit Schallschatten (S) durch Verkalkung (M).

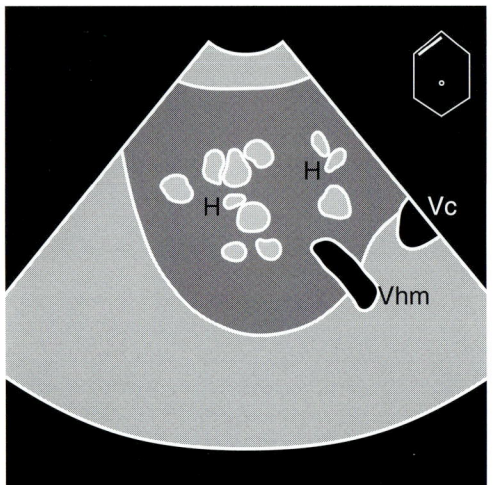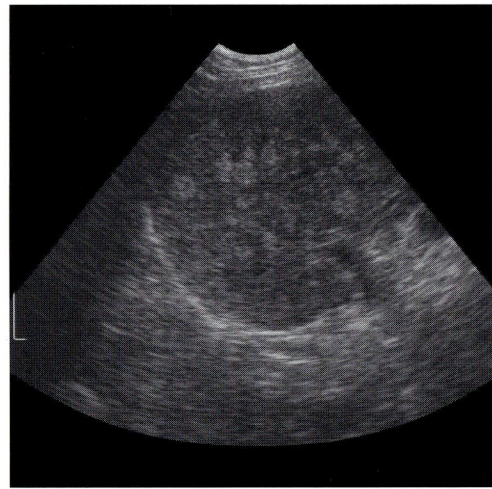

Abbildung 50:
Hämangiomatose.
Multiple kleinere, stark und mittelgrob reflexive Herde (H) bei Hämangiomatose. Mittlere Lebervene (Vhm) und V. cava (Vc).

4
Gallenwege

4.1
Gallenblase

4.1.1
Normalbefund

Topographie und Untersuchungstechnik.
Die Gallenblase liegt in der Regel kaudal am Leberrand in der rechten Medioklavikularlinie. Sinnvoller als die Orientierung an äußeren topographischen Merkmalen ist die Orientierung an den *Gefäßen* als inneren Leitstrukturen: Im *Subkostalschnitt* wird die Pfortader mit ihrer Aufteilung in rechten und linken Hauptast dargestellt. Kurz vor der Aufzweigung des rechten Astes in die anteriore und posteriore Segmentvene zieht – in einem Winkel von ca. 45° – nach kaudal und ventral die *„Interlobärfissur"*. In deren Verlaufsrichtung liegt der Ansatz der Gallenblase, in den meisten Fällen bleibt sie in dieser Achse auch bis zur Spitze verfolgbar (Abb. 3).

Selbst wenn sie atypisch liegt, nimmt sie ihren Ausgang immer von dieser Fissur. Dort sind auch kleine kontrahierte Gallenblasen und die sich schlecht von der Leber abhebende schlammgefüllte Gallenblase zu finden. Ferner sieht man hier die Narbe einer Cholezystektomie als reflexstarkes Band.

Zusätzlich zur subkostalen Schnittführung wird das Organ in Längs-, Quer-, wie auch Interkostalschnitten durchmustert, in Rücken- und Linksseitenlage, sowie immer im Stehen. Lokaler Druckschmerz wird unter Sicht der Galle zugeordnet, die Kontraktion nach Reizmahlzeit beobachtet (Abb. 52).

Allgemeine Beurteilungskriterien. Die Gallenblase erscheint in gefülltem Zustand als echofreies Organ mit Schallverstärkung und schmaler Wand (Abb. 51). Im *kontrahierten* Zustand verringert sich das Lumen, die Wand weist dann eine physiologische Schichtung auf. Die Wanddicke sollte auch im kontrahierten Zustand 3 mm nicht überschreiten.

Ihre *Form* variiert erheblich: Sie kann länglich-oval, birnenförmig oder auch rundlich (niemals jedoch gänzlich rund) sein; manchmal ist sie eingeschnürt (scheinbar septiert), abgeknickt (mit kappenförmiger Spitze, sog. phrygische Mütze) oder auch geschlängelt (und weicht dann aus der Schnittebene). Der Verdacht auf die seltene wirkliche *Septierung* muß in vielen Schnittebenen gegen die scheinbare einer torquierten Gallenblase erhärtet werden. Die Diagnose einer Aplasie kann nicht allein sonographisch gestellt werden (Abb. 53).

Normalmaße. Der Längsdurchmesser der Gallenblase wird mit 8 – 10 cm, der wichtigere Querdurchmesser mit maximal 4 cm, ihr Fül-

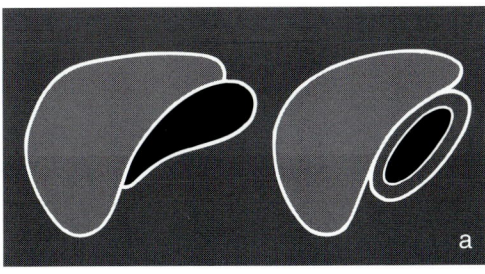 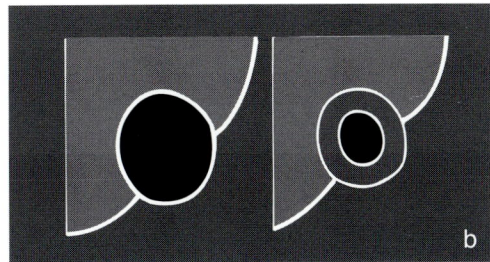

Schema 31:
Kontraktion der Gallenblase.
Nach einem Reiz nimmt das Volumen ab, es erscheint eine Doppelkontur.
a) Längs getroffen, gefüllt (links) und kontrahiert (rechts). **b)** Quer getroffen, gefüllt (links) und kontrahiert (rechts).

lungsvolumen mit weniger als 200 ml angegeben.

Auch unter Berücksichtigung der großen physiologischen Vielfalt erscheint das Kriterium der *Form* wichtiger als das der Größe: Jede runde, ballonierte und unter gezielter Palpation prallelastische Gallenblase ist auf einen Hydrops verdächtig – im Gegensatz zur ebenfalls großen, jedoch atonischen Gallenblase (mit schlaffer Wand) z.B. in der Schwangerschaft, bei Leberzirrhose, Diabetes mellitus, Hypothyreose oder auch im Alter.

4.1.2
Pathologie des Gallenblaseninhaltes
4.1.2.1 Cholezystolithiasis. Typische Ultraschallkriterien:
Bei Vorliegen von vier typischen Ultraschallkriterien ist die Cholezystolithiasis sicher zu diagnostizieren. Diese sind:
— *Steinreflex,*
— *Steinschatten,*
— *Mobilität* des Konkrementes,
— darstellbares *Gallenblasenlumen.*
Probleme ergeben sich, wenn diese Kriterien nicht erfüllt sind.
Fehlender Schallschatten:
Bei sehr kleinen oder nicht optimal im Schallfeld liegenden Konkrementen kann der Schallschatten fehlen. Die Verwendung höherer Schallfrequenzen und das Verbringen des Steinreflexes in eine zumeist schallkopfnähere Position können ihn gelegentlich zum Vorschein bringen (Abb. 57).
Fehlende Mobilität:
Nicht verlagerbar sind Konkremente im D. cysticus, im Infundibulumbereich fixierte bzw. in der Gallenblasenwand entzündlich inkrustierte Steine oder aber auch von Tumoren ummauerte Konkremente.

Die Mobilität läßt ein kleines Konkrement andererseits von Reflexen unterscheiden, wie sie an den physiologischen Vorsprüngen des Gallenblasenhalses (der Heister-Klappe) wie auch wandständigen (Cholesterol-) Polypen entstehen.
Fehlendes Gallenblasenlumen:
Die Steingallenblase als randvoll mit Konkrementen angefülltes (und auch oft entzündlich geschrumpftes) Organ erkennt man an einer längeren Reflexsichel (darstellbar in mehreren Ebenen) mit unmittelbar folgendem Schallschatten und somit fehlender Darstellbarkeit des Lumens wie auch der Hinterwand (Abb. 58).

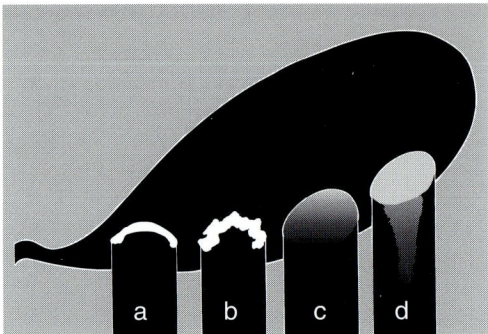

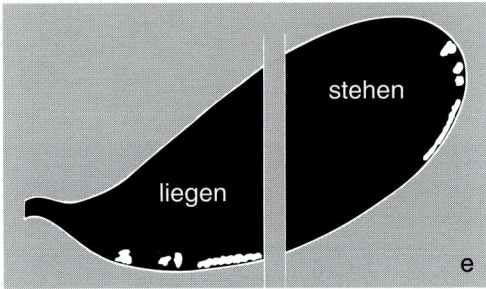

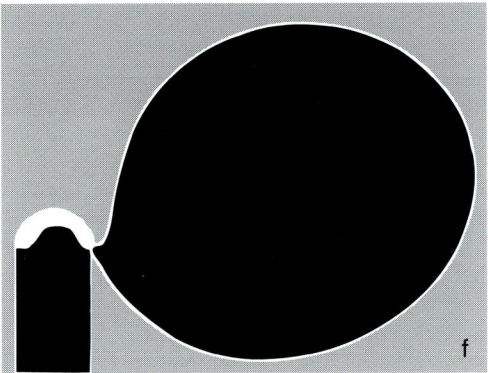

Schema 32:
Cholezystolithiasis.
Erscheinungsformen von Gallensteinen:
a) Scharfer, starker Kuppenreflex ohne darstellbaren Gesamtstein und mit sofortigem komplettem Schallschatten,
b) bizarre, irreguläre Steinoberfläche, darstellbare Anfänge des Steinkerns, kompletter Schallschatten,
c) ganz darstellbarer Stein mit komplettem Schallschatten,
d) ganz darstellbarer Stein mit Schatten und Schweifartefakten,
e) kleine mobile Steine ohne Schallschatten,
f) im Infundibulum fixierter Stein mit Hydrops.

Anzahl und Zusammensetzung der Gallensteine. Die Unterscheidung zwischen Solitär- und multiplen Konkrementen ist gut möglich. Schwierig kann die Festlegung der genauen Anzahl bei multiplen – insbesondere kleinen – Konkrementen sein. Sinnvoll scheint hier nur noch eine Unterscheidung zwischen bis zu drei, oder „mehreren" und „sehr vielen" Steinen.

Bei aller Erscheinungsvielfalt von Gallensteinen lassen sich doch einige Grundformen festlegen:

— ein *schroffer*, scharf gezeichneter „*Kuppenreflex*" (= Ventralkontur des Konkrements) mit unmittelbar daran anschließendem, komplettem, glatt begrenztem Schallschatten,

— eine „*Halbmondform*" mit – noch – durchdringbarer Ventralkontur, partiell erfaßbarem Steinkern und Beginn des Schallschattens annähernd aus Steinmitte,

— „*komplett durchschallbare*" Konkremente: Darstellung von Ventral- und Dorsalkontur einschließlich Stein-„innerem". Der jeweilige Schallschatten entspringt an der Dorsalkontur und ist häufig schwach und inkomplett.

Mit Vorbehalt kann man diese unterschiedlichen Steinmuster ihrer kristallinen Struktur und ihrem chemisch-physikalischen Aufbau zuordnen:

— spontan in der Gallenblase „schwebende" Steine, sowie komplett durchschallbare Konkremente mit glatter Oberfläche und homogener, feiner Struktur könnten *Cholesterinsteinen* entsprechen,

— durchschallbare Konkremente mit stärkerer Randzone, mittelgrober Struktur und kleinem reflexstarkem Kern könnten *Pigmentsteine* sein,

— für *Verkalkung* könnte eine oft nachweisbare reflexstarke „Schale", insbesondere jedoch das Auftreten eines schroffen Kuppenreflexes mit kompletten Schallschatten sprechen. Überraschenderweise erscheint hier das Steininnere besser erfaßbar, wenn die eingesandte Gesamtenergie zurückgenommen wird.

4.1.2.2 Gallenblasenschlamm (Sludge). Gelegentlich ist die Gallenblase nicht reflexfrei, sondern enthält feine, manchmal aber auch grobe Echos. Dieser „Sludge" entspricht eingedickter Galle und besteht aus Calcium- und Cholesterinbilirubinatkristallen.

Er ist Ausdruck einer zum Untersuchungszeitpunkt funktionsgestörten Gallenblase, sei es durch biliäre Obstruktion, Entzündung, Zustand bei oder nach Litholyse, eine Stoffwechselstörung oder auch parenterale Ernährung und langes Fasten (Abb. 59, 60).

Dieser Schlick kann die Gallenblase komplett ausfüllen, ist jedoch häufiger sedimentiert. Zusammengebacken kann er Polypen und Tumoren imitieren. Solche Fehldiagnosen lassen sich an der Änderung der Form durch Umlagerung (Untersuchung in Rücken- und Linksseitenlage, im Liegen und Stehen, Knie-Ellenbogen-Position, Untersuchung nach Treppensteigen) und Erschütterung vermeiden. Im Gegensatz zu Konkrementen wirft Sludge keinen Schallschatten und sedimentiert langsam. Kurzfristige Verlaufskontrollen können in Zweifelsfällen zur Klärung beitragen.

Eiter beim *Gallenblasenempyem* oder die seltene intravesikale Einblutung verursachen die gleichen Bilder wie Schlamm. Verwechselungen mit dem sogenannten *Schichtdickenartefakt* (siehe Kapitel 1) sind durch unterschiedliche Schnittebenen und Schalleinfallswinkel zu vermeiden.

Selten werden in unseren Breitengraden **Parasiten** in der Gallenblase angetroffen: Bei *Ascaris* sieht man tubuläre Strukturen, die bei vitalen Würmern sich bewegen; bei *Clonorchis* sind die Würmer kleiner und als feine, längliche, aufschwimmende Fäden zu erkennen. Beide Erkrankungen betreffen auch die Gallenwege und führen bei den aus Endemiegebieten eingewanderten Patienten zu chronisch-entzündlichen Veränderungen an den Gallenwegen und der Gallenblase, nebst Gallensteinen, die hier häufiger in den Gallenwegen angetroffen werden.

4.1.2.3 Cholezystitis. Die Diagnose der **akuten Cholezystitis** wird in der Regel anhand mehrerer sonographischer Kriterien gestellt, die keineswegs synchron auftreten müssen und von unterschiedlicher Wertigkeit sind. Sonographische Leitsymptome sind:

— die *Druckschmerzhaftigkeit* des Organs unter ultraschallgezielter Palpation,

— die *verdickte* (> 3 mm), oft zwiebelschalenartig und irregulär geschichtete Gallenblasenwand,

— der Nachweis von *Steinen* in über 95% der Fälle.

Zusätzlich können auftreten:

— ein schwach echogener *Randsaum* vorwiegend zum Leberbett hin (perifokales Ödem),
— unregelmäßige, „verwaschene" *Konturen,*
— entzündliches *Sediment,*
— eine Zunahme des *Gallenblasenvolumens,*
— *Flüssigkeit* zwischen Leber und Niere (in der Morrison-Tasche).

Empyem. Die Gallenblase ist abgerundet, nicht eindrückbar, sehr druckschmerzhaft und von entzündlichem Debris ganz oder teilweise ausgefüllt. Ein fixiertes Zystikuskonkrement als Ursache ist manchmal zu sehen.

Phlegmonöse Cholezystitis. Die Wand ist erheblich schwach echogen verdickt und unscharf gegen die Umgebung und das Lumen abgesetzt. Manchmal ist die Mukosa teilweise oder ganz abgelöst als Membran im Lumen erkennbar (Abb. 64, 66).

Ulzerös-nekrotisierende Cholezystitis. Durch Nekrose und Einblutung ist die Wand verdickt und sehr unregelmäßig in ihrer Struktur. Das Lumen ist unregelmäßig, schlecht abgrenzbar, bis hin zur Auslöschung der Gallenblasengestalt (Abb. 66).

Emphysematöse Cholezystitis („Pneumocholezystitis"). Anfangs sind einzelne Lufteinschlüsse an Wiederholungsechos hinter sehr starken Reflexen in einer verdickten Gallenblasenwand zu erkennen, dann sieht man auch Luftartefakte im Lumen und zuletzt eine geschlossene Lufthaube mit Überlagerung dahinter liegender Wandstrukturen. Luft in Gallenblase und Gallenwegen kann natürlich auch durch chirurgische Eingriffe oder spontane Perforation verursacht sein (Abb. 67).

Alithogene Cholezystitis. Die zumeist schwerkranken Patienten (Schock, Sepsis, postoperativer Zustand, Trauma) zeigen die beschriebenen Zeichen der Cholezystitis ohne Steine. Die Unterscheidung dieser schwer verlaufenden Entzündungsform von den in der gleichen klinischen Situation häufigen banalen Schwellungen der Gallenblasenwand (und Eindickung des Lumens als Sludge) gelingt unter Beachtung zusätzlicher Entzündungskriterien:

ungleichmäßiger Wandaufbau, Nekrosen, perivesikulärer Randsaum, abgestoßene Membranen (Abb. 70).

Folgen der akuten Cholezystitis. Im Gallenblasenbett und im Leberparenchym, in der Gallenblasenwand und zur freien Bauchhöhle hin findet man umschriebene schwach echogene, bis echofreie Nekrosen und gemischt echogene, sowie echofreie Abszesse (Abb. 65), etwa infolge einer gedeckten Perforation. Perforation in Hohlorgane wie Kolon und Duodenum läßt Luft in den Gallenwegen erscheinen, Perforation in die Bauchhöhle führt zu sonographischen Zeichen der Peritonitis.

Chronische Cholezystitis. Makroskopisch sichtbare und somit sonomorphologisch faßbare Veränderungen sind (Abb. 68):

— zumeist reflexstark verdickte Wand, die manchmal zwiebelschalenartig geschichtet ist,
— zunehmende, wenn auch nicht zwangsläufige Schrumpfung des Lumens,
— Gallenblasensteine,
— eingeschränkte Formänderung bei Palpation und im Kontraktionsversuch.

Xanthogranulomatöse Cholezystitis. Seltene Form der chronischen Cholezystitis. Im Sonogramm als bizarre, tumoröse Wandverbreiterung mit fast echofreien, stellenweise rundlichen Einschlüssen.

Porzellangallenblase. Durch umschriebene oder vollständige Verkalkung der Gallenblasenwand bei chronischer Cholezystitis entsteht das Erscheinungsbild der Porzellangallenblase: Es reicht von kleinen Kalkeinsprengseln in die Wand bis hin zu schalenförmigen Verkalkungen. Charakteristisch ist der an der schallkopfnahen Kontur beginnende, inkomplette Schallschatten, der Lumen wie Hinterwand noch erkennen läßt (Abb. 72).

Adenomyomatose der Gallenblase. Die Adenomyomatose entsteht durch eine Hyperplasie der Wand mit divertikelartigen Epitheleinschlüssen. Sie kann in diffuser, segmentaler und anulärer Form auftreten, deshalb finden sich im Unterschied zur chronischen Cholezystitis oft segmentale, unterschiedlich echogene und ungleichmäßige Wandverdickungen mit echofeien Einschlüssen, intramural enthspin-

genden Schweifartefakten und mit einer Einschnürung des Lumens (Abb. 69).

Zu diesen hyperplastischen Wandveränderungen rechnet man auch die Cholesterolose
der Gallenblase mit ihrem eher polypoiden Erscheinungsbild (Abb. 61).

**Differentialdiagnose der Gallenblasenwand-
verdickung.** Neben den oben angeführten primär biliären Erkrankungen führen auch zahlreiche *extrabiliäre* Störungen zu einer Gallen-
blasenwandverdickung: Sepsis, akute Pankreatitis, akute Hepatitis, akute Rechtsherzinsuffizienz, Leberzirrhose, portale Hypertension,
Hypalbuminämie, nephrotisches Syndrom und
andere „extrinsische" Ursachen können eine
akute oder chronische Cholezystitis imitieren.
Meist ist hier die Wandverdickung regelmäßi-
ger, und zusätzliche Zeichen der Cholezystitis
wie fokale Veränderungen in der Wand oder in
der Umgebung der Gallenblase fehlen. Bei erfolgreicher Therapie der Grunderkrankung bilden sich die Gallenblasenwandveränderungen
zurück (Abb. 70).

4.1.2.4 Polypöse Wandveränderungen. Im
Gegensatz zu den leicht beweglichen – und
von einem Schallschatten gefolgten – Konkrementen sowie dem zäh beweglichen Sludge
sind Gallenblasenpolypen wandständig, und
weisen keinen Schallschatten auf.

Reaktiv-entzündliche Polypen. Als Folge
wiederholter Entzündungen zeigen sich polypoide Vorwölbungen der durch Cholezystitis
verdickten Wand.

Cholesterolose. Die sog. Cholesterolpolypen
sind kleine, wandständige, mittelgrob und mittelstark reflektierende, manchmal unregelmäßige Vorwölbungen, die gern in Mehrzahl auftreten (Abb. 61).

Benigne Gallenblasentumoren sowohl epi-
thelialer als auch insbesondere mesenchymaler
Genese sind selten. Die größte Bedeutung
kommt dabei wegen der Adenom-Karzinom-
Sequenz den Gallenblasenadenomen zu, exo-
phytisch breitbasigen oder gestielten Neubildungen, die sowohl glatt als auch unregelmäßig begrenzt sein können und schwach reflektieren (wie die Leber). Das papilläre Adenom
kann auch flächenhaft wachsen (Abb. 62).

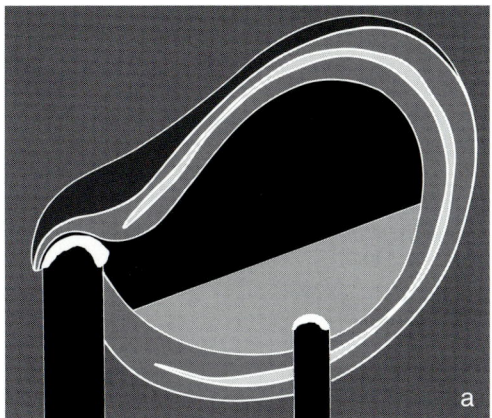

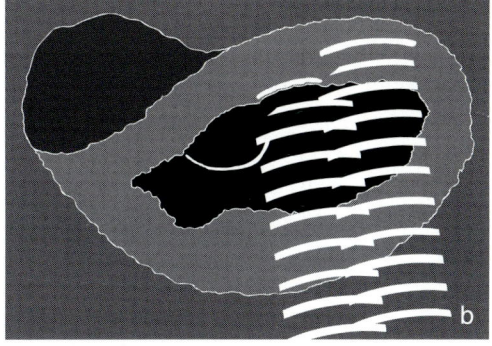

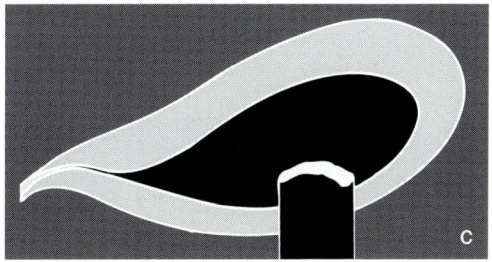

Schema 33:
Cholezystitis.
a) Akute Cholezystitis
mit Abrundung der Form, Verdickung der Wand, „echoarmem" Randsaum zur Leber hin, evtl. fixiertem Stein und
Debris.
b) Sonderform emphysematöser Cholezystitis
mit Luftreflexen und Wiederholungsartefakten aus Lumen
und Gallenblasenwand sowie **Abszedierung** ins Leberbett
bei Cholezystitis.
c) Chronische Cholezystitis
mit reflexstarker Wandverdickung.

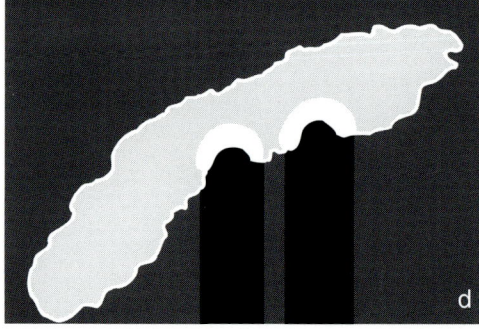

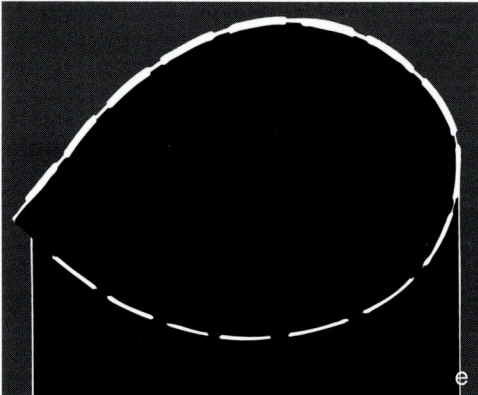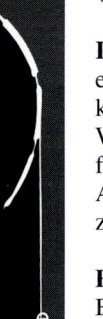

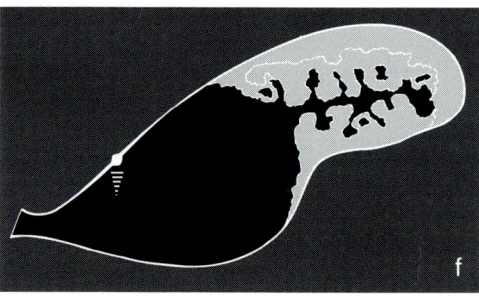

Schema 33 (Fortsetzung):
d) Schrumpfgallenblase mit Steinen.
e) Porzellangallenblase.
Fokale oder konzentrische, zumeist relativ feine, vom Schall durchdringbare Wandverkalkung.
f) Adenomyomatose.
Wandverdickung mit echofreien Einschlüssen, meist fokal ausgebildet, und Schweifartefakten.

Sehr selten sieht man primäre und sekundäre maligne Melanome als Gallenblasenpolypen.

4.1.2.5 Gallenblasenkarzinom. Die aus der Pathologie bekannten Wachstumsformen lassen sich sonographisch wiedererkennen (Abb. 62, 63).

Endovesikal polypös wachsendes Karzinom. Man findet einen breitbasigen, reflexschwachen, ungleichmäßigen, unregelmäßig berandeten Polypen, an dessen Basis die Gallenblasenwand als Ausdruck infiltrativen Wachstums verdickt sein kann.

Intramural wachsendes Karzinom. Dieses erscheint äußerst selten als fokale, zumeist als konzentrische, unregelmäßige, auch knollige Wandverbreiterung mit Steinen und Schrumpfungstendenz. Die sichere Unterscheidung von Adenomyomatose und chronischer Cholezystitis ist nicht möglich.

Endovesikal fortschreitendes Karzinom. Bei fortschreitendem Wachstum ins Lumen kommt es zur bizarren Verformung der Gallenblase durch polypoide, das Lumen auskleidende Tumormassen mit abgeschnürtem Restlumen und Steinen.

Infiltrativ wachsendes Karzinom. Das Wachstum in die Umgebung und die Zerstörung der Gallenblasenform lassen die unregelmäßig begrenzte und ungleichmäßig strukturierte Raumforderung nur durch ihre Lage und eingefangene Steine der Gallenblase zuordnen.

Die genannten Wachstumsformen entsprechen alle pathologisch schon fortgeschrittenen Karzinomen.

Bei weit fortgeschrittenen Karzinomen kann man oft Lebermetastasen, ein Wachstum in die Leberpforte mit Gallenstau und Lymphomen oder einen Aszites erkennen.

Wie das Karzinom von der Gallenblase häufig auf die Umgebung übergreift, so können seltener Tumoren aus der Umgebung, etwa der Leber, in sie einwachsen.

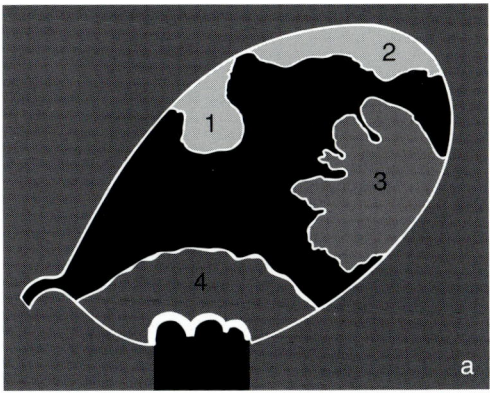
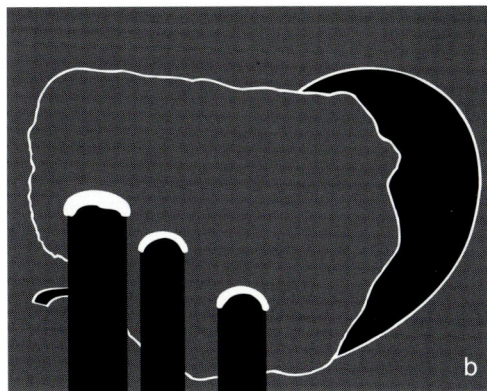

Schema 34:

Gallenblasentumoren.

a) Polypoide Raumforderungen:

– Gallenblasenpolypen, reflexstärker, irreguläre Oberfläche, klein: Cholesterolpolyp (1),

– Gallenblasenpolyp, reflexschwächer, gestielt oder breitbasig: Adenom (2),

– polypoid wachsendes Karzinom (3),

– endoluminal intramurales Karzinom (4).

b) Infiltrativ wachsendes Karzinom.

4.2 Gallengänge

4.2.1 Topographie und Untersuchungstechnik

Die Gallengänge werden in enger Nachbarschaft zur Vena portae gesucht. Der Ductus hepatocholedochus liegt lateral und etwas ventral vom Pfortaderhauptstamm, den man im subkostalen Querschnitt über dem Lig. hepatoduodenale sicher erkennt und dessen Verlaufsrichtung in die Leber hinein man sich in einem schrägen Längsschnitt (Schulter-Nabel-Schnitt) oder einem geeigneten Interkostalschnitt darstellt.

Im subkostalen Querschnitt verfolgt man die Pfortader zuerst retrograd aus ihrer Verzweigung in rechten und linken Hauptast in den Hauptstamm zurück und sieht sie dann als quergetroffenes Gefäß. Neben und vor ihr ziehen der Gallengang und eine oder mehrere Leberarterien als ebenfalls quergetroffene kleine Lumina. Ihre Unterscheidung ist am Verlauf möglich: Der Gallengang weicht im Pankreaskopf nach rechts, die Pfortader als V. lienalis nach links, die Leberarterien lassen sich in den Truncus coeliacus über die A. hepatica communis zurückverfolgen.

Im Längsschnitt über der Pfortader stellt man die Längsachse der V. mesenterica superior in die V. portae ein und gerät durch leichte Kippung des Schallkopfes nach rechts in den D. hepatocholedochus. Die Leberarterie liegt zwischen diesen Gefäßen, manchmal quergetroffen, wo sie sich nach rechts aufzweigt.

Im Interkostalschnitt macht man sich die physiologischen Lagebeziehungen zunutze, da hier von lateral, ventral und in Verlaufsrichtung des Lig. hepatoduodenale geschallt werden kann. Damit wird der D. hepaticus „vor" der V. portae abgebildet und die Leberarterie in variablen Anschnitten zwischen beiden. Ist der D. cysticus sichtbar, so erlaubt er eine Identifikation des Choledochusabschnitts der Gallenwege.

Die intrahepatischen Gallenwege werden im subkostalen Schrägschnitt untersucht: In dieser Schnittführung liegen sie „vor" dem rechten und linken Pfortaderast, die peripheren Abschnitte sind – soweit überhaupt darstellbar – teils ventral, teils dorsal der Pfortaderäste gelegen.

Normalmaße. Intrahepatische (zentrale) Gallenwege: 3 (– 4) mm.
Extrahepatisch an der weitesten Stelle des D. choledochus: 5 (– 7) mm.

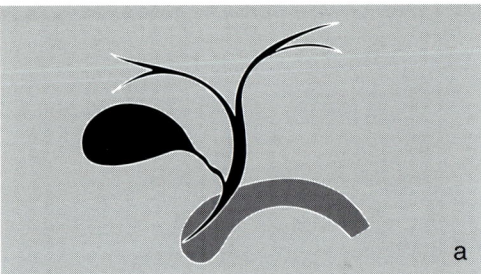

a

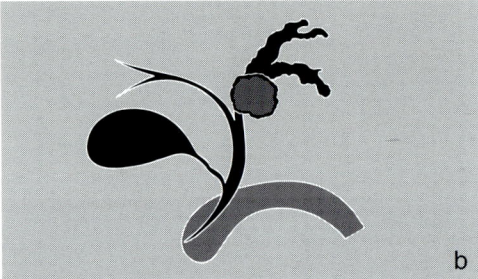

b

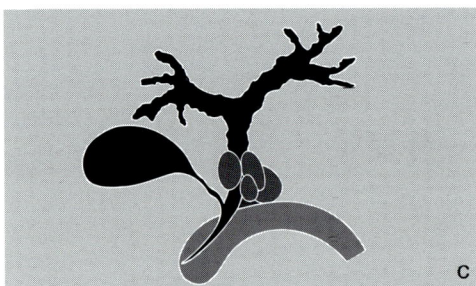

c

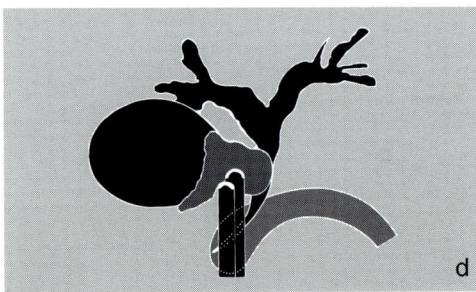

d

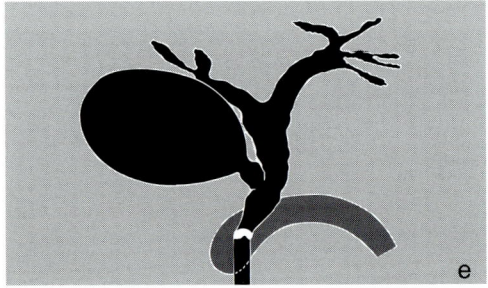

e

Schema 35:
Gallenwegerweiterung.
a) Normale Gallenwege.
b) Intrahepatische Erweiterung eines Gangabschnitts, hier infolge Lebermetastase.
c) Intrahepatische Gallenwegerweiterung des Hauptstamms, hier infolge Lymphknotenvergrößerung im Lig. hepatoduodenale.
d) Erweiterung in Höhe des D. cysticus, hier durch einen invasiven Gallenblasentumor.
e) Distale Gallenwegerweiterung, hier durch Choledochuskonkrement.

4.2.2
Pathologische Veränderungen

4.2.2.1 Gallenwegerweiterung. Normalweite intrahepatische Gallenwege sind mit der gegenwärtigen Gerätegeneration nur in ihren zentralen Abschnitten darstellbar. Sind parallel zu den Pfortaderästen gleichweite oder gar lumenstärkere – evtl. sogar bis in die Peripherie reichende – tubuläre Strukturen zu erkennen, so handelt es sich meist um erweiterte Gallenwege. Bei langdauernder Obstruktion entsteht das charakteristische Bild lakunärer Hohlräume innerhalb der Leber; außerhalb kann der D. choledochus mäandernd vor der V. portae liegen.

Eine – isolierte – Weitstellung des D. hepatocholedochus nach Cholezystektomie oder bei Gallensteinleiden beweist allerdings noch keine Cholestase; ebensogut kann eine Überdehnung des Ganges vorliegen. Eine zusätzliche Erweiterung der intrahepatischen Gallenwege allerdings spricht für eine Obstruktion.

Normalweite Gallenwege schließen umgekehrt einen beginnenden Verschlußikterus nicht sicher aus. Die Klinik, die Verlaufsbeobachtung und der Versuch einer *Funktionsbeurteilung* (Reizmahlzeit, Ceruletid) helfen bei der Unterscheidung. Eine dabei auftretende oder sich verstärkende Erweiterung des D. hepatocholedochus spricht für Obstruktion, eine Verringerung des Durchmessers dagegen für freie Abflußverhältnisse.

Höhe eines Verschlusses. Die Feststellung der Verschlußhöhe eines mechanischen Ikterus ist sonographisch anhand des „Etagensystems" gut möglich, wenn man beurteilt, ob nur intrahepatische Gallenwege, ob der D. hepaticus, ob zudem Gallenblase und D. choledochus erweitert sind (Abb. 74, 75).

Diagnose der Verschlußursache. Distale Gallengangssteine sind sonographisch am leichtesten in dilatierten Gallenwegen zu diagnostizieren. Probleme ergeben sich bei Konkrementen ohne Gangerweiterung sowie bei präpapillärer Lage. Sektorschallköpfe erlauben oft eine bessere Darstellung. Die Endosonographie ist gerade für diese Region interessant.

Intrahepatische Gallengangkonkremente sind in Mitteleuropa eher selten. Bei nicht dilatierten Gallenwegen sind sie schwer von Parenchymverkalkungen unterscheidbar (Abb. 77).

Gallenschlamm kann auch im D. choledochus verklumpen und Tumoren (ohne Schallschatten) vortäuschen.

Kleine periampulläre Tumoren als Verschlußursache sind sonographisch schwer zu erkennen. Infiltrativ wachsende oder stenosierende Geschwülste aus der Umgebung (Gallenblase, Pankreas, Metastasen in der Leber bzw. im Hilus, maligne Lymphome) sind leichter zu erkennen als die eigentlichen cholangiozellulären Malignome (im Leberhilus als Klatskin-Tumoren bezeichnet), die entlang der Gallenwege wachsen können.

Entzündungen der Gallenblase können im Rahmen des sogenannten Mirizzi-Syndroms den Gallengang durch entzündlichen Tumor einengen. Akute Kopfpankreatitis, Pseudozysten wie auch chronisch kalzifizierende Pankreatitis verursachen manchen distalen Verschluß.

4.2.2.2 Zystische Veränderungen. Das Spektrum der Gallengangzysten reicht von banalen „Leberzysten" über angelegte Mißbildungen bis hin zu zystischen Tumoren.

Die häufigste Form der angelegten *Choledochuszysten* besteht in einer sackförmigen Erweiterung des gesamten Ganges, sonographisch als echofreie (zystische) Raumforderung im Leberhilus mit Schallverstärkung dargestellt. Es kann zu Verkalkungen und zum Gallenstau kommen (Abb. 73).

Den *Morbus Caroli* erkennt man an spindelförmigen Dilatationen der Gallengänge – wie „Perlen an der Schnur" – im Verein mit intraduktalen Konkrementen.

Zystische *Tumoren* wie Zystadenome und Zystadenokarzinome erscheinen als gemischte Lebertumoren, bestehend aus reflexstärkeren und zystischen Anteilen, wie an anderen Organen (Pankreas, Ovar) auch.

4.2.2.3 Erweiterungen anderer Gangsysteme. *Portokavale Shunts*, die als Folge entzündlicher Prozesse, aber auch spontan entstehen, können eine Erweiterung intrahepatischer Gallengänge vortäuschen. Meist sind sie segmental ausgebildet und ihr Abfluß zu den Lebervenen ist nachweisbar.

Die *kavernöse Transformation* der Pfortader bei deren Thrombose ahmt ebenfalls die Gallenwegerweiterung nach; hier sieht man ein unterschiedlich echogenes, nicht komprimierbares Pfortaderlumen und die mäandernd erweiterten Vasa vasorum. Leberarterien können bei Leberzirrhose eine erhebliche Erweiterung erfahren und imitieren ebenfalls eine Gallenwegserweiterung (Abb. 25).

4.2.2.4 Aerocholie. „Luft in den Gallenwegen" erkennt man an oft staffelförmig im Verlauf der Gallenwege angeordneten starken Reflexen mit schmalen Schatten und Schweifartefakten. Sie bewegen sich entgegen der Schwerkraft und lassen sich verlagern (Abb. 76).

Häufigste Ursache sind Operationen an den Gallenwegen, endoskopische Papillotomie, eingelegte Drainagen, Zustände nach transpapillärem Steinabgang, seltene sind gasbildende bakterielle Cholangitiden oder Spontanperforationen eines Konkrementes in den Gastrointestinaltrakt.

4.2.2.5 Gallengangdrainagen. Gallengangkatheter sieht man als bilineare, längliche Strukturen in den Gallenwegen.

4.2.2.6 Parasiten. *Askariden* sind sonographisch als längliche, oft gewundene bilineare Gebilde zu identifizieren. Die Vitalität ist durch den Nachweis ihrer Mobilität und das erhaltene Darmlumen – als zusätzlichem Mittelecho – zu beweisen.

Perforationen in die Gallenwege sind bekannte – und gefürchtete – Komplikationen des *Echinococcus cysticus.*

4.2.2.7 Langstreckige Gallengangveränderungen. Chronisch entzündliche Erkrankungen der Gallenwege können zu umschriebener Striktur oder langstreckiger Verdickung der Wand der Gallenwege oder zu ihrer Obliteration als reflexstarken Bändern führen. Vor allem bei chronischer Infektion, wie sie in asiatischen Ländern vorkommt (orientalische Cholangitis), sieht man solche Veränderungen

häufig. Langstreckige Gallengangveränderungen in Mitteleuropa sind:
— primär und sekundär sklerosierende Cholangitis,
— Infektionen (z.B. CMV-Cholangitis bei AIDS),
— Adenomatose der Gallenwege,
— cholangiozelluläres Karzinom.

Abbildungsteil – Gallenwege

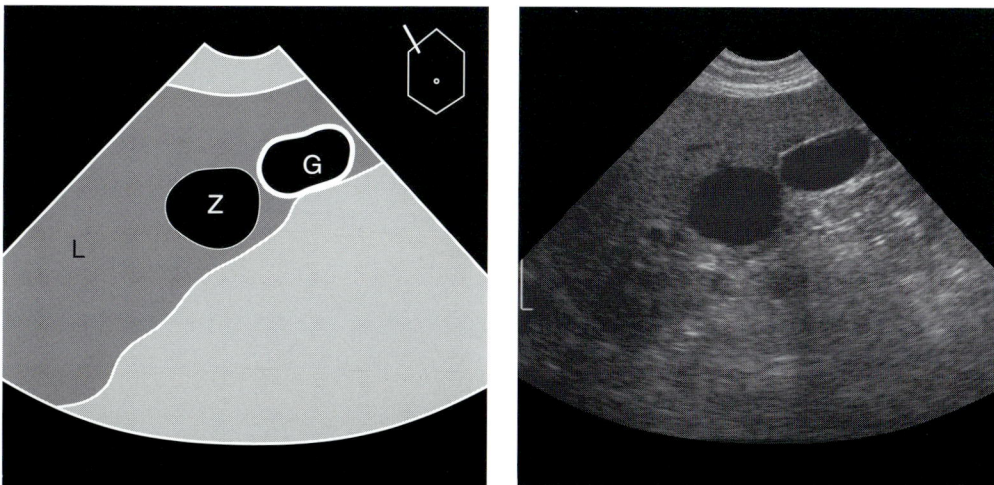

Abbildung 51:
Gallenblase.
Neben einer Leberzyste (Z) ist die Gallenblase (G) als ebenfalls reflexfreie zystische Struktur durch eine deutlich stärkere Wandung zu differenzieren. Leber (L).

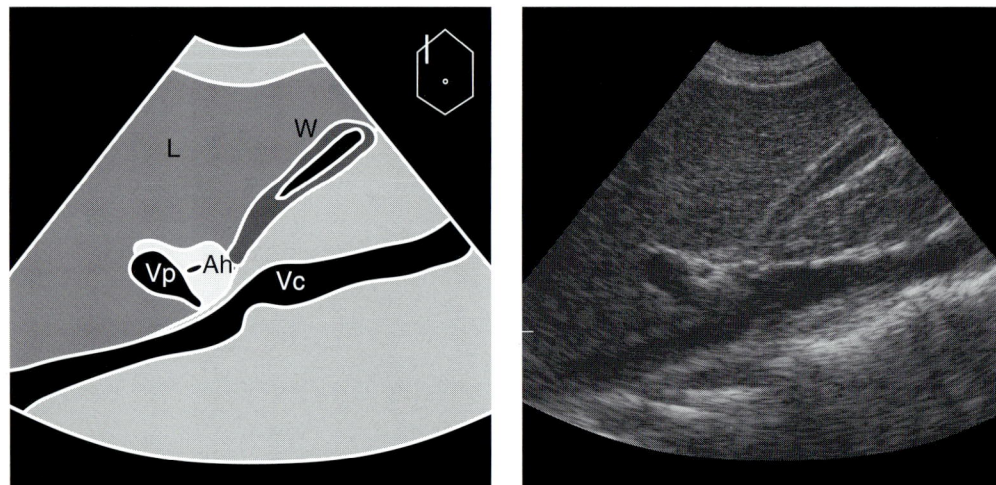

Abbildung 52:
Kontrahierte Gallenblase.
Am unteren Leberrand sieht man anstelle der erwarteten Gallenblasengestalt eine mehrfach geschichtete Gallenblasenwand (W). Leber (L), V. portae (Vp), V. cava (Vc), A. hepatica (Ah).

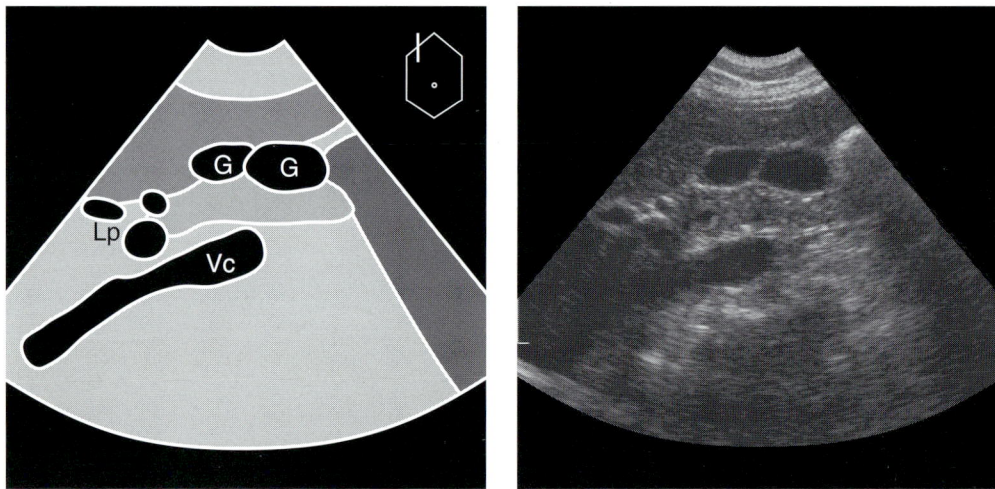

Abbildung 53:
„Septierte" Gallenblase.
Durch verdrehten Verlauf wird die Gallenblase (G) zweimal angeschnitten, wodurch ein scheinbares Septum entsteht. Vena cava (Vc) mit linker Lebervene. Leberpforte (Lp) mit Pfortader und A. hepatica.

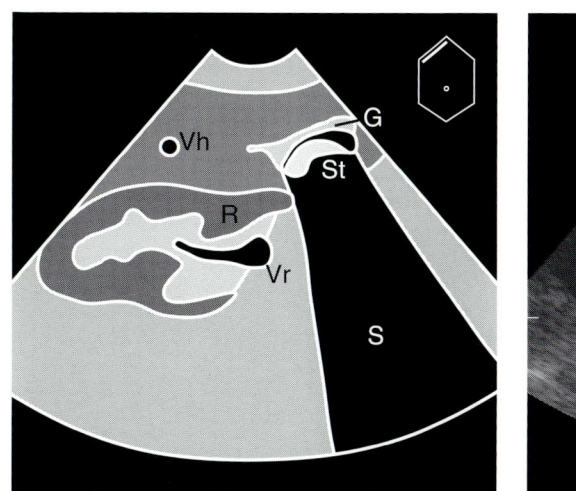
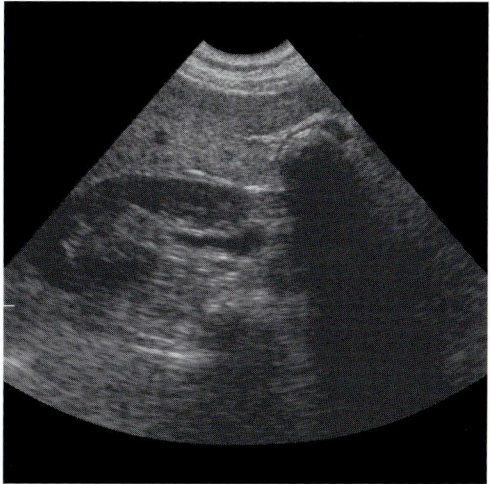

Abbildung 54:
Gallenstein.
Sehr starke Reflexgruppe (St) mit komplettem Schallschatten (S). Gallenblasenwand verdickt (G). Leber mit Lebervene (Vh). Niere mit Rinde (R) und Nierenvene (Vr).

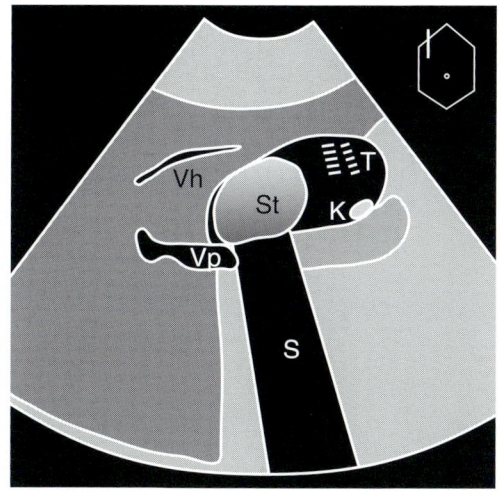
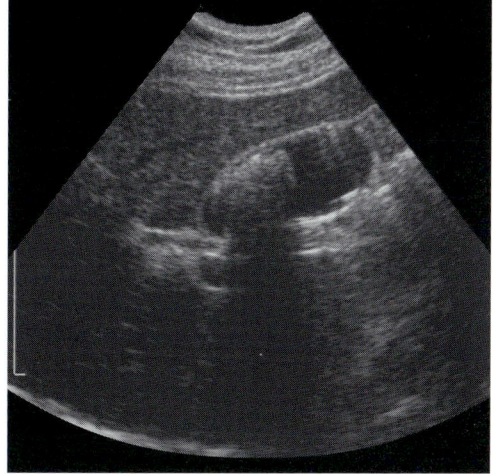

Abbildung 55:
Gallenstein.
Fast durchschallbarer Stein (St) mit abgeschwächter Schallenergie, komplettem Schallschatten (S). Schweifartefakte (T) der Gallenblasenwand bei Mikroverkalkungen. Zusätzlich kleines, nicht schattenwerfendes Konkrement (K). V. portae (Vp) und Lebervene (Vh).

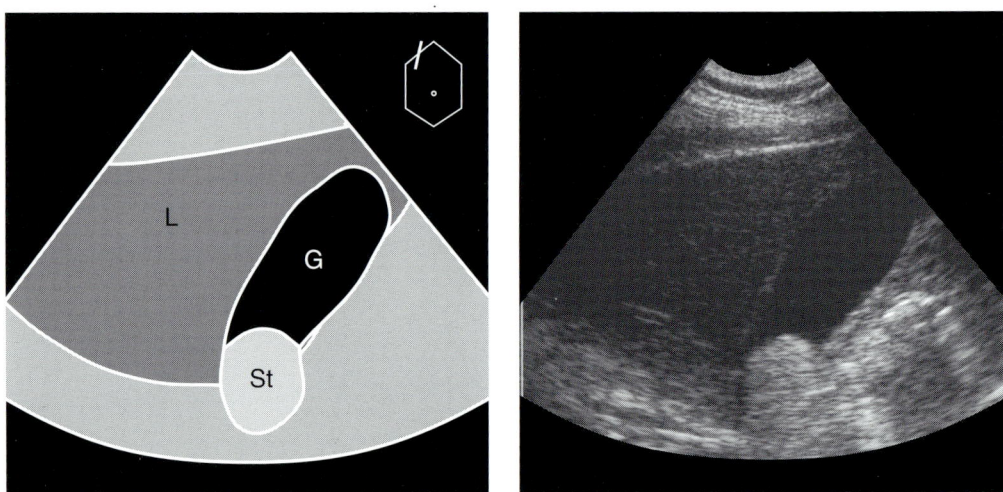

Abbildung 56:
Gallenstein.
Ganz durchschallbarer, grob und stark reflexiver Stein (St) in der Gallenblase (G). Leber (L).

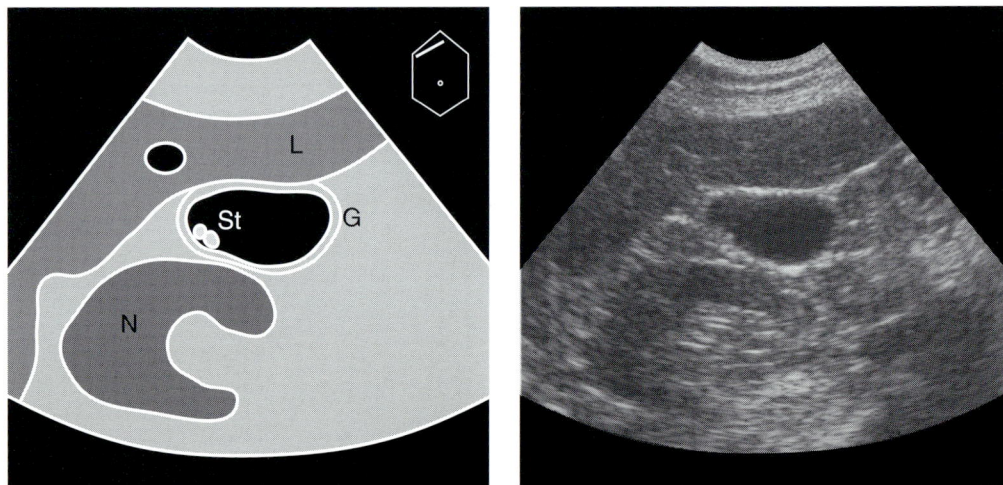

Abbildung 57:
Kleine Gallensteine.
Der Hinterwand der Gallenblase (G) liegen zwei kleine starke Reflektoren (St) an, die keinen Schallschatten verursachen, jedoch ihre Lage änderten. Etwas verdickte Gallenblasenwand. Leber (L) mit Pfortaderast, rechte Niere (N).

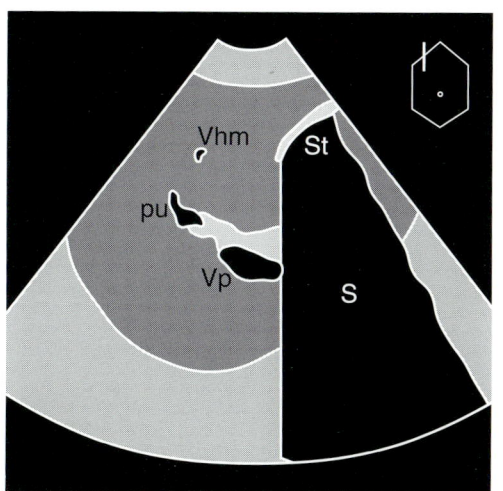
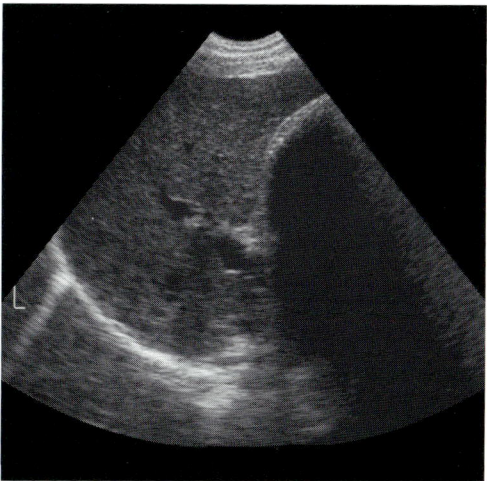

Abbildung 58:
Steinvolle Gallenblase.
Hinter einer Front von Steinen (St), von einer verdickten Gallenblasenwand nicht abgrenzbar, beginnt sofort eine breite Schallschattenzone (S). V. portae (Vp) mit Pars umbilicalis (pu). Mittlere Lebervene (Vhm).

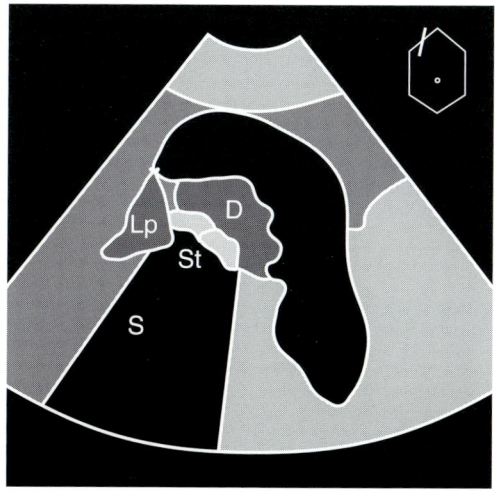
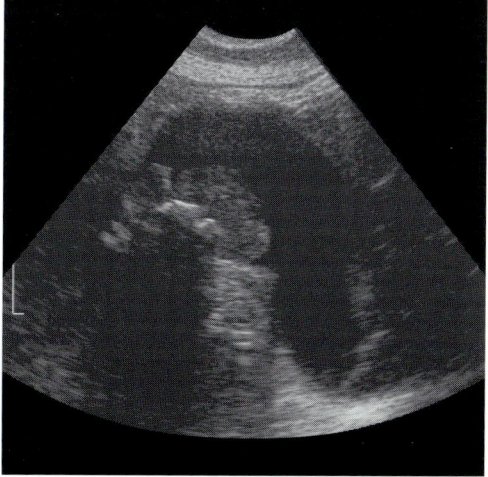

Abbildung 59:
Detritus der Gallenblase.
Polypoid der Hinterwand aufgelagertes, lebergleich reflektierendes Material (D), in dem Gallensteine (St) mit Schallschatten (S) zu finden sind. Leberpforte (Lp).

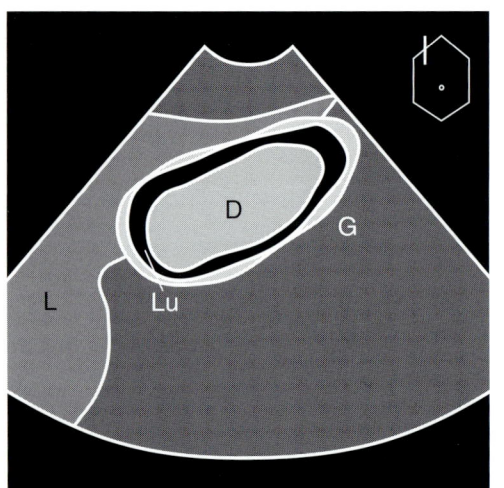 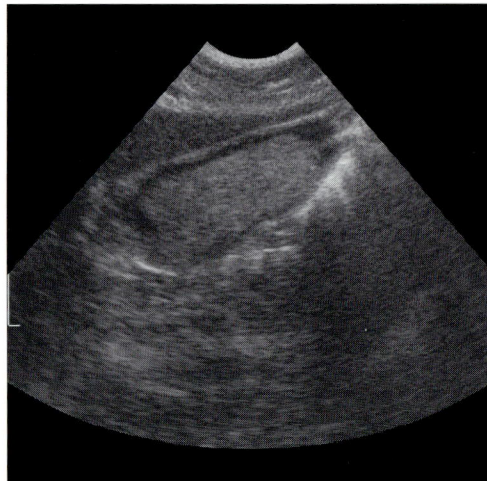

Abbildung 60:
Detritus der Gallenblase.
Die Gallenblase mit kleinem Restlumen (Lu) ist von einem stark und mittelgrob reflektierenden, bei Umlagerung sich zäh wie Honig umschichtenden Material angefüllt (D). Die Gallenblasenwand (G) ist reflexstark verdickt, als Hinweis auf chronische Cholezystitis. Leber (L).

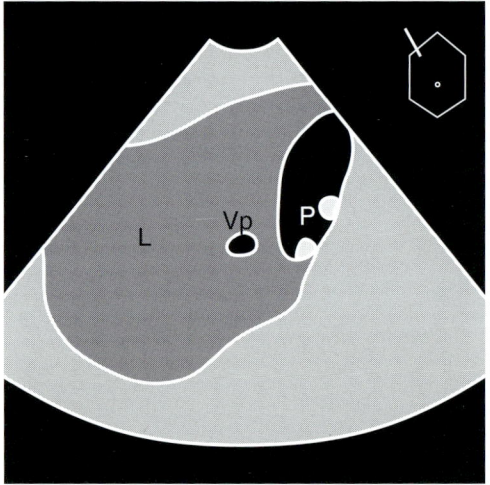 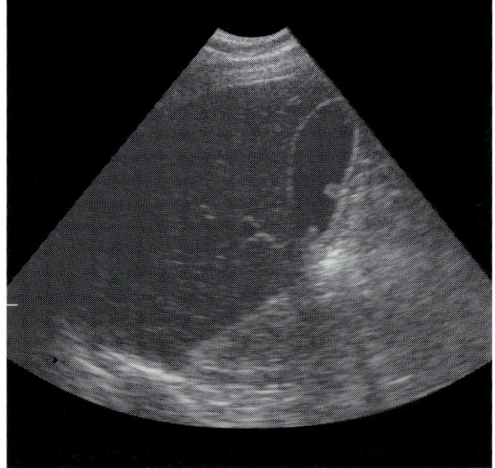

Abbildung 61:
Cholesterolpolypen.
Mittelstark und mittelgrob reflektierende, wandständige Polypen der Gallenblase (P). Pfortaderast (Vp) in der Leber (L).

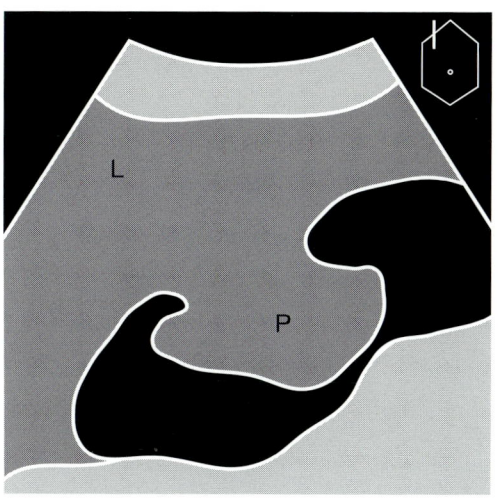
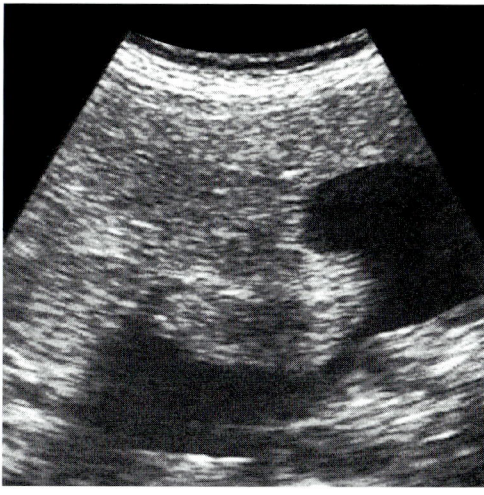

Abbildung 62:

Gallenblasenpolyp.

Von der ventralen Gallenblasenwand, die hier nicht mehr gegen die Leber abgrenzbar ist, ragt ein reflexschwacher Polyp (P) in das Lumen. Differentialdiagnostisch Gallenblasenadenom, polypoides Karzinom, hier ein aus der Leber (L) in die Gallenblase einwachsender Tumor.

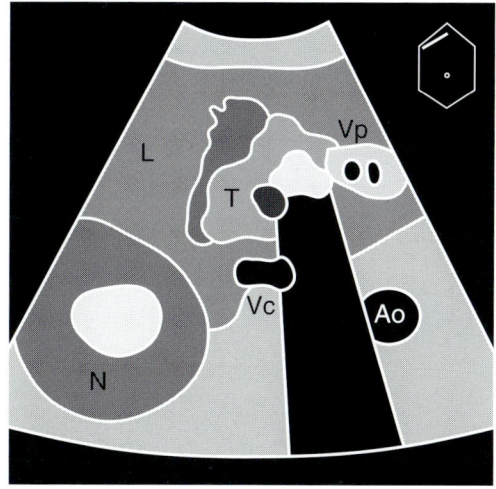
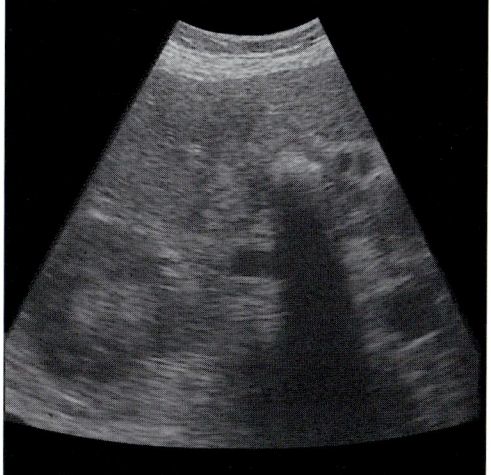

Abbildung 63:

Gallenblasenkarzinom.

Ins Auge fällt eine Gruppe sehr starker Reflexe mit Schallschatten, einem Gallenstein entsprechend. Lumen oder Wand der Gallenblase sind nicht abgrenzbar. Ein unscharf in die Leber (L) und die Pforte (Vp) übergehender, reflexschwacher und ungleichmäßig strukturierter Tumor (T) hat die Gallenblasenform aufgehoben. Rechte Niere (N), Aorta (Ao), V. cava (Vc).

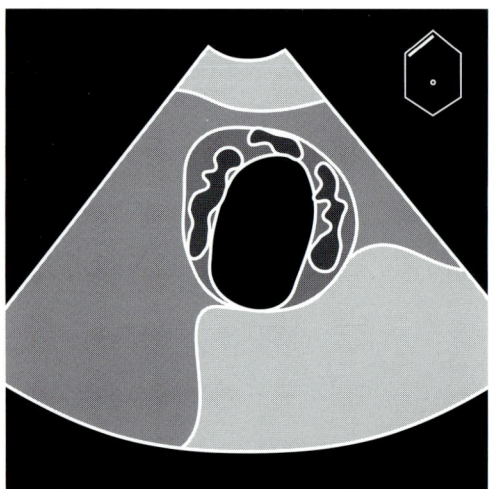
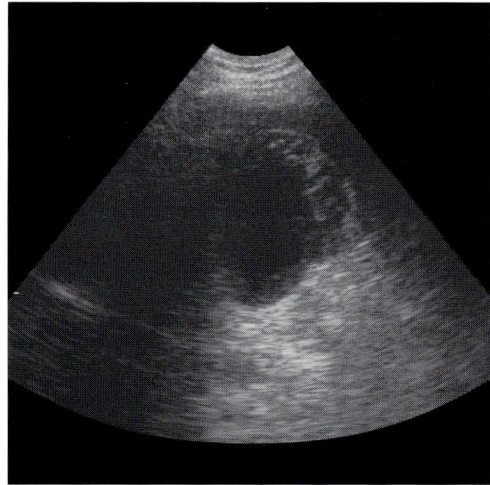

Abbildung 64:
Akute Cholezystitis.
Die abgerundete Gallenblase zeigt eine Auflösung der Struktur ihrer verdickten, geschichteten, reflexfreie Areale enthalten-
den Wand, vor allem mit einer Konturunschärfe zum Lumen hin. Sie ist druckschmerzhaft.

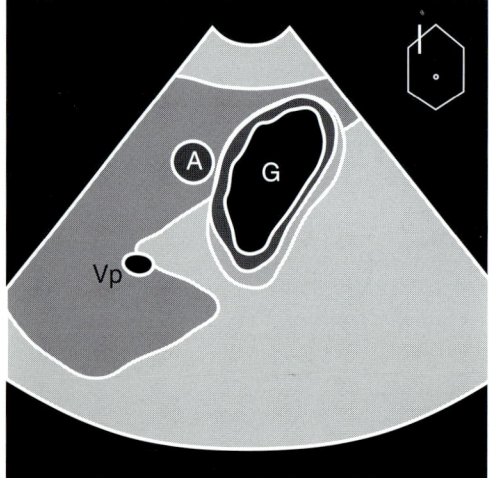
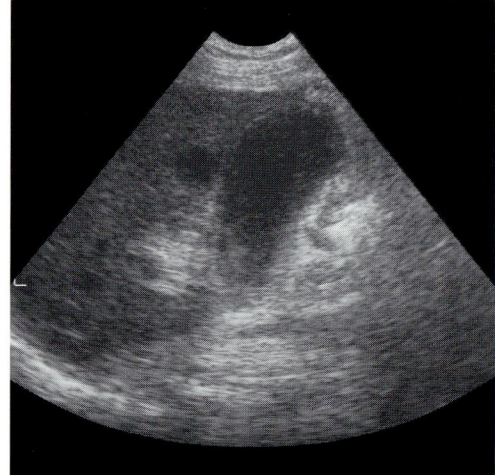

Abbildung 65:
Abszedierende Cholezystitis.
Irregulär verdickte Gallenblasenwand (G) mit einer unscharfen Kontur zum Lumen hin und einer kleinen, ganz unscharf
begrenzten, fast echofreien herdförmigen Veränderung im benachbarten Lebergewebe (A). V. portae (Vp).

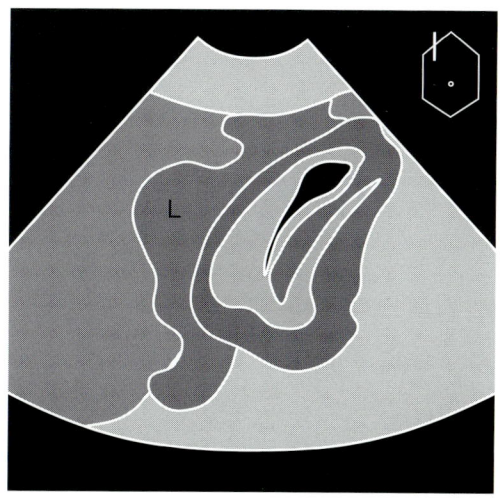 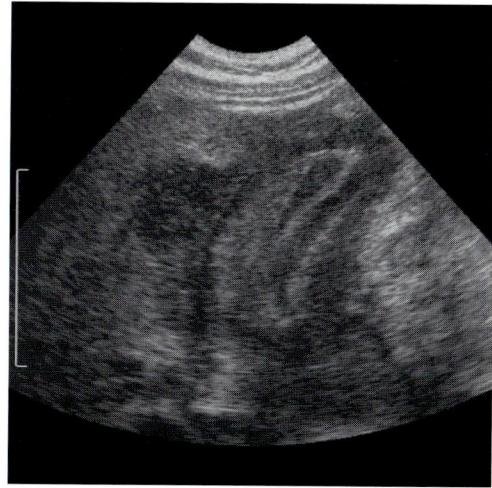

Abbildung 66:
Nekrotisierende Cholezystitis.
Zerstörung der Gallenblasenform mit abgelöster Wand und aufgehobener Außenkontur, sowie breiter entzündlicher Reaktion des Leberbetts (L).

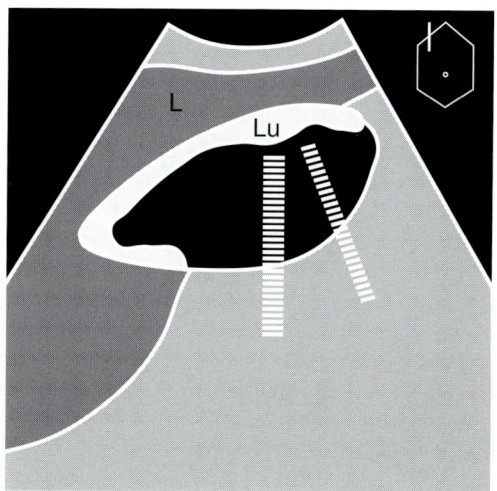 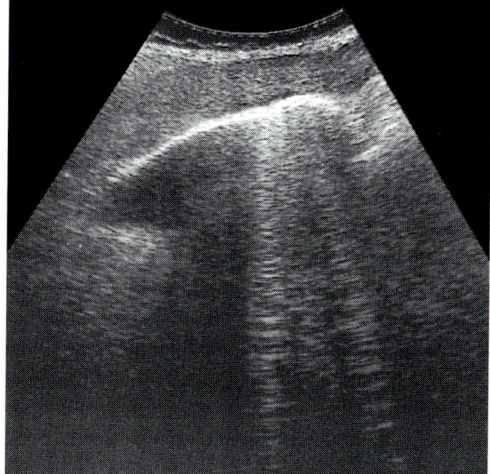

Abbildung 67:
Emphysematöse Cholezystitis.
Die Ventralkontur der Gallenblase ist angefüllt mit sehr starken und groben Reflexen, die großflächig Wiederholungsartefakte verursachen und somit Luft (Lu) entsprechen. Leber (L).
(Für die Überlassung danken wir Dr. Huep, Lindenfels)

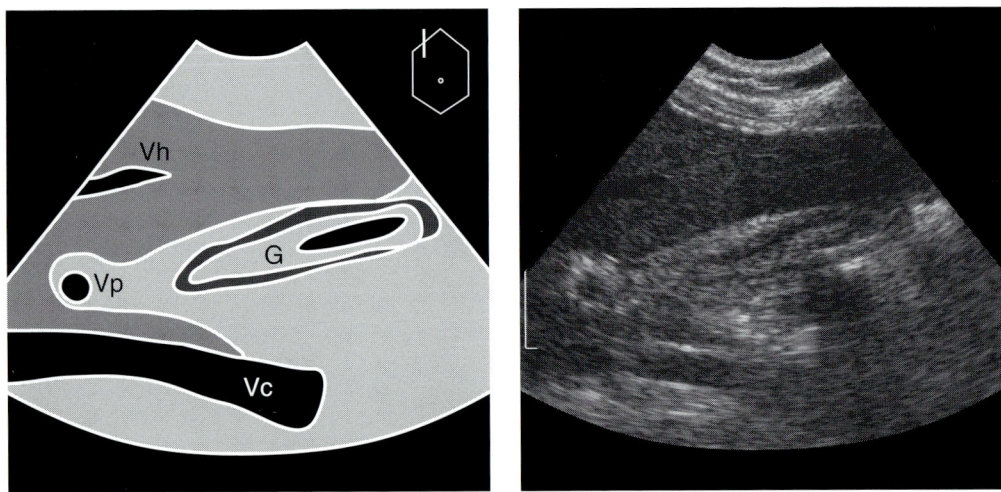

Abbildung 68:
Chronische Cholezystitis.
Fast aufgehobenes Lumen einer geschichtet, vorwiegend reflexstark verdickten Gallenblase (G). V. portae (Vp), V. cava
(Vc) und eine Lebervene (Vh) sind angeschnitten.

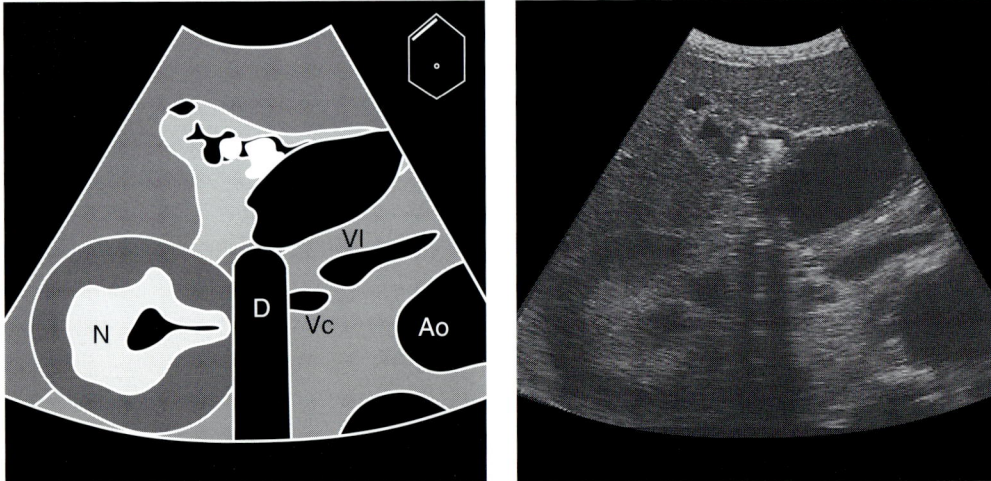

Abbildung 69:
Adenomyomatose.
Die Gallenblase besteht aus zwei unterschiedlichen Abschnitten: Zur Basis hin ist sie reflexfrei, oval, glatt begrenzt und hat
eine zarte Wand; zur Spitze hin ist das Lumen eingeschnürt und die Wand ist reflexstark verdickt mit echofreien Einschlüssen, sowie Schweifartefakten. Rechte Niere (N), Aorta (Ao), V. cava (Vc), V. lienalis (Vl), Duodenum (D).

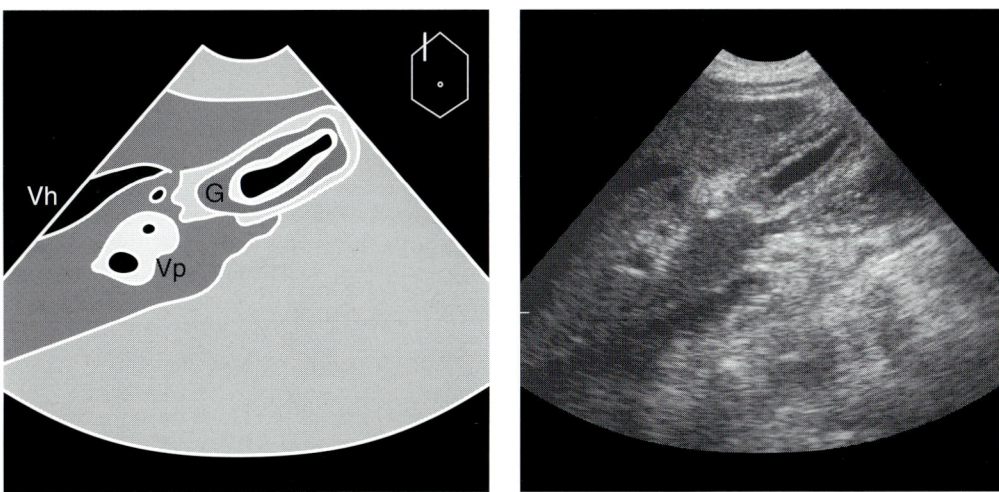

Abbildung 70:
Gallenblasenwandödem.
Eine geschichtet verdickte Gallenblasenwand (G) kommt bei einer Reihe von Erkrankungen vor und entspricht einer rück-
bildbaren Schwellung. Vena portae (Vp), Lebervene (Vh).

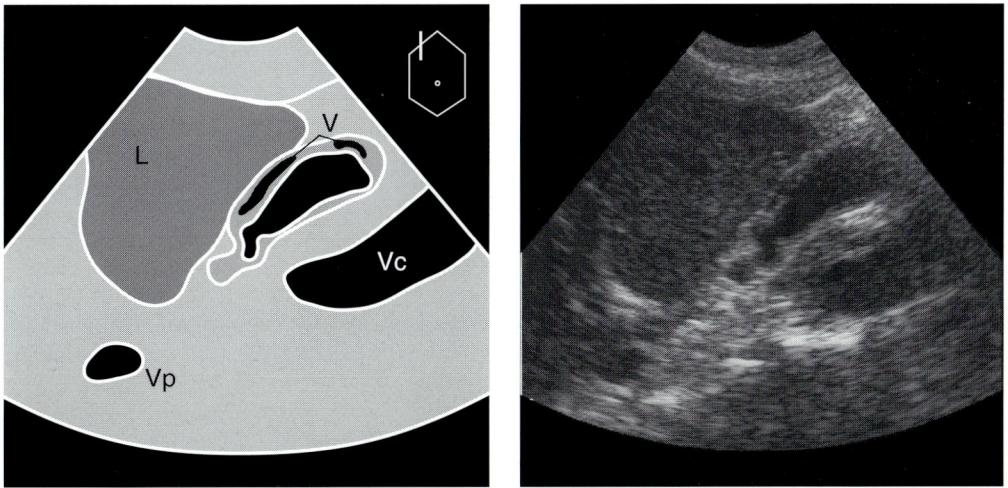

Abbildung 71:
Varizen der Gallenblasenwand.
In der leicht verbreiterten Gallenblasenwand erkennt man tubuläre (V), farbcodiert durchblutete Strukturen bei Leberzirrho-
se. V. portae (Vp), V. cava (Vc), Leber (L).

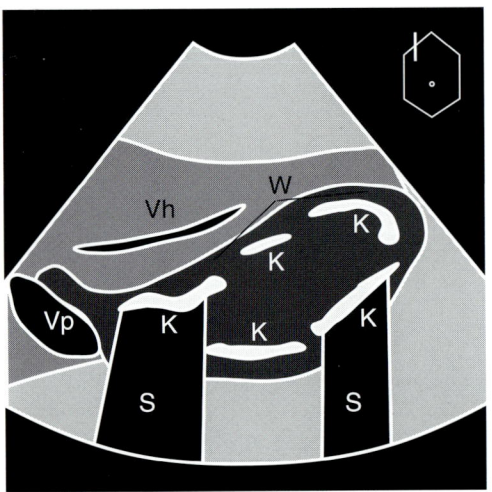
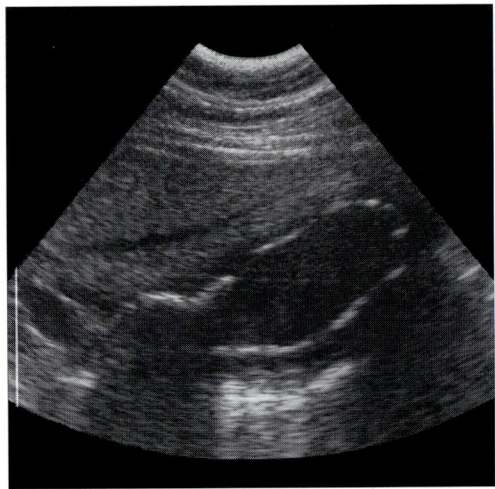

Abbildung 72:

Porzellangallenblase.

Die Gallenblasenwand ist zirkulär mit Unterbrechung sehr stark reflexiv (K), was einen partiellen Schallschatten (S) verursacht. Zugleich ist die Wand (W) insgesamt unscharf begrenzt und schwach echogen. Somit muß zusätzlich zur ringförmigen Verkalkung der chronischen Cholezystitis (Porzellangallenblase) eine akute Entzündung (worum es sich handelte) oder ein diffus intramural wachsendes Karzinom vermutet werden. Leberpforte (Vp), Lebervene (Vh).

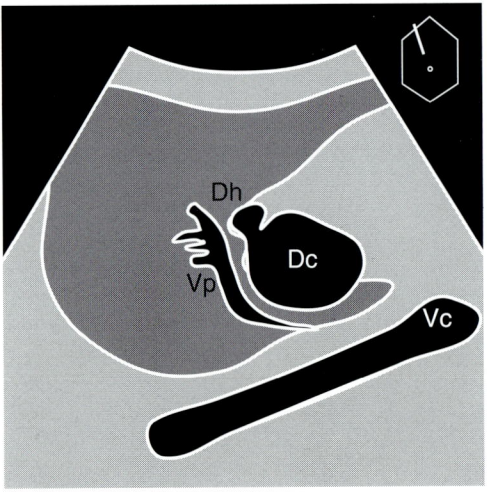
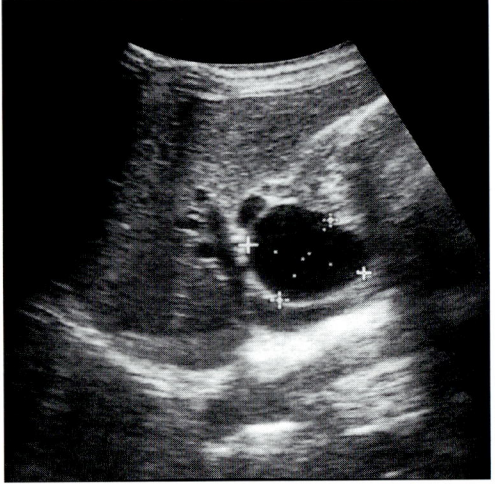

Abbildung 73:

Choledochuszyste.

Ventral der Pfortader (Vp) liegt der zystisch erweiterte D. choledochus (Dc), in den kranial der D. hepaticus (Dh) mündet. V. cava (Vc).

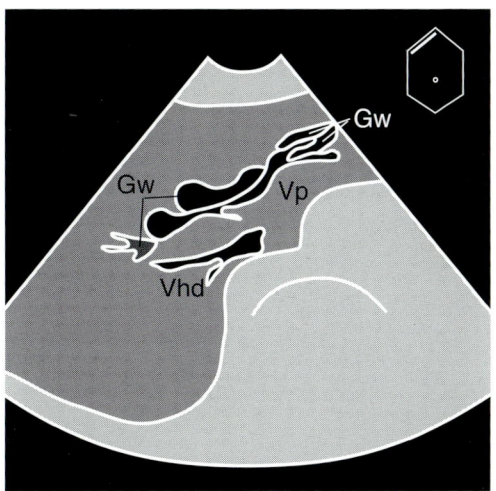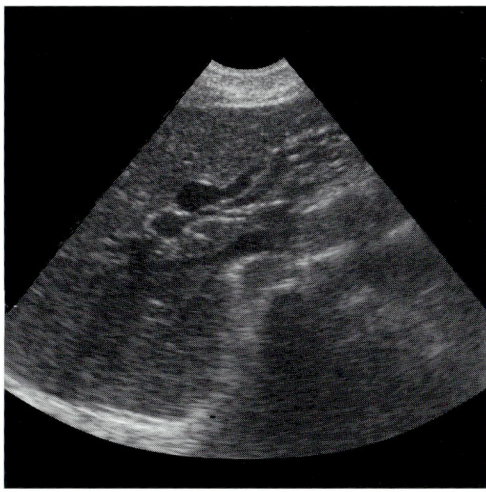

Abbildung 74:
Intrahepatische Cholestase.
Parallel zur intrahepatischen Pfortader (Vp) finden sich gleichweite, etwas wellig verlaufende, tubuläre Strukturen, die erweiterten Gallengängen (Gw) entsprechen. Rechte Lebervene (Vhd).

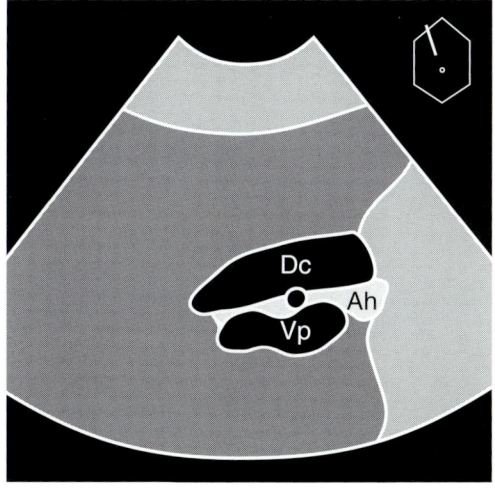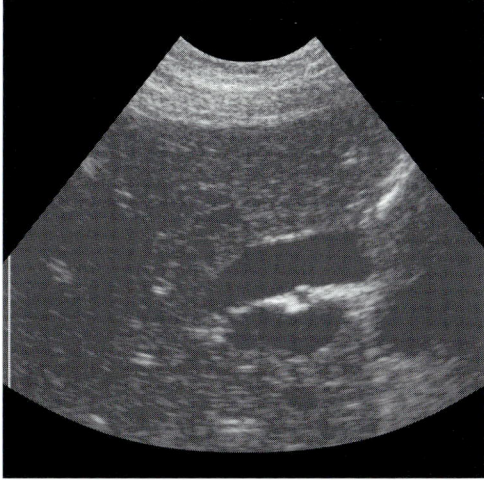

Abbildung 75:
Distale Gallengangerweiterung.
Vor der V. portae (Vp) sieht man die quergeschnittene Leberarterie (Ah) und den deutlich erweiterten D. choledochus (Dc), der hier abrupt und ohne Verjüngung erweitert wird durch ein nicht im Bild erfaßtes Pankreaskarzinom.

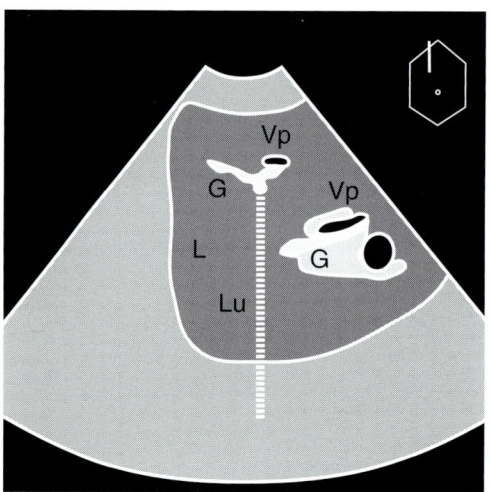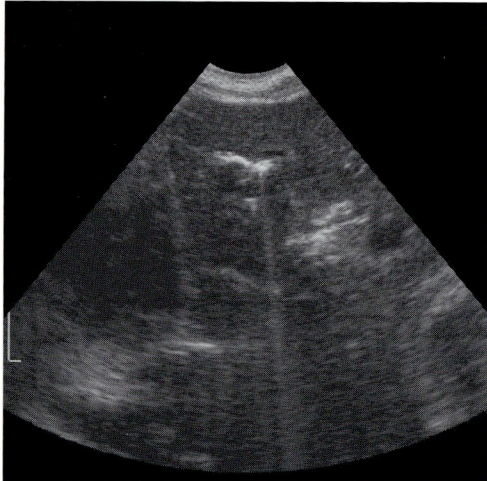

Abbildung 76:

Aerobilie.

Äste der Pfortader (Vp) werden begleitet von sehr starken Reflektoren (G), die schmale, atem- und lagevariable Schweif-artefakte wie Luft (Lu) verursachen. Leber (L).

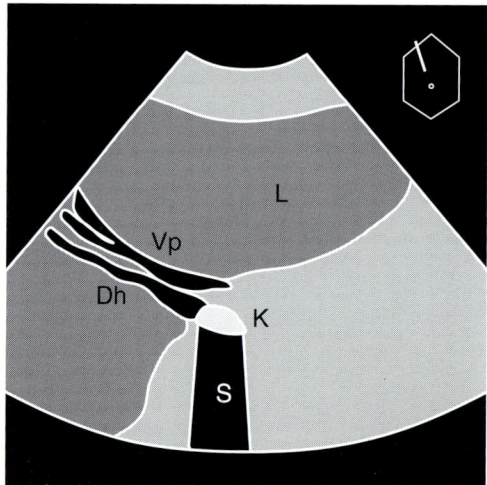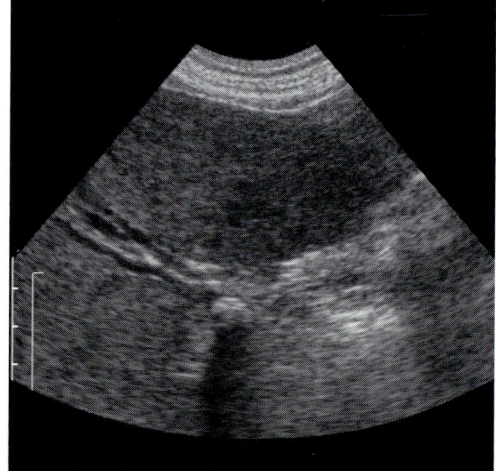

Abbildung 77:

Cholangiolithiasis.

Dorsal der V. portae (Vp) verläuft ein gering erweiterter, längerstreckig darstellbarer Ast des D. hepaticus communis (Dh) aus dem D. hepaticus dexter auf einen starken und groben Reflex (K) mit Schallschatten (S) zu. Leber (L).

5
Pankreas

Die Sonographie hat die Untersuchung des Pankreas wesentlich erleichtert, wenn es auch infolge seiner retroperitonealen Lage, seiner geringen Dicke und der Überlagerung durch lufthaltige Magen- und Darmabschnitte schwieriger als andere Oberbauchorgane darzustellen ist.

5.1
Normalbefund

Topographie. Das Pankreas zieht von der duodenalen C-Schlinge in den Milzhilus vor die linke Niere. Es wird begleitet von der *Milzarterie*, die an seinem oberen Rand im Organ liegt, und der *Milzvene*, die kaudal auf die Arterie folgt. Es liegt im vorderen pararenalen Raum, also retroperitoneal, und verläßt diesen im *Lig. splenorenale* in Richtung Milzhilus (Abb. 5).

Normalmaße. Gemessen wird im Transversalschnitt senkrecht zur Organlängsachse:
— Kaput bis 3 cm,
— Korpus bis 2,5 cm,
— Kauda bis 3 cm.

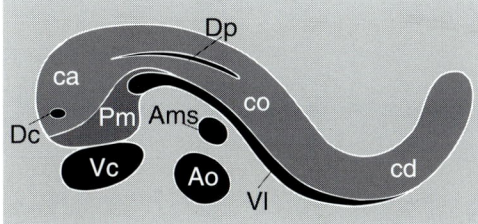

Schema 36:
Topographie.
Das Pankreas läßt sich unterteilen in Kopf (ca), Körper (co) und Schwanz (cd). Im Kopf läßt sich manchmal ein reflexschwächerer Minorpart (Pm) abgrenzen. Im Pankreas sieht man den D. pancreaticus (Dp) und den D. choledochus (Dc). Begleitende Gefäße sind A. lienalis und V. lienalis (Vl). Dorsal liegen die quergetroffenen Aorta (Ao), V. cava (Vc) und Art. mes. sup. (Ams). Gemessen wird senkrecht zur Organlängsachse.

Beim Scan in der Körperlängsachse beträgt der dorsoventrale Durchmesser des Kaput ebenfalls bis 3 cm.

Form und Kontur. Im Organlängsschnitt bildet sich das Pankreas band- oder hantelförmig ab. Der Kopf umfaßt oft keilförmig nach dorsal die V. mesenterica superior (*Processus uncinatus*). Im Körperlängsschnitt in der Mittellinie stellt sich das Pankreas als ovale Figur zwischen Leber und großen Bauchgefäßen dar. Die Organkontur wird als glatt oder regelmäßig gewellt wahrgenommen.

Struktur. Das normale Pankreas kann unterschiedliche Echomuster zeigen. Es kann schwach echogen wie beim Jugendlichen oder mittelstark bis stark echogen erscheinen, wie bei Fetteinlagerung mit zunehmendem Alter. Beim Transversalschnitt sieht man in der Organmitte häufig als eine feine tubuläre Struktur den Ductus pancreaticus, dessen Lumen bis 3 mm weit sein darf (Abb. 78).

Untersuchungstechnik. Um das Organ darzustellen, empfehlen sich folgende Vorgehensweisen:
— Gefäßorientiert untersuchen, d.h. retrograd die V. portae in die V. lienalis verfolgen, um die Organachse zu bestimmen,
— im Stehen untersuchen,
— Kompression der Bauchdecke und Verdrängung lufthaltiger Magenabschnitte,
— Verwendung eines Sektor-Schallkopfes,
— Magen mit Flüssigkeit füllen.
Die distale Cauda pancreatis sucht man in einem Interkostalschnitt durch die Milz, indem man die V. lienalis aus dem Milzhilus heraus verfolgt. Kaudal dieses Gefäßes zeichnet sich der Pankreasschwanz ab.

Zugang zur proximalen Kauda bietet ein nach lateral aus der Längsachse über der Aorta gekippter Schnitt, bei dem der Schallstrahl in Richtung der *linken Niere* gelenkt wird. Dabei wird schräg durch den Bauchspeicheldrüsenkörper ohne störende Luftechos der Übergang zur Kaudaregion abgebildet. Die Orientierung erfolgt auch hier wieder an der Milzarterie und -vene, die langstreckig als zwei tubuläre Strukturen parallel zur Schallausbreitung sichtbar sind, d.h. sie verlaufen auf dem Monitorbild senkrecht.

5.2
Pathologische Veränderungen

Die übliche Unterteilung in diffuse und herdförmige Veränderungen ist am Pankreas nicht streng durchzuhalten, da die wesentliche *diffuse* Veränderung, die Pankreatitis, durch *fokale* Prozesse (segmentale Pankreatitis, Zysten, Abszesse) gekennzeichnet ist.

5.2.1
Diffuse Pankreaserkrankungen
Die Pankreatitis verändert nicht nur die Organstruktur, sondern in besonderem Maß die Organumgebung: So ist neben diffusen oder fokalen (Abszeß, Nekrose, Zyste) Entzündungsfolgen am Organ vor allem auf die Ausdehnung der Entzündung in die Bursa omentalis, die Mesenterien, vor allem das Mesocolon transversum, und in die vorderen pararenalen sowie in die perirenalen Räume zu achten.

5.2.1.1 Akute Pankreatitis
Veränderungen am Organ. In der Akutphase wird die Sonographie oft durch den ausgeprägten Meteorismus infolge der begleitenden Darmatonie behindert. Das Pankreas ist nicht oder nur ungenügend darstellbar. Hier bewähren sich die oben geschilderten Manöver (Abb. 79).

Es sind verschiedene *Schweregrade* der akuten Pankreatitis zu beobachten: Bei einer *leichten Entzündung* (z.B. Begleitpankreatitis) oder in Einzelfällen auch trotz eindrucksvollem klinischem Beschwerdebild (starke Oberbauchschmerzen, Erbrechen, hohe Amylasewerte) sind keine auffälligen sonographischen Befunde zu erheben.

Meist kommt es jedoch zu einer umschriebenen oder diffusen Vergrößerung des Organs und einer Abrundung der Form. Die Reflexstärke nimmt meist ab bei weitgehend gleichmäßigem Echomuster. In Einzelfällen reflektiert das Organ stärker und gröber. D. pancreaticus und D. choledochus können erweitert sein.

Bei *partieller Organnekrose* zeigt die Sonographie echofreie, irregulär begrenzte Areale im Parenchym. Zusätzlich können unterschiedlich stark echogene, luftbesetzte (starke Reflexe mit Schweifartefakten) oder ganz echofreie Abszesse im Organ und in den peripankreatischen Räumen erkannt werden. Die therapeutisch bedeutsame Differenzierung Nekrose/Abszeß muß gelegentlich durch Punktion erfolgen (Abb. 81, 86).

Beim *subtotalen bis totalen Organuntergang* sind Organstrukturen kaum mehr zu erkennen; in einer fast echofreien Pankreasloge sind allenfalls einzelne bizarre, unterschiedlich echogene Reflexgruppen zu sehen (Abb. 82).

Entzündliche Veränderungen können auch *segmental* auftreten. Als Sonderform einer segmentären Pankreatitis spielt sich die „Rinnenpankreatitis" im Pankreaskopf zwischen Duodenum und Ductus choledochus ab. Sonographisch sieht man eine "echoarme" Zone im Pankreaskopf, die sich von der verdickten Duodenalwand schwer abgrenzen läßt. Das Darmlumen ist eingeengt, die Darmwand kann kleine Zysten aufweisen.

Veränderungen in der Organumgebung. Oft stehen morphologisch und klinisch die peripankreatischen Entzündungsfolgen im Vordergrund, manchmal ist bei unverändertem Organ die Entzündung nur an ihnen zu erkennen. Peripankreatische Veränderungen sind:
— Unscharfe, schwach reflektierende („echoarme") Begrenzung des Organs und der Vena lienalis (Abb. 80).
— Echofreie Flüssigkeitsspalte im *perirenalen* Raum, wodurch die reflexstarke Fascia Gerota sichtbar wird.
— Flüssigkeitsansammlungen oder Komplikationen im *Mesocolon transversum* sind sonographisch nur inkonstant nachweisbar; sie finden sich ventral und etwas kaudal des Pankreaskopfs in Richtung der erkennbaren Lufthauben des Kolon (Abb. 87).
— *Nekrosestraßen* entwickeln sich im pararenalen Raum bis hinauf zum Mediastinum, hinunter ins kleine Becken und über die Mesenterien in die Organe der Bauchhöhle (Abb. 87).
— *Aszites, Perikard- und Pleuraerguß* sind sonographisch erkennbar. Kleinere Mengen Aszites werden in der Bursa omentalis, in der Umgebung der Milz, aber auch im kleinen Becken gesucht, größere Mengen

Schema 37:
Häufigste Pankreasveränderungen
a) Akute ödematöse Pankreatitis:
– diffuse Größenzunahme,
– Abrundung der Form,
– verwaschene Konturen,
– Abnahme der Echostärke.

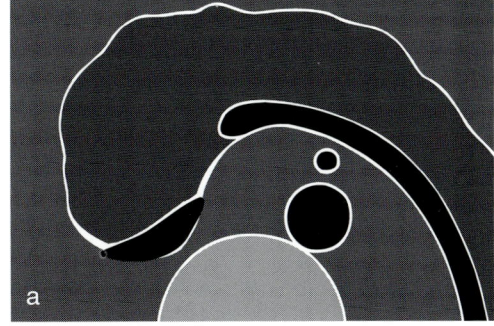

b) Chronische Pankreatitis:
– vergröberte, irregulär verstärkte Echostruktur mit
  Verkalkungen im Parenchym und im Gangsystem,
– irreguläre Kontur.

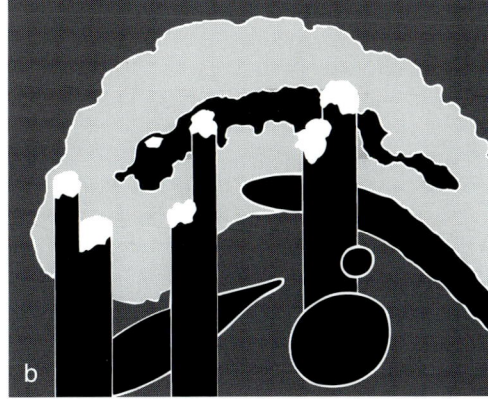

c) Segmentäre Pankreatitis:
reflexarme „tumoröse" Auftreibung des Pankreaskopfs mit
inhomogener, stellenweise herdförmiger, echofreier Struktur
gemischt mit Zeichen der chronischen Pankreatitis (irreguläre reflexstärkere Areale, inhomogene Kontur, Verkalkungen).

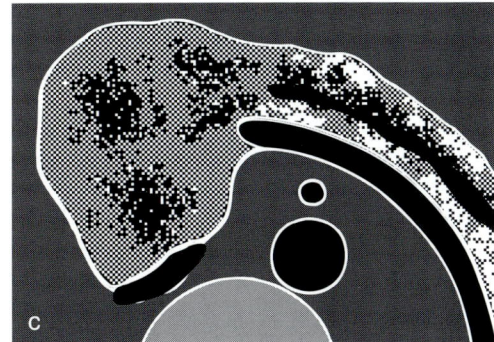

d) Pankreaskarzinom:
umschriebene echoarme Raumforderungen mit Erweiterung
von Gangsystemen bei sonst unauffälligem Organ.

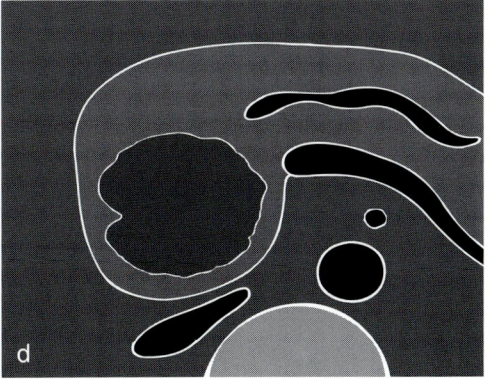

im gesamten Abdomen. Im Gegensatz zum Aszites der Leberzirrhose können dabei durch die aggressive Natur des Exsudats Abkapselung und Septenbildung beobachtet werden. Echobesatz mag wiederum für ein zellreiches Exsudat oder eine Blutung sprechen und zur sonographisch gezielten Punktion führen.

— *Milzvenenthrombose*: Aufgrund der engen anatomischen Lagebeziehung kann eine Pankreasentzündung auf die Vena lienalis übergreifen und eine Thrombose auslösen: In einem nicht mehr verformbaren Gefäß zeigt sich ein echogebendes Material. Die Thrombose kann sich in der Pfortader fortsetzen und über die portale Hypertension eine Splenomegalie und Umgehungskreisläufe hervorrufen. Mit der Doppler-Sonographie läßt sich die fehlende Durchblutung der Milzvene sichern oder die Flußrichtung in den Kollateralgefäßen bestimmen (Abb. 88).

— *Pseudozysten* entstehen nicht nur im Organ selbst, sondern sind entlang der genannten Ausdehnungstraßen zu suchen. Pseudozysten zeigen die bekannten Merkmale einer echofreien, wenn auch oft septierten Raumforderung, treten einzeln oder mehrfach auf und können sehr groß werden (Abb. 83, 84). Manchmal ist ein „Reifen" der Zyste an einer Zunahme der Wanddicke zu verfolgen. Ein der Schwerkraft folgender Zysteninhalt mit feinen Reflexen läßt an eine Einblutung oder an Detritus denken (Abb. 85).

— Ein *Aneurysma* des Truncus coeliacus und der A. lienalis kann entstehen. Es sieht einer Pankreaszyste täuschend ähnlich und läßt sich mit der Doppler-Sonographie gut diagnostizieren.

— *Duodenalstenose*: Die starre Einengung des Lumens durch die entzündlich verdickte Wand sieht man, wenn Flüssigkeit durch das Duodenum strömt. Es kann zu einer Magenektasie mit Retention von Speise kommen.

— *Hydronephrose*: Erstreckt sich eine Nekrosestraße bis in den Nierenhilus, kann das tryptische Exsudat durch Kompression des Ureters eine Harnstauung verursachen. Nach Abheilen der Pankreatitis bleibt häufig eine narbige Ureterstriktur mit entsprechender Harnabflußstörung bestehen.

— *Paralytischer Ileus*: Hinweise auf diese Motilitätsstörung ergeben sich, wenn in ektatischen Darmschlingen keine oder nur eine Pendelbewegung beobachtet wird.

5.2.1.2 Chronische Pankreatitis. Das Echomuster ist ungleichmäßig, es kann von starken und groben Reflexen durchsetzt sein, mit Schallschatten als Zeichen der Verkalkung (Abb. 89, 91). Die Kontur wird unregelmäßig. Häufig lassen sich ein irregulär erweiterter Pankreasgang mit Gangsteinen oder unterschiedlich große Pseudozysten nachweisen (Abb. 83, 83, 84).

Die entzündlichen Veränderungen betreffen meist das ganze Organ. Sie können bei akuten Schüben mit Zeichen der akuten Pankreatitis kombiniert sein. Bei segmentaler Ausprägung sind sie von einem Karzinom schwer zu unterscheiden (Abb. 90).

5.2.1.3 Stellenwert der Sonographie. Als unkomplizierte, auch am Bett des Patienten durchführbare Untersuchung lassen sich mit der Sonographie Ausmaß, Verlauf und gegebenenfalls die Ursachen der Pankreatitis beurteilen. Allerdings erfaßt die *Computertomographie* die Ausdehnung der Entzündung im Retroperitoneum und Mesenterium besser, vor allem bei Luftüberlagerung des Organs, und kann nach Kontrastmittelgabe Nekrosen von vitalem Gewebe differenzieren.

Sonographisch geführte *Punktionen* erleichtern die Abgrenzung eines abgekapselten Aszites von Abszessen, die Erkennung infizierter Nekrosen und die Unterscheidung zwischen Tumor und umschriebener Pankreatitis. Therapeutische Entleerung von Pseudozysten ist möglich.

5.2.2
Pankreastumoren
Nach dem Ort ihrer Entstehung lassen sie sich klassifizieren in:
— duktale Tumoren (häufigste Pankreasneoplasie: duktales Karzinom)
— Azinuszelltumoren
— endokrine Tumoren
— mesenchymale Tumoren (Lymphome, Sarkome u.a.m.)

Schema 38:
Erscheinungsformen der akuten Pankreatitis.
a) Ödematöse Pankreatitis I:
Begleitphänomene (wie „echoarme" Organbegren-
zung, Aszitesbildung [A] in der Bursa omentalis)
stehen im Vordergrund bei unverändertem Organkern.

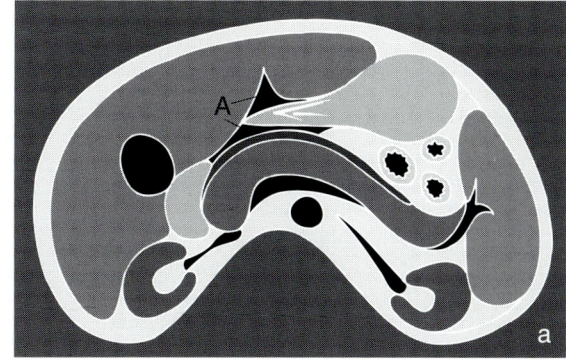

b) Ödematöse Pankreatitis II:
Verplumpung und Vergrößerung des Organs (P),
das ein schwach echogenes Muster und Begleiterscheinungen aufweist.

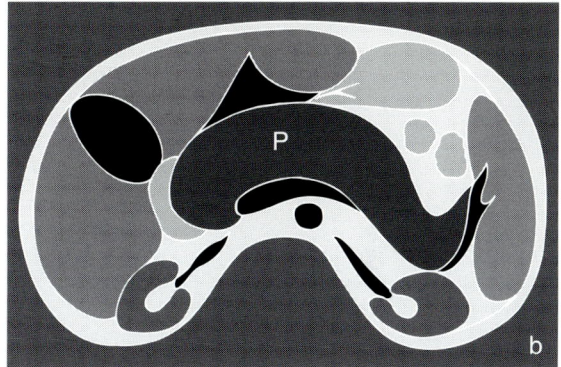

c) Partielle Organnekrose:
Zusätzlich zu den Begleiterscheinungen findet sich
eine durch konfluierende Herde (N) aufgelockerte
Struktur eines vergrößerten Organs. Zysten (Z) und
Abszesse (Ab) werden entdeckt. Die Gallenwege
können erweitert sein.

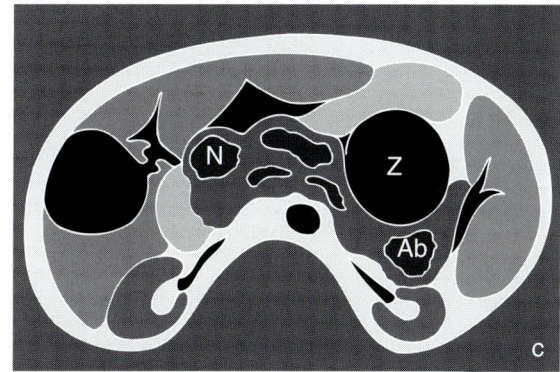

d) Totale Organnekrose:
Das Organ läßt sich schlecht abgrenzen, es besteht
aus bizarr konfigurierten Reflexinseln in einer fast
reflexfreien Umgebung.

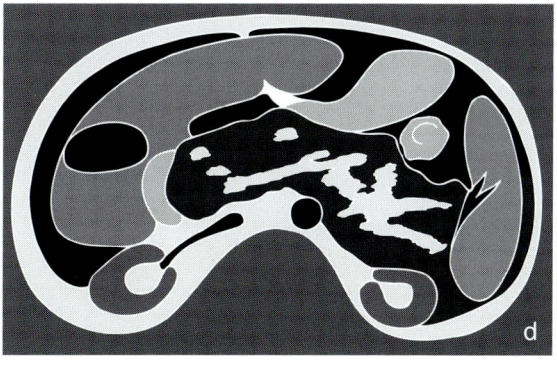

5.2.2.1 Pankreaskarzinom (Duktales Karzinom).

Die Lokalisation des Karzinoms beeinflußt den zeitlichen Beginn seiner klinischen Symptome und seine sonographische Darstellbarkeit. Der in 75 % der Fälle im Pankreaskopf wachsende Tumor führt früher zum Verschlußikterus. Er ist hier ebenso wie im Korpus ab einer Größe von 10 -15 mm zu erkennen. Dagegen können Tumoren der Kauda auch bei translienaler Untersuchungstechnik leichter übersehen werden (Abb. 93-95). Tumoren des Processus uncinatus imprimieren und verdrängen bereits bei geringer Ausdehnung die V. mesenterica superior oder die V. cava. In der Regel fehlt bei ihnen die Dilatation des Pankreasganges.

Typischer sonographischer Befund: Man sieht eine gut abgrenzbare, schwach echogene Raumforderung im Pankreas mit gleichmäßigem Echomuster, die eine Vorwölbung der Organkontur verursacht. Oft findet sich ein gleichmäßig erweiterter Ductus Wirsungianus, der manchmal den distal gelegenen Tumor aufspüren läßt. Als weitere Begleitbefunde können eine Dilatation der Gallenwege mit großer Gallenblase (Courvoisier-Zeichen), eine Verlagerung, Invasion und Thrombose der Mesenterialgefäße, eine Infiltration des Retroperitoneum und eine Duodenalstenose ebenso sonographisch nachweisbar sein wie lokale Lymphknoten- oder Lebermetastasen. Wenn bereits eine Peritonealkarzinose mit Aszitesbildung vorliegt, ist die Pankreasloge in der Regel schlechter beurteilbar, so daß ein kleiner Bauchspeicheldrüsentumor übersehen werden kann.

Varianten des sonographischen Erscheinungsbildes: Pankreaskarzinome werden mit zunehmender Größe inhomogener und können dann auch stärker echogene Anteile enthalten, insbesondere bei Kalkeinlagerung.

Selten sieht man echofreie Bezirke innerhalb eines Karzinoms oder in unmittelbarer Nachbarschaft. Sie sind entweder Folge einer Tumornekrose oder es hat sich durch Obstruktion eines Azinus eine Retentionszyste entwickelt.

Differentialdiagnose zur segmentären Pankreatitis: Diese regionale Form der Entzündung im Sonogramm von einem Pankreaskarzinom zu unterscheiden, ist schwierig und in Einzelfällen unmöglich. Denn auch Karzinome können mit zunehmender Größe zerfallen, Kalk einlagern oder durch Obstruktion des Ductus pancreaticus eine Begleitentzündung provozieren. Außerdem wird die Entstehung eines Karzinoms auf dem Boden einer chronisch kalzifizierenden Pankreatitis diskutiert.

Schema 39:
Fokale Veränderungen im und am Pankreaskopf:
- Pankreaskarzinom als reflexschwacher Herd (T) mit Erweiterung des D. pancreaticus (Dp) und des D. choledochus (Dc),
- Lymphknotenschwellungen (Lk) im Pankreasareal,
- Pseudotumor durch pastös mit Speise angefülltes Duodenum (Du),
- Gallenblasentumor (Gk),
- rundlich wirkender Lobus caudatus (Lc).
V. portae (Vp), rechte Niere (rN), Aorta (Ao).

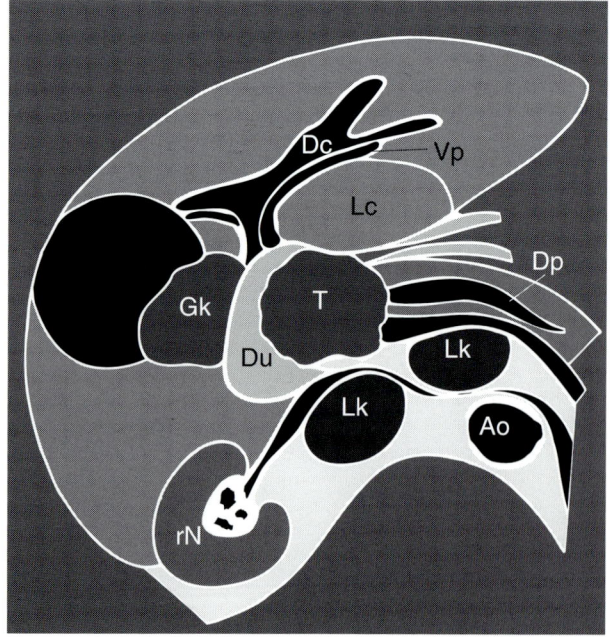

Schema 40:
Fokale Veränderungen im und am
Pankreaskorpus und Pankreasschwanz:
– Pankreaskarzinom als „echoarmer" Tumor
  mit Kontureffekt (Pk),
– endokriner Tumor als glatt begrenzte,
  kleine Raumforderung (eT),
– septierte Zyste (Zy) als banale Pseudozyste, als zystisches Adenom oder als
  parasitäre Zyste,
– gemischt reflexiver teilzystischer Tumor
  als muzinöses Zystadenom oder Zystadenokarzinom (ZA),
– Nebennierentumor (Nn) und Magenkarzinom (Mk) als Beispiele von Raumforderungen aus der Nachbarschaft,
– Nebenmilz (Nm).

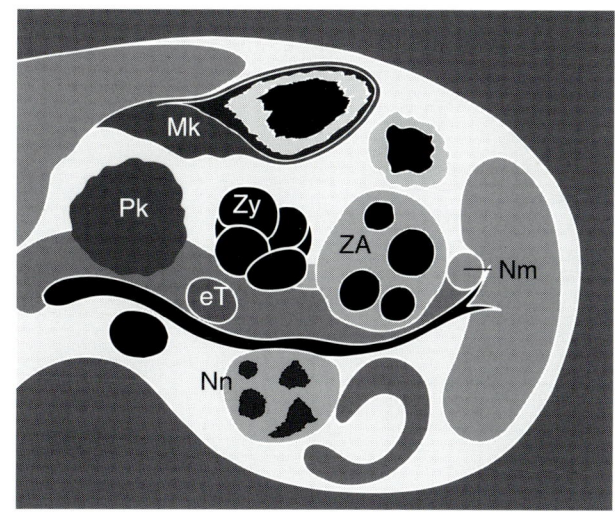

5.2.2.2 Pankreastumoren anderer Genese.

Periampulläre Karzinome sind häufig sonographisch wegen ihrer geringen Größe und ihrer gleichartigen Echostruktur vom übrigen Pankreas nicht abgegrenzt. Da sie frühzeitig einen Verschlußikterus verursachen, fällt im Sonogramm eine deutliche Dilatation des Gallen- und /oder Pankreasganges mit Gangabbruch im Tumorbereich auf.

Endokrine Tumoren sind meist klein und reflektieren schwach; dies gilt besonders für das Insulinom, den häufigsten Vertreter dieser Gruppe. Auch bei starkem klinischem Verdacht sind sie manchmal schwierig zu finden (Einsatz der endoskopischen und intraoperativen Sonographie). Sie können multipel und auch außerhalb des Pankreas auftreten.

Seröse mikrozystische Adenome sind gutartige Geschwülste. Sie erscheinen sonographisch aufgrund ihrer vielen Grenzflächen an kleinen Zysten als gleichmäßige, stark reflektierende Knoten. Setzt sich das Adenom aus größeren Zysten (bis 2 cm) zusammen, sind die Zystenwände sonographisch auflösbar: Es zeigt sich ein polyzystischer Tumor mit reflexstarkem Zentrum, das auch verkalkt sein kann.

Muzinöse zystische Neoplasien (Abb. 96) können in ein Zystadenokarzinom übergehen. Eine Differenzierung ist morphologisch nicht sicher möglich. Je größer der Tumor ist, desto eher liegt eine maligne Form vor. Man findet eine uni- oder multilokulär auftretende zystische Raumforderung. Sie besteht aus einzelnen großen Zysten mit Septen oder Tochterzysten und wandständigen papillären oder polypoiden

echogenen Anteilen. Sie ist von septierten Pankreaspseudozysten nicht zuverlässig zu unterscheiden (Abb. 97).

Kongenitale Zysten sind selten, *Echinokokkuszysten* eine extreme Rarität. Die Farb-Duplex-Sonographie hilft, die nicht so seltenen *Aneurysmata* der Arterien des Truncus coeliacus zu identifizieren.

Metastasen extrapankreatischer Malignome siedeln sich gelegentlich in der Bauchspeicheldrüse an. Sie verhalten sich sonographisch wie ortsständige Karzinome.

Maligne Lymphome bilden gelegentlich tumorartige Infiltrate im Pankreas (meist Non-Hodgkin-Lymphome), sind aber weit häufiger im peripankreatischen Lymphgewebe entstanden (Abb. 136).

5.2.2.3 Peripankreatische Raumforderungen.

Es kann schwierig sein, festzustellen, ob eine Raumforderung vom Pankreas aus in die Umgebung einwächst, oder ob ein in der Nachbarschaft entstandener Prozeß das Pankreas komprimiert oder infiltriert.

Allgemein gilt, daß sich *intraperitoneal* gelegene Tumoren durch eine stärkere Atemverschieblichkeit auszeichnen.

Neoplasien des angrenzenden *Magen-Darm-Traktes* führen zu Raumforderungen unter Einschluß charakteristischer starker Luftreflexe. Sie lassen sich daher meist gut von Pankreastumoren differenzieren.

Schwierigkeiten in der Abgrenzung bereiten vergrößerte *Lymphknoten*, wenn sie einzeln in der Nähe der Bauchspeicheldrüse auftreten.

Häufig sind sie jedoch multipel in traubenförmiger Anordnung um die Gefäße zu finden.

Tief *retroperitoneal* sich ausdehnende Raumforderungen liegen dorsal der zur Pfortader ziehenden Gefäße, während vom Pankreas nur der Processus uncinatus nach dorsal reicht.

5.2.2.4 Pseudotumoren. Manche Menschen haben eine bis an das Pankreas heranreichende ventrale Lippe des Lobus caudatus; in einzelnen Schnittbildern kann sie mit einem Tumor verwechselt werden. Bei dynamischer Darstellung ist sie aber ohne Grenzen in den *Lobus caudatus* zu verfolgen.

Der dorsale Abschnitt des Pankreas (entsprechend der ventralen embryonalen Anlage) kann schwächer als das übrige Organ reflektieren.

5.3
Endoskopische Sonographie des Pankreas

Aufgrund ihrer höheren Ortsauflösung und der Darstellbarkeit aller Organabschnitte hat sich für Einzelfälle (unklare morphologische Befunde, Suche nach endokrinen Tumoren, Stadienbeurteilung von Pankreastumoren) die endoskopische Sonographie als Folgeuntersuchung bewährt.

Abbildungsteil – Pankreas

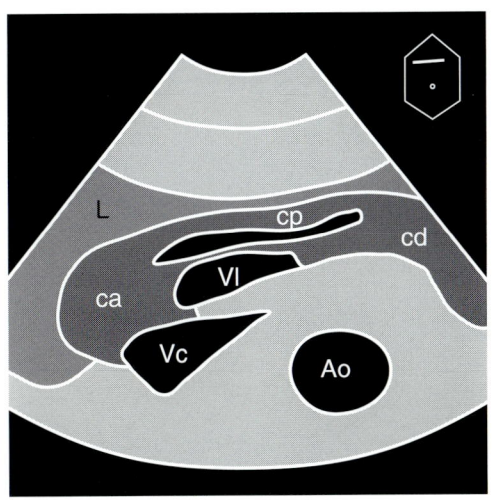 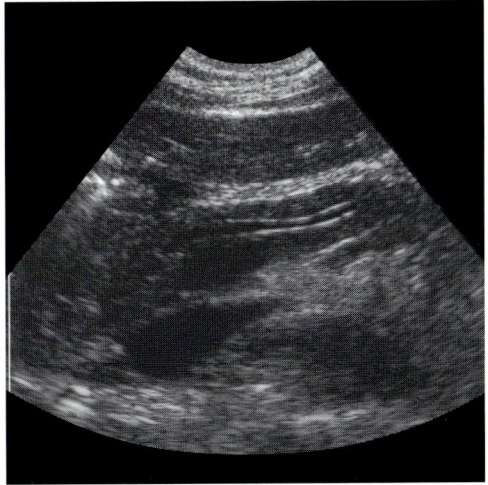

Abbildung 78:
Ductus pancreaticus.
Im Körperquerschnitt ist Pankreaskopf (ca), Korpus (cp) und Schwanz (cd) vor der V. lienalis (Vl), der Vena cava (Vc) und der Aorta (Ao) dargestellt. Ventral die Leber (L). Im Pankreaskorpus ist der normalweite D. pancreaticus dargestellt.

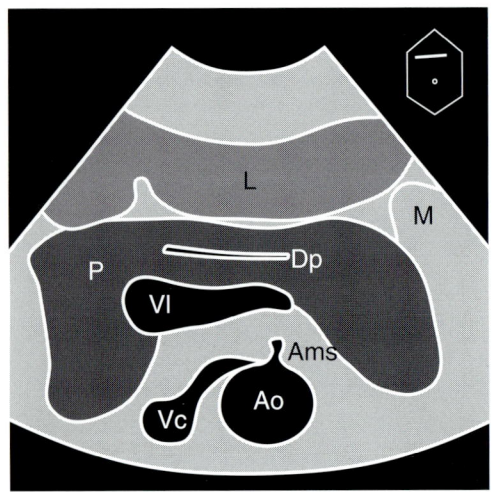
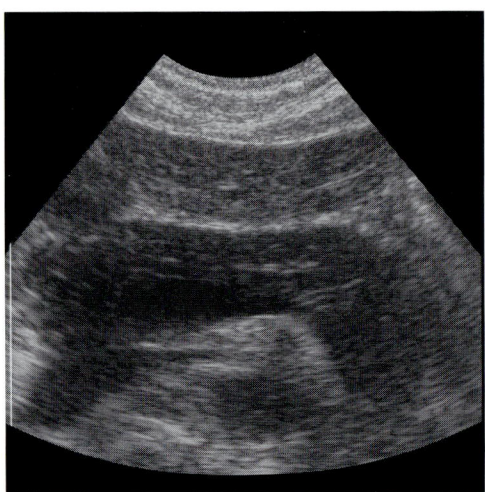

Abbildung 79:

Akute ödematöse Pankreatitis.

Das Organ (P) ist etwas reflexschwächer und etwas abgerundet. Aorta (Ao), V. lienalis (Vl), Ductus pancreaticus (Dp), V. cava (Vc).

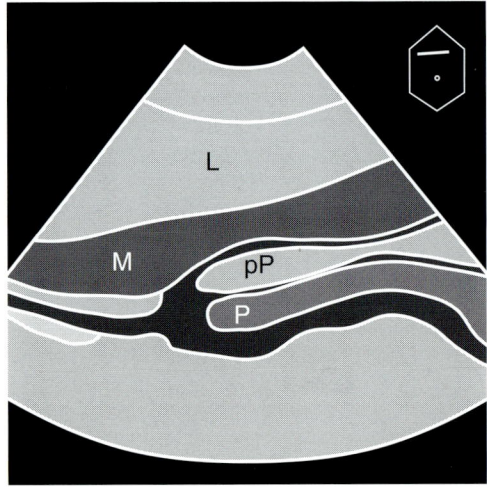
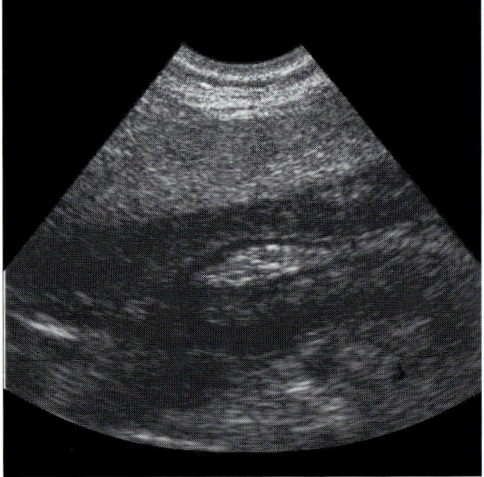

Abbildung 80:

Akute ödematöse Pankreatitis.

Bei unauffälligem Organkern (P) sieht man eine schwach echogene Durchtränkung aller benachbarten Organgrenzen (Magen [M], Leber [L]) und des peripankreatischen Gewebes (pP).

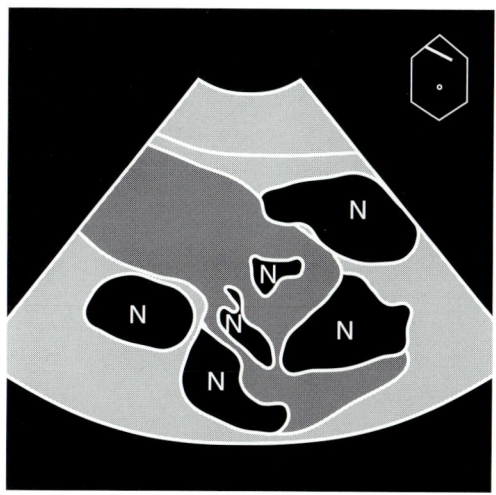
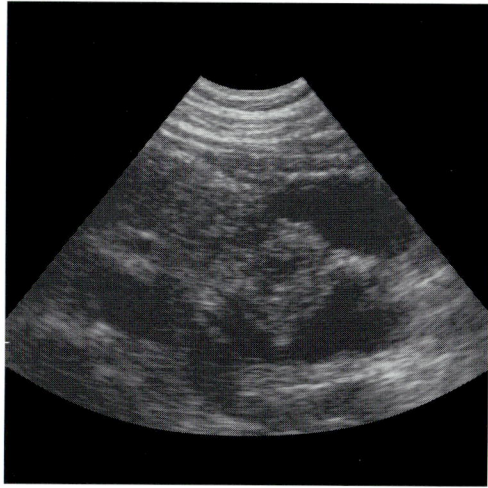

Abbildung 81:
Akute nekrotisierende Pankreatitis.
In einem mit mittelstarken, mittelgroben Reflexen inhomogen struktruierten Pankreas findet sich mehrere echofreie, unscharf begrenzte und teilweise konfluierende Nekroseareale (N).

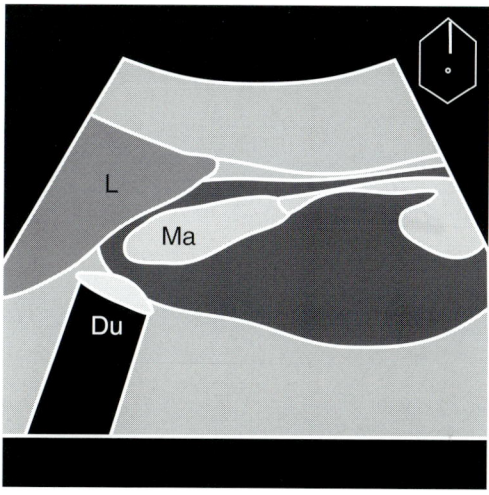
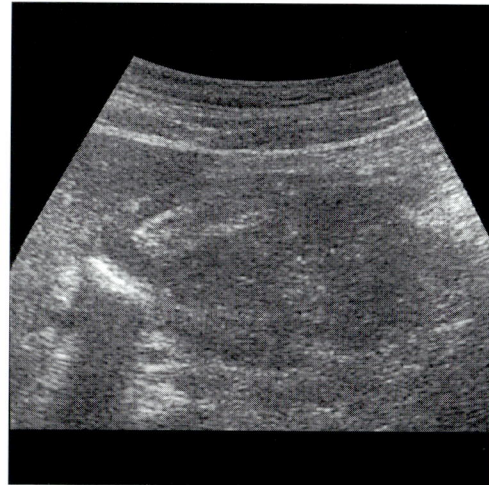

Abbildung 82:
Totale Organnekrose.
Die Hinterwand des Magenantrum (Ma) läßt sich nicht von einem ungleichmäßig reflexschwach strukturierten Organ mit „verfließenden" Grenzen abgrenzen. Lufthaube im Bulbus duodeni (Du), Leber (L).

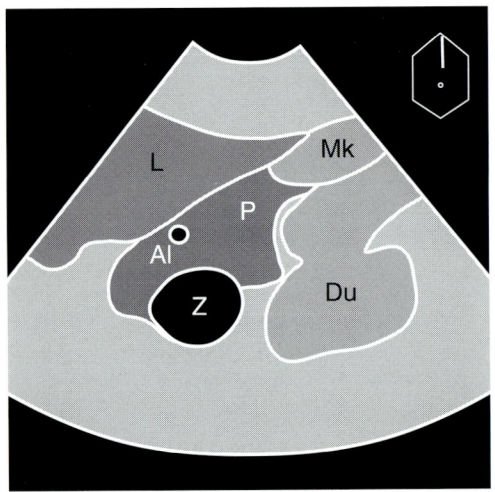
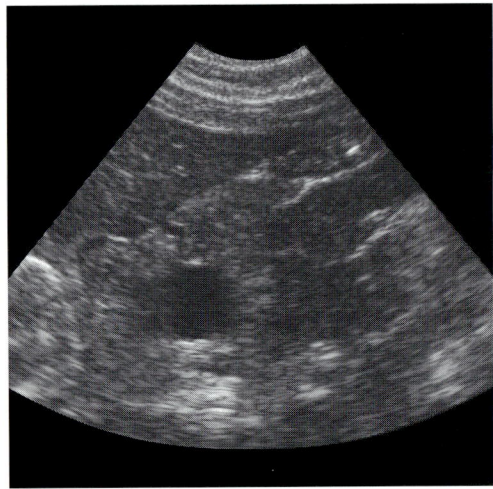

Abbildung 83:

Kleine Pankreaszyste.

Bei unauffälliger Klinik und sonst unauffälligem Organ (P) mit A. lienalis (Al) sieht man eine kleine echofreie Raumforderung ohne Septierung und „solide" Anteile: Kleine (entzündliche oder angelegte ?) Zyste (Z). Leber (L), Magenkorpus (Mk) einmal distal und einmal proximal angeschnitten, distales Duodenum (Du).

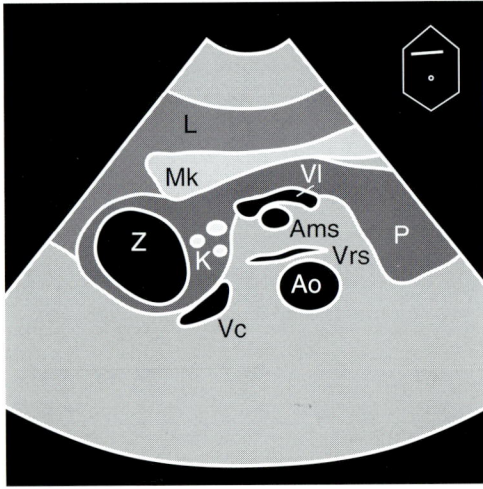
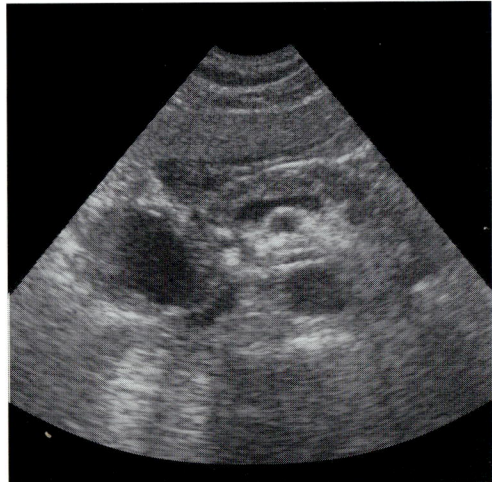

Abbildung 84:

Pseudozyste.

Im Pankreaskopf läßt sich eine unscharf demarkierte echofreie Raumforderung (Z) darstellen. Kleine Verkalkungen (K), Aorta (Ao), V. cava (Vc), V. lienalis (Vl), A. mesenterica superior, Pankreas (P), Magen (Mk), Leber (L).

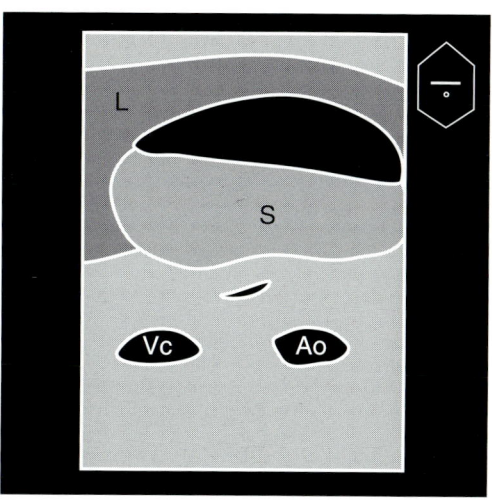
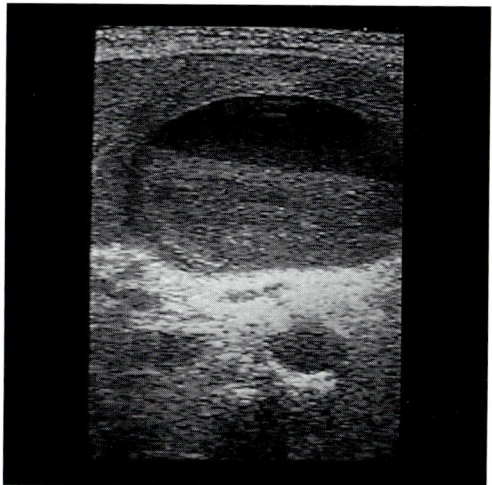

Abbildung 85:

Pseudozyste mit Detritus.

Ventral der Aorta (Ao) und Vena cava (Vc) und dorsal der Leber (L) sieht man eine rundliche, scharf begrenzte Raumforderung von geschichtetem Aufbau; ventral echofrei, dorsal und lageveränderlich ein reflektierendes feines Sediment (S).

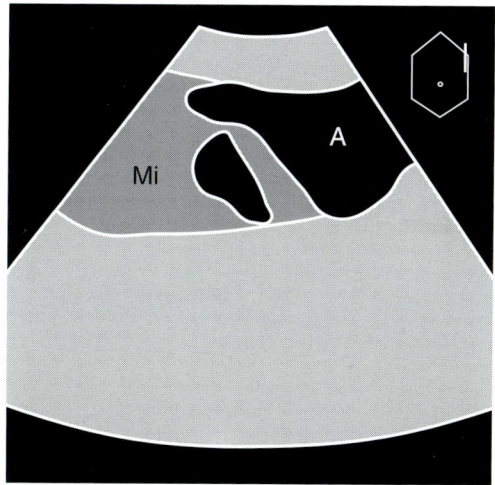
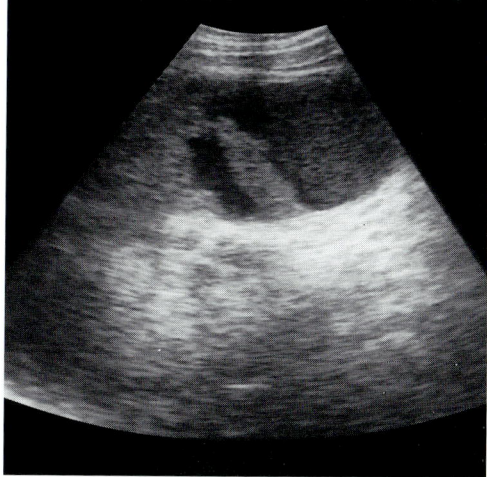

Abbildung 86:

Abszeß.

In der Milz (Mi) sieht man unscharf begrenzte, reflexschwache Areale, die hier Abszessen (A) bei akuter nekrotisierender Pankreatitis entsprechen.

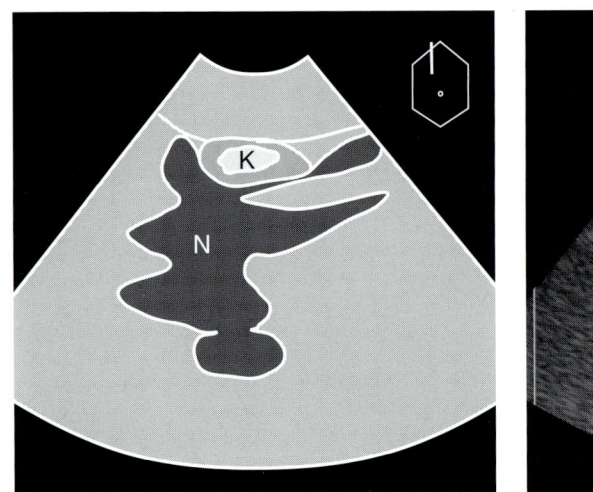
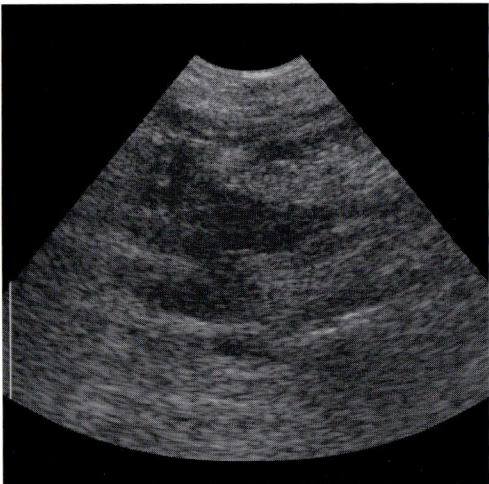

Abbildung 87:
Nekrosestraße.
Aus der Mesenterialwurzel ins Mesenterium coli auslaufende reflexschwache Nekrosestraßen (N). Querkolon (K).

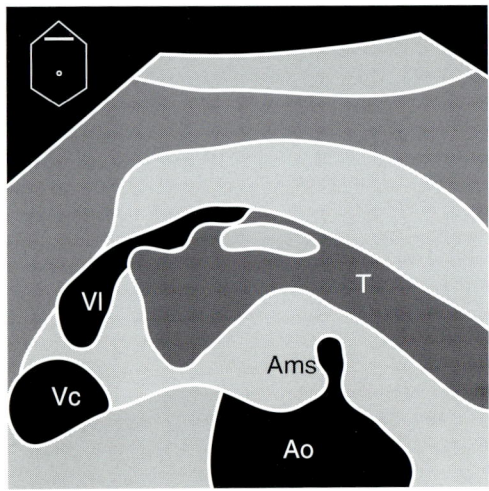
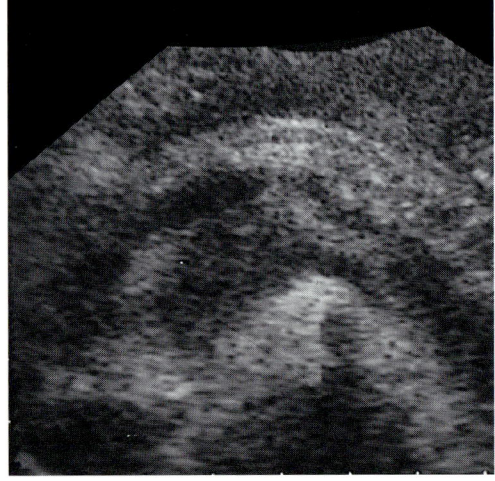

Abbildung 88:
Milzvenenthrombose.
Das Lumen der Milzvene (Vl) ist teilweise von einem geschichteten, ungleichmäßig schwach reflektierenden Thrombus (T) ausgefüllt. Aorta (Ao), Vena cava (Vc), A. mes. superior (Ams).

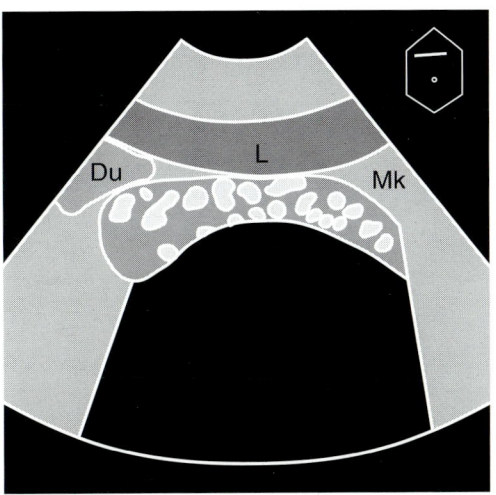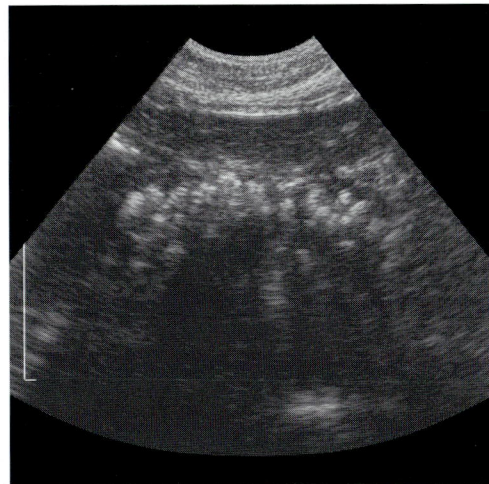

Abbildung 89:

Chronisch kalzifizierende Pankreatitis.

Im Pankreasareal erkennt man viele starke und grobe Reflexgruppen mit Schallschatten. Die Organform ist dadurch nicht mehr erkennbar, das retropankreatische Gewebe überschattet. Leber (L), Duodenum (Du) und Magenkorpus (Mk).

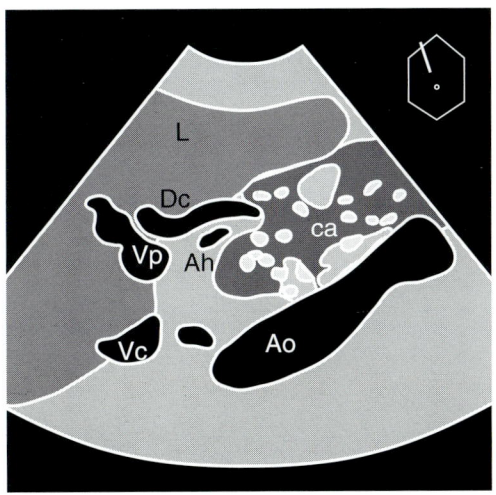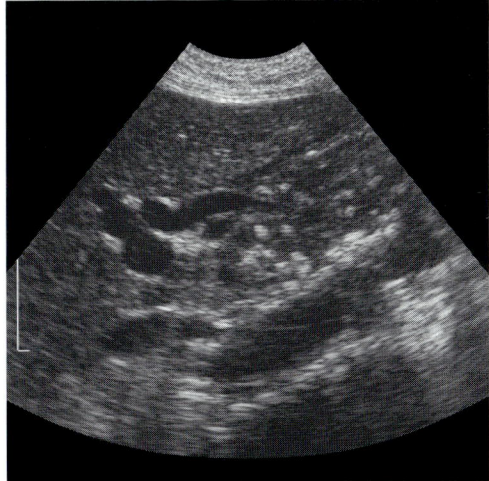

Abbildung 90:

Akuter Schub bei chronischer Pankreatitis.

Der Pankreaskopf (ca) ist erheblich erweitert mit einer inhomogenen Struktur: Die Matrix reflektiert schwächer als normal, eingesprengt sind Inseln grober und starker Reflexe. Der D. choledochus (Dc) ist erweitert. Leber (L), V. portae (Vp), A. hepatica (Ah) und durch schräge und gekippte Schnittführung sowohl V. cava (Vc) als auch Aorta (Ao) sind zu identifizieren.

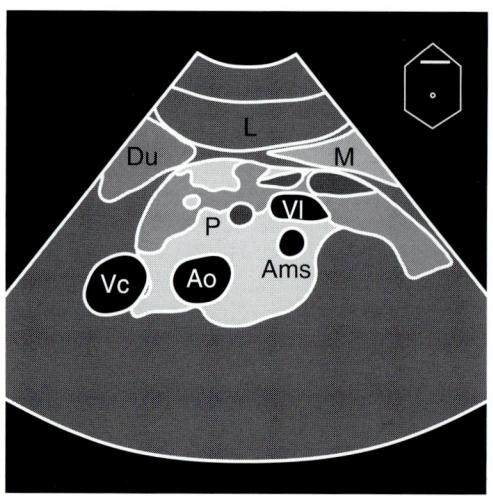
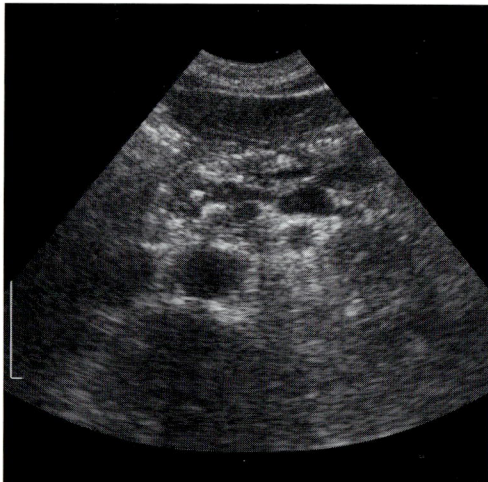

Abbildung 91:
Chronisch atrophische Pankreatitis.
Das Organ (P) weist eine inhomogene, aus stärker und schwächer reflektierenden Arealen gemischte Struktur auf. Aorta (Ao), Vena cava (Vc), A. mes. sup. (Ams), Magen (M), Duodenum (Du), Leber (L), V. lienalis (Vl).

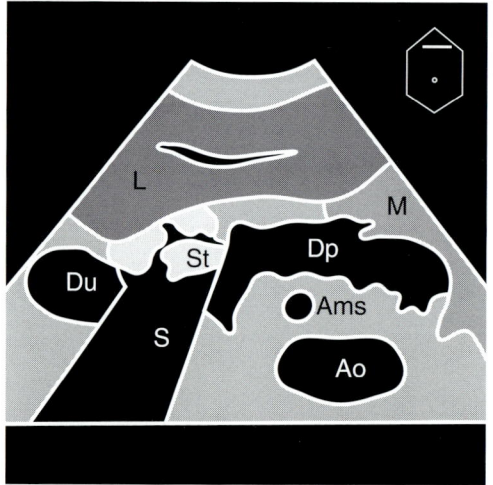
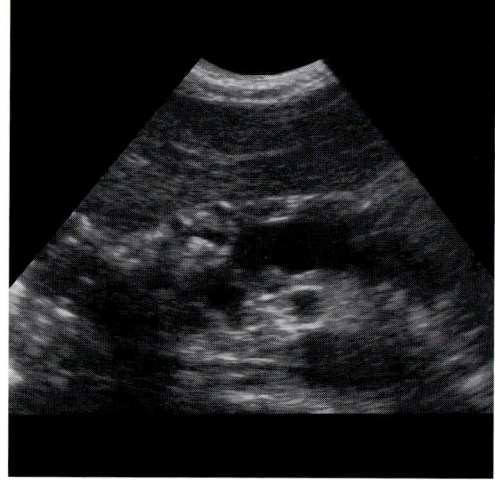

Abbildung 92:
Pankreasgangsteine.
Der bizarr erweiterte, geschlängelt verlaufende D. pancreaticus (Dp) füllt fast das ganze Organ aus. In ihm und in Nebenästen liegen starke und grobe Reflektoren (St), die Schallschatten (S) werfen. Aorta (Ao), A. mes. sup. (Ams), Duodenum (Du), Magen (M), Leber (L).

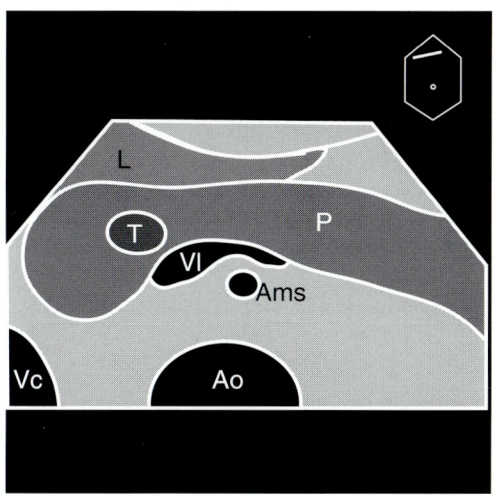 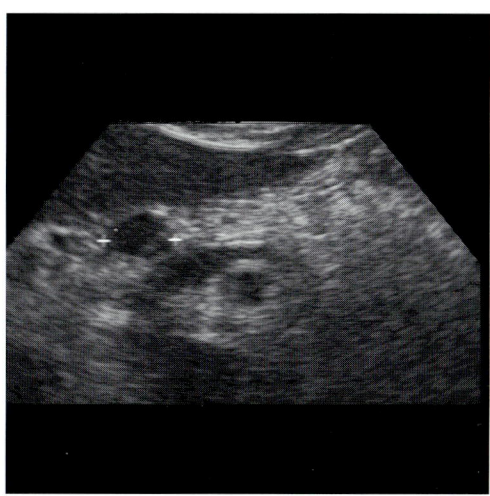

Abbildung 93:

Pankreaskopfkarzinom.

Kleine reflexschwache Raumforderung (T) im Pankreaskopf. Pankreas (P), Leber (L), Aorta (Ao), V. cava (Vc), A. mes. sup. (Ams), V. lienalis (Vl).

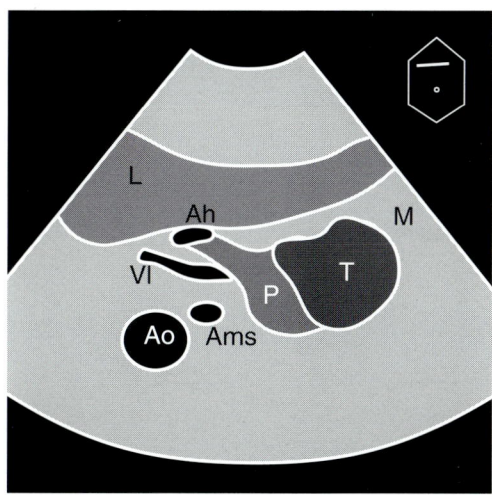 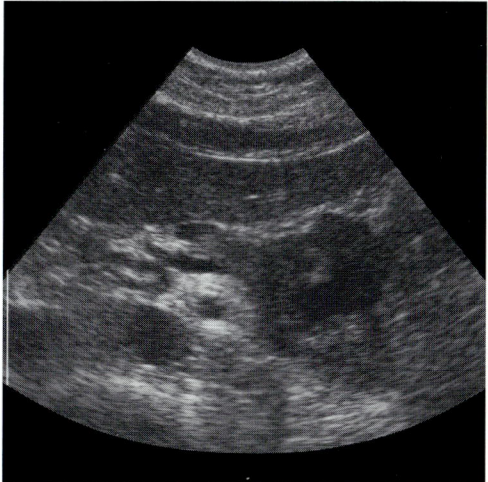

Abbildung 94:

Pankreaskorpuskarzinom.

Im Pankreaskorpus entwickelt sich eine reflexschwächere Raumforderung (T) nach ventral. Pankreas (P), Magen (M), Aorta (Ao), A. mes. sup. (Ams), V. lienalis (Vl), a. hepatica (Ah), Leber (L).

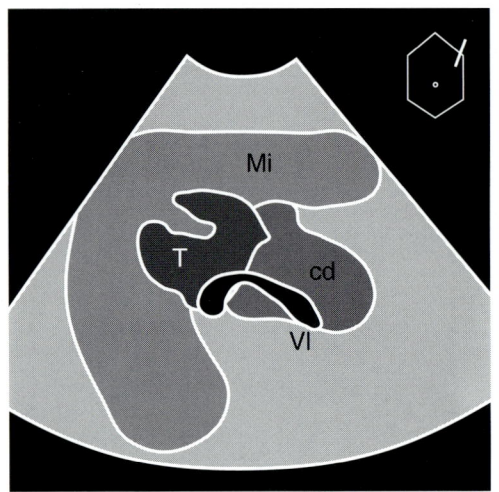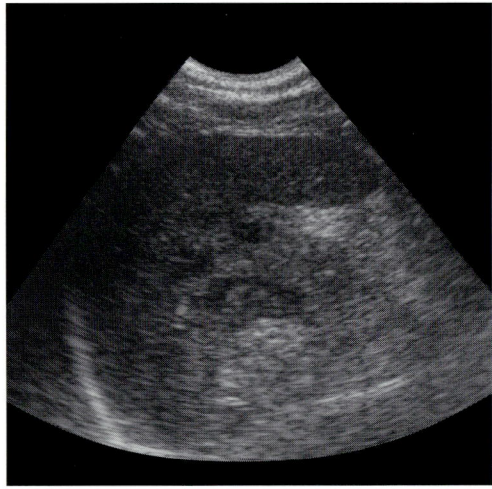

Abbildung 95:
Pankreasschwanzkarzinom.
In den Milzhilus (Mi) infiltrierender reflexschwacher Tumor (T). Pankreasschwanz (cd), V. lienalis (Vl).

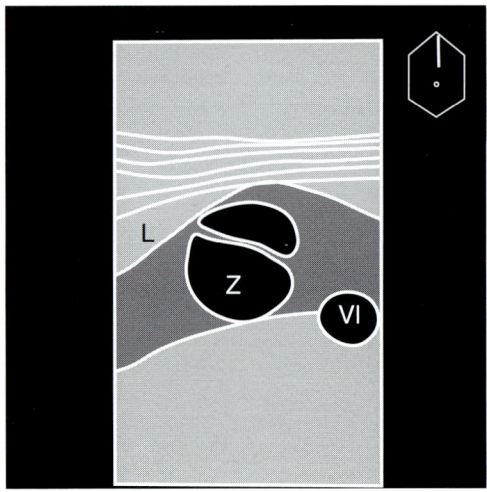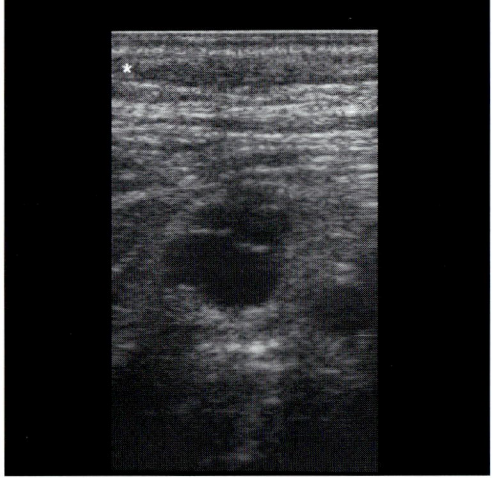

Abbildung 96:
Zystadenom.
Septierter echofreier Tumor im Pankreaskorpus (Z). V. lienalis (Vl), Leber (L).

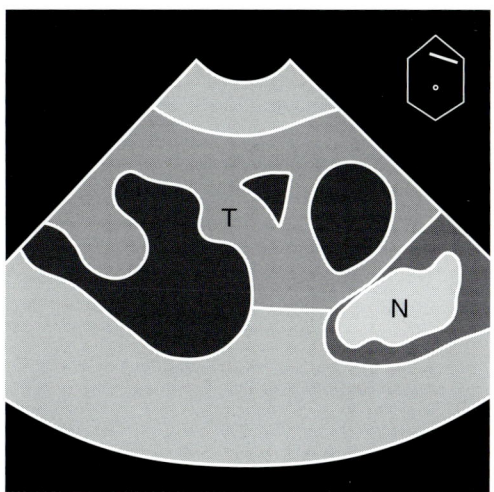 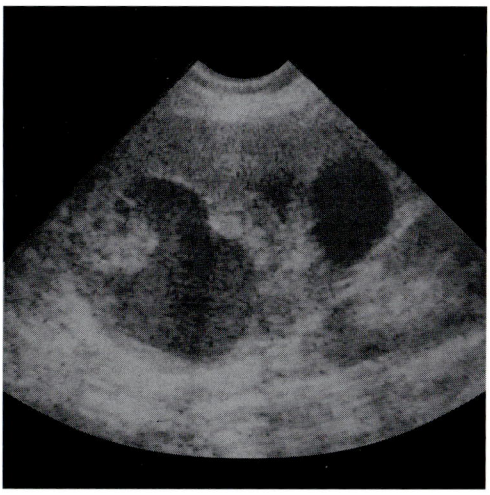

Abbildung 97:
Zystadenokarzinom.
Teilzystischer, aus unterschiedlich echogenen Anteilen bestehender Tumor (T) des Pankreasschwanzes. Linke Niere (N).

6
Magen-Darm-Trakt

Lufthaltige Organe sind sonographisch nicht systematisch untersuchbar: Die an den Grenzen zu Luft entstehenden Artefakte und Schatten überlagern die dahinter liegenden Strukturen, während die zarten schallkopfnahen Wandschichten mit niedrigen Schallfrequenzen nicht auflösbar sind (Abb. 98).

Diese Wandschichten werden allerdings darstellbar, wenn keine großen Luftansammlungen stören, wenn höherfrequente Schallköpfe verwandt oder mittels Endoskop herangeführt werden. Dann wird eine Schichtung erkennbar, die den physiologischen Darmwandschichten entspricht.

Veränderungen der Darmwand oder des Darmlumens werden in vielen Fällen sonographisch erkennbar, weil krankhafte Prozesse zur Verdickung der Darmwand führen oder das Darmlumen mit sonographisch darstellbarem Inhalt angefüllt ist.

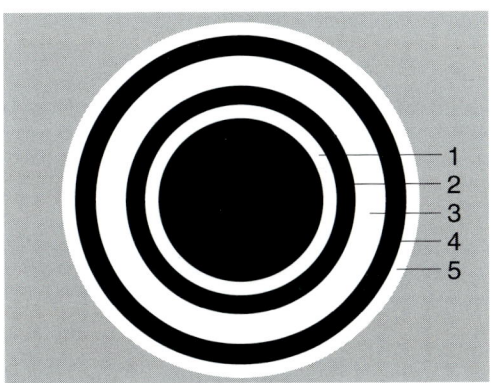

Schema 41:
Schichtenstruktur des Magen-Darm-Trakts im sonographischen Bild.
Reflexstarke Mukosagrenzfläche (1), reflexschwache Mukosa (2), reflexstarke Submukosa (3), reflexschwache L. muscularis (4), reflexstarke Serosagrenzfläche (5).

6.1
Normalbefund

Topographie. Anhand der Lagebeziehungen zu den besser erkennbaren parenchymatösen Organen kann man viele Darmabschnitte sicher auffinden:
— *Ösophagus:* zervikaler Abschnitt medial und dorsal des linken Schilddrüsenlappens,
— *Kardia:* Kokardenfigur ventral der Aorta im Längsschnitt, bei Kippung nach lateral links in den Magenkorpus verfolgbar,
— *Magenkorpus:* durch die Milz im Flanken - bzw. Interkostalschnitt, nach medial und ventral gekippt,
— *Magenantrum:* ventral des Pankreas und dorsal des linken Leberlappens,
— *Bulbus duodeni:* lateral und kranial des Pankreaskopfs, ventral des Lig. hepatoduodenale,
— *Pars descendens:* lateral des Pankreaskopfs,
— *Pars horizontalis:* retroperitoneal vor den großen Gefäßen und dorsal der A. und V. mes. sup.,
— *Pars ascendens:* kaudal des Pankreasschwanzes und ventral der linken Niere,
— *Jejunum und Ileum:* nicht sicher zu orten; erkennbar bei Flüssigkeitsfüllung an den nach distal abnehmenden Kerckring-Falten,
— *terminales Ileum:* vor dem M. iliopsoas und den Iliakalgefäßen im rechten Unterbauch,
— *Kolonrahmen:* verfolgbar an den luftgefüllten Haustren,
— *C. sigmoideum:* erkennbar vor dem M. iliopsoas und den Iliakalgefäßen im linken Unterbauch,
— *Rektum:* transvesikal und transperineal, bzw. endosonographisch.

Untersuchungstechnik. Unvorbereitet lassen sich alle Magen-Darm-Abschnitte untersuchen, wobei man auf Peristaltik und Kompressibilität achtet. Eine Verbesserung erreicht man durch

Flüssigkeitsfüllung des Magens und die auf-
wendige Flüssigkeitsfüllung des Kolon. Ent-
blähung hilft wenig.

Normalmaße. Diese sind unzuverlässig, da
vom Kontraktionszustand abhängig:
Wanddicke des Magens: 5 – 7 mm
Wanddicke des Darmes: 3 – 5 mm

6.2
Pathologische Veränderungen

Veränderungen des Darmlumens. Flüssigkeitsansammlungen in allen Darmabschnitten,
ob durch Wasser, flüssigen Chymus und Fäzes,
Blut oder Eiter hervorgerufen, machen diese
als tubuläre Strukturen erkennbar, die flottierendes Material enthalten. Der Inhalt bewegt
sich spontan oder ist verformbar. Falten des
Dünndarms ragen im Millimeterabstand, die
des Kolons in Zentimeterabständen in den aufgetriebenen Darmabschnitt hinein.

Veränderungen der Darmwand. Verdickungen der Darmwand können langstreckig oder
umschrieben sein; die normale Schichtung
kann erhalten oder zerstört sein. Die Lokalisation einer Veränderung kann sonographisch bestimmt werden.

6.2.1
Magenveränderungen
Kardiastenosen. Die normale Kardia ist quer-
oder längsgetroffen ventral und etwas links
der Aorta fast immer darstellbar. Der Durchtritt
des während der Untersuchung getrunkenen
Wassers durch das Zwerchfell ist an den flottierenden Luftbläschen erkennbar. Die Aufweitung des distalen Ösophaguslumens bei Acha-
lasie, maligner oder peptischer Stenose ist
deutlich zu sehen.

Pylorusstenosen. Bei stenosierenden Prozessen des Magenausgangs wird der Magen auf-
geweitet, eine komplette Ausfüllung mit Spei-
sebrei oder eine schwerkraftabhängige Schichtung entsteht, eine gesteigerte oder fehlende
Peristaltik ist nachweisbar (Abb. 99).
Die *kindliche Pylorusstenose* läßt sich
exakt diagnostizieren, wenn die Gesamtdicke
des Pylorus 15 mm, die Dicke der fast echofreien Muskelschicht 5 mm und die Länge des
Pyloruskanals 18 mm überschreitet.

Magenkarzinome. Sie sind ab einer gewissen
Größe zu erkennen, wenn sie schallkopfnah
liegen (Antrum und Vorderwand des Korpus).
Durch die Milz hindurch werden Tumoren der
großen Kurvatur, ventral der Aorta werden
Kardiakarzinome gesucht (Abb. 102).
Karzinome sind schwach bis mittelstark
reflexiv und entweder als Raumforderungen
mit dem exzentrisch liegenden starken Reflexband des komprimierten Lumen, als knollige
Auftreibung umschriebener Areale mit aufgehobener Schichtung der Magenwand oder
durch Verlagerung der Lufthaube des Korpus
nach dorsal zu erkennen.

Magenlymphome. Sie reflektieren sehr
schwach („echoarm"), die Schichtung der Magenwand ist aufgehoben. Man findet oft das für
Lymphome typische „Auftreiben" von Organstrukturen, so daß beispielsweise am Magen
ein hirnwindungsartiges Bild aus nahezu reflexfreien, verdickten Falten entsteht
(Abb. 103).
Solche Befunde sind von benignen infiltrativen Prozessen wie etwa *M. Menetrier* nur
dann zu differenzieren, wenn die Schichtung in
letzterem Fall erhalten bleibt. Da auch benigne
Magenulzera die Wandschichtung aufheben,
sind sie von malignen Prozessen prinzipiell
nicht unterscheidbar, solange letztere nicht in
die Umgebung übergreifen. Auch können benachbarte *Lymphknotenvergrößerungen* entzündlicher und müssen nicht neoplastischer
Natur sein.

Magenwandtumoren liegen oft exzentrisch
zum ansonsten normal darstellbaren Magen,
die Lumenreflexe sind verlagert, nicht einge-
schlossen wie beim Karzinom. Gelegentlich
kann bei erkennbarer Schichtung ein genauere
Zuordnung zur primären Wandschicht und ein
Hinweis auf benigne Natur gewonnen werden.
Ist das Echomuster der Tumoren sehr ungleichmäßig und sind sie nicht mehr abgrenzbar,
wächst der Verdacht auf Malignität.

6.2.2
Darmveränderungen
Darmektasie und Ileus. Flüssigkeit, Chymus
und Luft füllen als Gemenge unterschiedlich
starker Reflexe das Darmlumen an, gleich ob
durch vermehrte Flüssigkeitszufuhr, durch vermehrte Sekretion und/oder verminderte Re-

sorption oder durch Obstruktion bei einem *mechanischen Ileus* (Abb. 100).

Vermehrte Flüssigkeit führt meist zu verstärkter Peristaltik, die ineinander verfolgbaren Darmschlingen sind rege durchmischt. Vermehrte Peristaltik läßt einen mechanischen Ileus von einem nur noch verformbaren *paralysierten Darm* unterscheiden.

Beim Kolonileus sieht man häufiger als das beschriebene Gemisch aus Luft, Chymus und Wasser eine Auftreibung der Haustren in Gestalt starker, breiter Reflexbogen.

Invagination. Sie erscheint als umschriebene, mehrfach geschichtete Raumforderung mit symmetrischem Aufbau und wird zumeist von einem Ileus begleitet (Abb. 101).

Langstreckige Veränderungen. Bei einer Reihe entzündlicher Darmerkrankungen beobachtet man eine Verdickung der Darmwand: Bei einigen *akuten infektiösen Enterokolitiden* (durch Salmonella, Yersinia, Campylobacter...) ist die Darmwand verdickt, die Schichtung erhalten, wobei die reflexstärkere L. submucosa und eine kissenartig verbreiterte, reflexschwache L. mucosa auffallen. Zusätzlich sieht man mesenteriale, rundliche, schwach echogene Lymphome.

Auch beim *Morbus Crohn*, einer transmuralen Entzündung, ist die verdickte Darmwand in vielen Darmabschnitten gut zu sehen. Hier ist die Schichtung in vielfältiger Weise verändert: disproportioniert, manchmal akzentuiert, manchmal verwaschen, manchmal aufgehoben (Abb. 104). Über die Bestimmung von Dicke und Längsausdehnung der Entzündung hinaus sieht man ihre Ausbreitung auf die Darmumgebung, entweder als reflexstarke Reaktion am Peritoneum und der Serosa (Abb. 105) oder als schwach echogene („echoarme") Ausläufer ins Mesenterium und in diesen Fistelstraßen mit starken, feinen Luftreflexen. Man sieht *Abszesse* als entweder echofreie oder mit starken Reflexen ausgestattete Raumforderung (Abb. 106). Man sieht die Stenose, das Konglomerat und den Ileus.

Die *Colitis ulcerosa* verdickt ebenfalls sonographisch erkennbar die Darmwand, allerdings weniger ausgeprägt und anhaltend (Abb. 107). Andere, seltene Darmerkrankungen wie *Amyloidose, pseudomembranöse und radiogene Kolitis* u.a.m. sind ebenfalls an einer

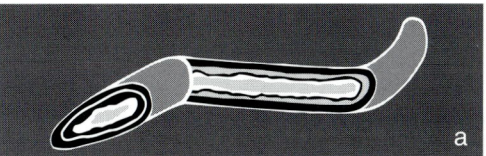
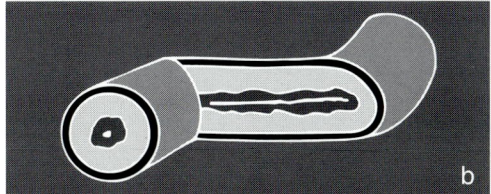
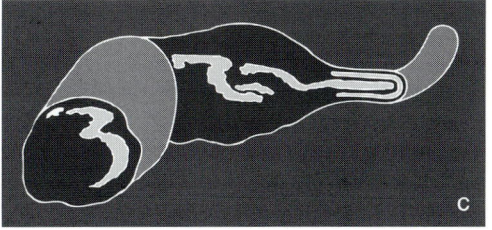
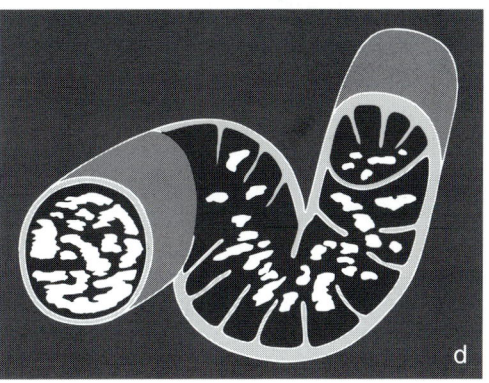

Schema 42:
Typen pathologischer Veränderungen am Magen-Darm-Trakt.

a) Normaler Darm mit der beschriebenen Fünf-Schichtung der Wand und einem entfaltbaren, spontan durchmischten Lumen.

b) Disproportionierte Darmwandverdickung, hier mit verdickter reflexiver Mittelschicht und betonter reflexschwacher Innenschicht, etwa bei einem M. Crohn.

c) Destruierte Darmwandverdickung mit aufgehobener Schichtung und verlagerten Luftreflexen, etwa beim Karzinom.

d) Darmektasie mit ausgedünnten Darmwänden, je nach Ursache aktiver oder aufgehobener Peristaltik und ins Lumen ragenden Kerckring-Falten. Hier als Dünndarmileus.

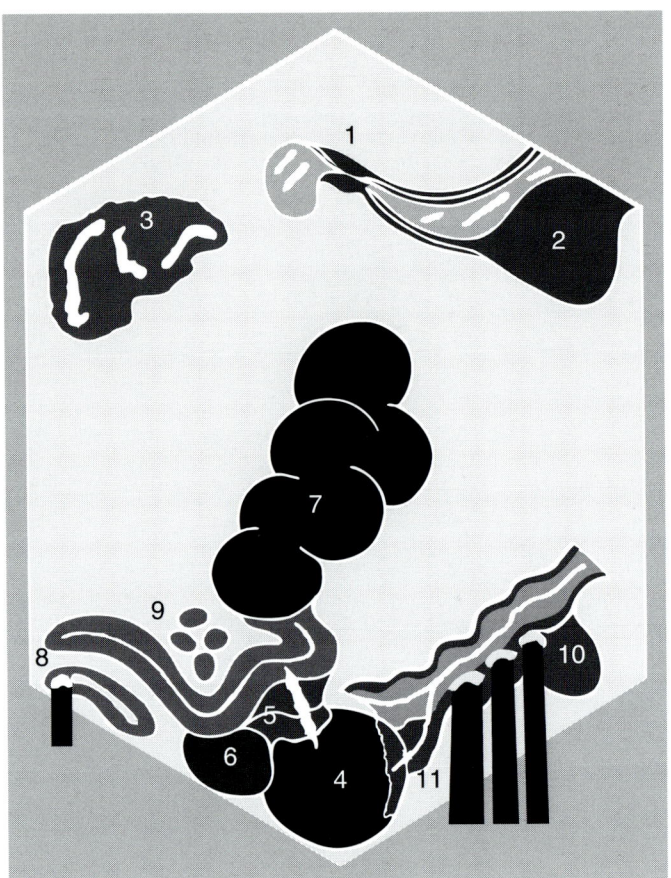

Schema 43:
Häufige pathologische Veränderungen am Magen-Darm-Trakt.
Aufhebung der Magenwandschichtung bei Antrumkarzinom(1) und Lymphom des Magens (2). Darmtumor mit eingeschlossener Luft (3). Langstreckige Darmwandverdickung durch entzündliche Prozesse mit dargestellten Komplikationen im rechten Unterbauch am Beispiel des M. Crohn: Fistelung zur Harnblase (4) und Mesenteriitis (5); sowie Abszeß (6) und Ileus (7). Schwellung der Appendix bei Appendizitis (8). Lymphknotenschwellung bei Darmentzündung (9). Im linken Unterbauch am Beispiel der Divertikulitis mit Lufthauben in und neben der verdickten Darmwand und einem peridivertikulitischen Abszeß (10) und Fistel (11).

langstreckigen Darmwandverbreiterung erkennbar.

Vaskulär bedingte Wandveränderungen. Mesenterialvenenthrombose oder Mesenterialinfarkt führen in den ersten Stunden zu einer schwach echogenen („echoarmen") Verdikkung der Darmwand, bevor der Ileus das klinische und sonographische Bild beherrscht.

Bei subakutem Verlauf ohne komplette Gangrän macht die Mischung aus Ödem, Nekrose, Ulzeration und Reparationsvorgängen bizarre, variabel echogene und reversible Bilder.

Stauung. Neben einer Lebervenenstauung, einer Erweiterung der V. cava sowie der Größenzunahme von Leber und Milz wird gelegentlich eine echoarme Verdickung der Magen- und Darmwände gesehen.

Blutung. Blutungen in die Darmwand, z.B. unter Behandlung mit Antikoagulantien, führen zu einer diffusen oder auch umschriebenen, zuerst schwach, im Verlauf unterschiedlich stark echogenen Verdickung der Darmwand.

Appendizitis. Die entzündete Appendix ist in vielen Fällen erkennbar (Abb. 108, 109). Man sieht eine geschichtete, längliche, tubuläre und blind endende Struktur, die nicht durch Kompression oder Peristaltik verformt wird. Durch den Schmerz geführt appliziert man den Schallkopf unter langsamer Kompression im rechten Unterbauch. Die *ödematöse Appendizitis* ist verdickt, schwach echogen und zeigt eine Wandschichtung. *Fäkolithen* verursachen einen Schallschatten hinter starken, groben Kuppenreflexen. Die *Phlegmone* führt zur reflexschwachen Auftreibung des Organs und schlechter Abgrenzung von der entzündlich veränderten Umgebung. Die *perforierte Appendix* zeigt eine Konturunterbrechung, vielleicht eine perityphlitische Entzündungsstraße bzw. einen abgegrenzten Abszeß. In diesen Fällen ist die Appendix selbst oft nicht mehr abgrenzbar.

Begleitend sieht man eine reflexstarke Abdeckelung der Entzündung. Das Ileum kann unspezifisch mitreagieren und (geschichtet) verdickt sein. Lymphknoten können vergrößert gefunden werden. Lokaler Aszites tritt auf.

Divertikulose. Eine ausgeprägte Divertikulose erkennt man einerseits an einer Verbreiterung der „echoarmen" äußeren Schicht, also an der Hypertrophie der L. muscularis, andererseits an starken Reflexzonen in oder sogar außerhalb der Darmwand, die den Lufthauben der Divertikel entsprechen (Abb. 110).

Bei Divertikulitis sind eine Verdickung der Darmwand mit Verbreiterung der L. submucosa und mucosa, schwach echogen umfaßte Divertikel-Lufthauben, eventuell entzündliche Ausläufer in die Umgebung, bzw. Fistelstraßen in Organe oder umschriebene Raumforderungen mit teils fehlenden, teils starken Reflexen als Abszesse zu erkennen. Reflexstarke, die Divertikel abdeckende Umgebungsveränderungen sind Ausdruck der Peridivertikulitis. Wegweisend ist der sonographisch gezielte Druckschmerz (Abb. 111).

Kolonkarzinom. Kolonkarzinome sind im Sonogramm unregelmäßig begrenzte, ungleichmäßig gemusterte Raumforderungen, die dem Dickdarm durch ihre Lage und die eingeschlossene, exzentrisch liegende Darmluft zugewiesen werden können. Mit der transrektalen Sonographie läßt sich die Ausbreitung von Rektumkarzinomen beurteilen (Abb. 112).

Lymphom. Lymphome der Darmwand heben die Schichtung auf, wobei bei langstreckigem Befall ein knolliges, aus sehr schwachen Reflexen aufgebautes Bild entsteht, während umschriebene Lymphome zu herdförmigen, ebenfalls meist sehr schwach reflektierenden Tumoren führen. Das Reflexband des Darmlumens ist in mehreren Ebenen verlagert und komprimiert (Abb. 113).

6.2.3
Stellenwert der Sonographie
Unter Einsatz höher auflösender Schallsonden von mindestens 5 MHz sind der Sonographie bei der Differenzierung des akuten rechten Unterbauchs (Appendizitis? akute Enterokolitis? akuter Crohn? Adnexitis...?) und der primären Diagnose der Divertikulitis, sowie in der Verlaufsbeobachtung des Morbus Crohn wertvolle neue Aufgaben zugewachsen.

6.2.4
Endoskopische Sonographie
Die morphologische Beurteilung des Ösophagus, Magens und Rektums gelingt durch die „Endosonographie" besser, eine „histologische" Beurteilung ist mit ihr natürlich auch nicht möglich. Hauptaufgabe für diese invasive Form der Sonographie ist somit die Stadienbeurteilung schon bekannter Tumoren und die Nachsorge.

7
Peritoneum

Der Peritonealraum ist normalerweise nur an seinen Grenzen erkennbar: an der Verschiebung der vorderen und hinteren Spalträume beim Atmen. Bedeutung erhält er erst bei pathologischem Inhalt: Transsudat, Exsudat, Luft, Blutung, Peritonitis und Abszesse machen ihn sichtbar.

7.1
Diffuse Veränderungen

Aszites. Freie Flüssigkeit ist Folge vieler (metabolischer, hämodynamischer, entzündlicher und neoplastischer) Erkrankungen und schon in kleinen Mengen erkennbar. Man findet sie vor allem subphrenisch, subhepatisch und sub-lienal in den Rezessus, in der Bursa omentalis, im kleinen Becken und in der Nachbarschaft erkrankter Organe (Abb. 115).

Meist ist Aszites echofrei, kann jedoch auch mit flottierenden Reflexen besetzt sein. Häufiger ist dies bei entzündlich oder neoplastisch entstandenem und vor allem bei chylösem Aszites (Abb. 116).

Sieht man Septen oder ist der Aszites „gefangen", so ist er eher entzündlich und neoplastisch entstanden.

Eine Verdickung der *Gallenblasenwand* findet man bei chronischer Lebererkrankung infolge portaler Hypertension, nicht bei entzündlichen oder neoplastischen Ursachen von Aszites.

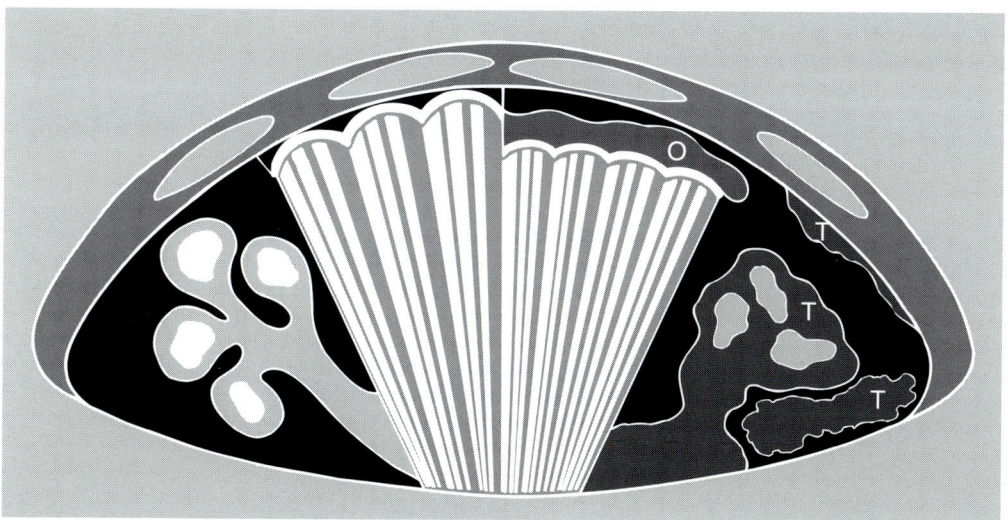

Schema 44:

Aszites.

Das zweigeteilte Schema zeigt links benignen Aszites, rechts malignen Aszites. Bei benignem Aszites bewegen sich die Darmschlingen frei, sind unbehindert peristaltisch durchmischt und schwimmen schwerkräftgemäß auf. Bei malignem Aszites ist das Omentum (O) verdickt, knollige oder flächige Auflagerungen auf Darmschlingen (T) und dem Peritoneum (T) werden beobachtet, der Aszites ist oft nicht echofrei. Bei entzündlichem Aszites wie bei malignem wird solcher Echobesatz gesehen; reflexstarke fibrotische Stränge können ihn bei beiden Ursachen durchziehen.

Peritonealkarzinose. Oft, aber nicht immer ist die maligne Genese peritonealer Flüssigkeit zu erkennen: Herdförmige Verdickung des parietalen und viszeralen Peritoneum, vor allem auf Darmschlingen; eine dicke, starre, dem Darm vorgelagerte Omentumplatte; die Fixierung des Mesenterium durch maligne Infiltration und der Verlust freier Darmbeweglichkeit sowie erkennbare Primärtumoren oder Tumorfolgen an den parenchymatösen Organen geben Hinweise. Manchmal ist der Peritonealraum durch ein schwach reflektierendes, nicht bewegliches Material ausgekleidet, das die Darmschlingen wie „in Gelee" einbettet (Abb. 117).

Peritonealtuberkulose. Bislang bei uns eine Seltenheit, ist sie in den Ländern der Dritten Welt weit verbreitet. Sie ist prinzipiell nicht von einem malignen Aszites zu unterscheiden: Freie und gefangene Flüssigkeit, oftmals von Septen durchzogen und mit flottierenden Echos besetzt, noduläre Auflagerungen und Verdickung des Omentum, und eine schwach reflektierende Auskleidung des Peritonealspalts mit Fixierung von Organen und Darmschlingen wie „in Gelee" machen ein buntes Bild, begleitet oft von mesenterialen und retroperitonealen Lymphomen.

Solche gelatinösen Auskleidungen des Peritoneum werden sonst nur beim *malignen Aszites* und beim *Pseudomyxoma peritonei*, einer entzündlichen Folge von Organperforationen (nach perforierten muzinösen Tumoren), gefunden.

Blutungen sind meist traumatisch (Unfälle, postoperativ), selten spontan. Die Hauptlokalisationen freier Flüssigkeit werden abgesucht und nach Organveränderungen wird gefahndet. Blut ist weder in Organen noch im Peritoneum obligat echofrei: Es kann aus unterschiedlich reflektierenden Anteilen bestehen (Abb. 118).

7.2
Umschriebene Veränderungen

Abszesse können sich überall in der Bauchhöhle bilden. Ihr Erscheinungsbild variiert von völlig reflexfreien Raumforderungen über schwach reflektierende bis zu mit starken Reflexen versetzten, ungleichmäßigen Arealen. Manche Abszesse sind luftbesetzt, erkennbar an starken, groben Reflexen mit Schweifartefakten. Mesenteriale und peritoneale Begleitreaktionen sind erkennbar: Aszites, Abdeckelung durch reflexstarken „Pannus", Lymphome (Abb. 120).

Biliome sind umschriebene, echofrei erscheinende Ansammlungen von Galle, postoperativ oder bei Perforation entstanden und in der Nachbarschaft von Leber und Gallenblase lokalisiert.

Freie Luft im Abdomen. Eine intraperitoneale Luftansammlung ist im günstigsten Fall ab 10 ml erkennbar. Dabei wird der Patient in einer Links- oder Rechtsseitenlage oder mit leicht erhobenem Oberkörper untersucht, damit sich die freie Luft zwischen Leber oder Milz und Peritoneum parietale ansammelt; sie sollte nicht bis unter die Zwerchfellkuppel ansteigen, da dann die Unterscheidung zur Lungenluft schwieriger wird (Abb. 119).

Im Sonogramm zeigt sich eine flächige Reflexgruppe aus starken und mittelfeinen Echos mit einem Schweifartefakt (sich nach dorsal verschmälernde Vielfachechos). Diese Reflexgruppe verschiebt sich bei Atmung wenig, während sich die Leber oder Milz darunter hin- und herschieben.

Abbildungsteil – Magen-Darm-Trakt und Peritoneum

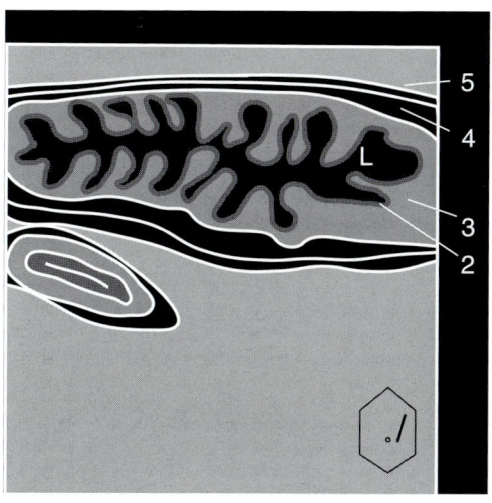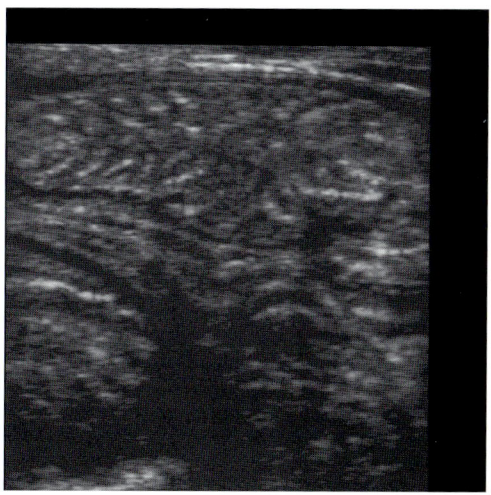

Abbildung 98:

Darmwandschichten.

Vom gefüllten, ausgefalteten Lumen (L) aus kann man 5 Schichten zählen: die hier ausgefaltete Grenzfläche zum Lumen, eine ebenfalls in die Falten hineingezogene reflexschwache L. mucosa (2), eine reflexstärkere L. submucosa (3), eine hier durch dargestellte Grenzfläche nochmals in Stratum circulare und longitudinale differenzierbare, reflexschwache L. muscularis propria (4), sowie die reflexstarke Außenschicht (5). In der Tiefe des Bildes sind weitere geschichtete Darmschlingen zu erkennen.

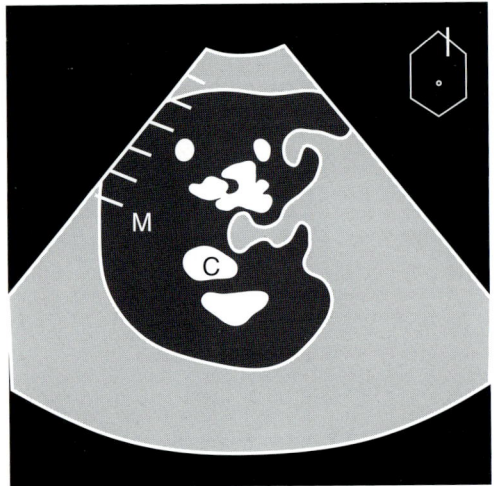
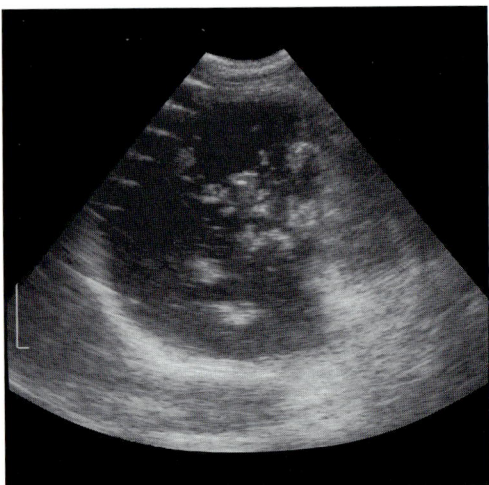

Abbildung 99:
Magenektasie.
Echofrei aufgetriebenes Magenlumen (M), in dem einzelne Speisereste (C) flottieren.

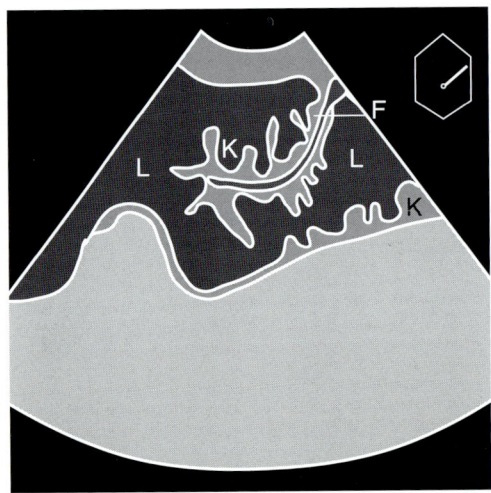
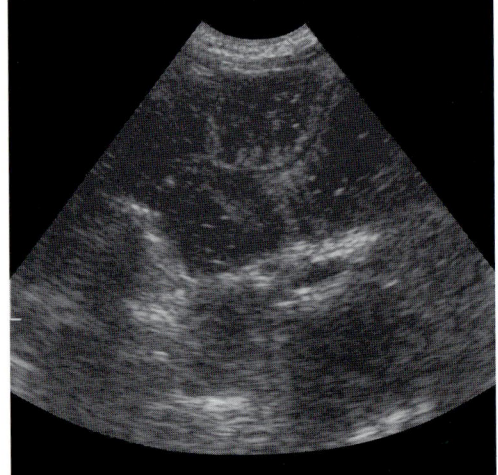

Abbildung 100:
Dünndarmileus.
In ein aufgetriebenes Lumen (L), mit flottierenden Luftbläschen ragt eine größere Faltung (F), die wiederum kleinere Kerckring-Falten (K) trägt, hinein.

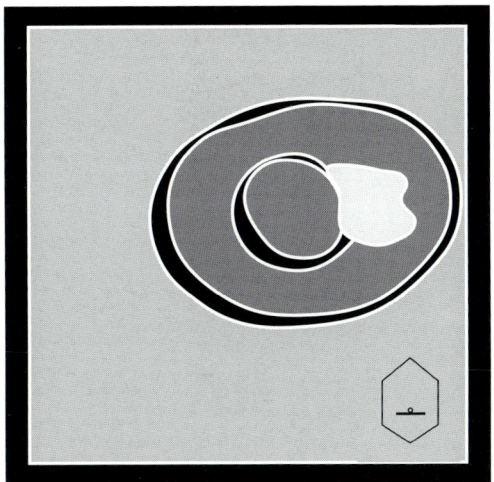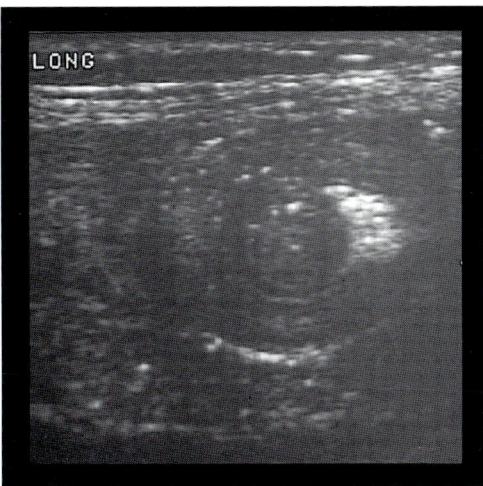

Abbildung 101:
Invagination.
Ringförmige, harmonisch geschichtete quergeschnittene Darmwandverdickung.

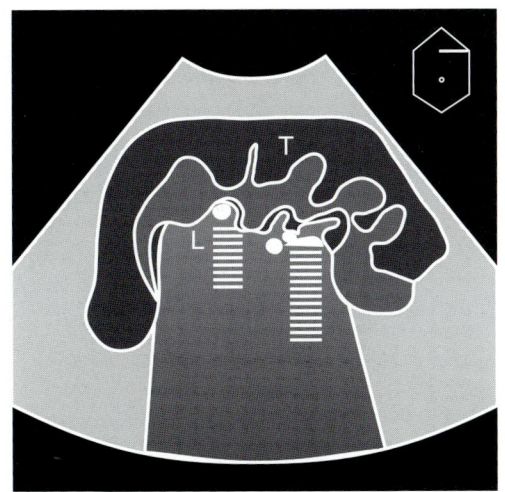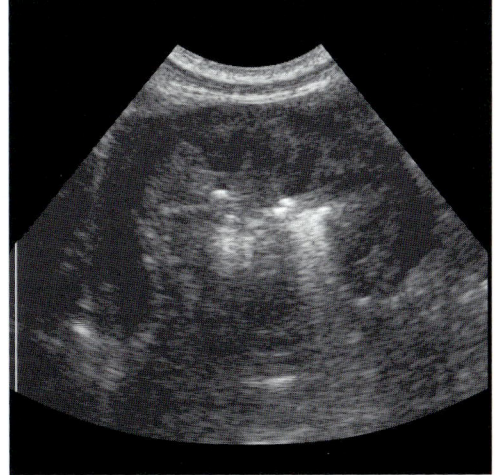

Abbildung 102:
Magenkarzinom.
Die Magenwand ist durch einen inhomogen aufgebauten Tumor (T) verdickt, die Lufthaube (L) des Korpus dadurch nach dorsal verlagert.

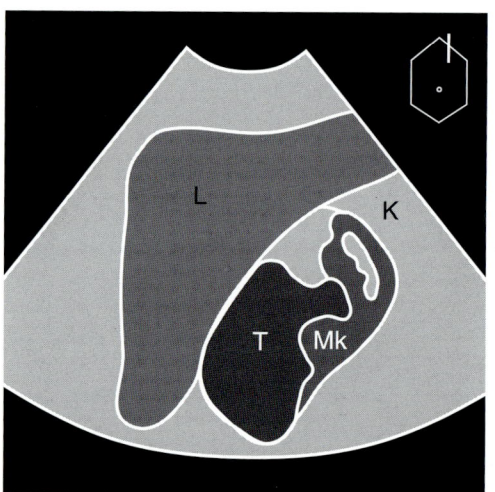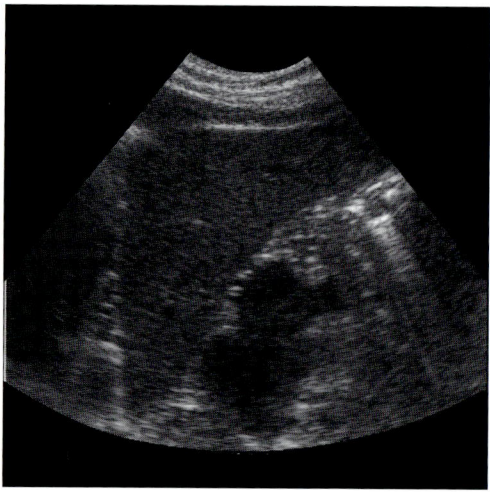

Abbildung 103:

Magenlymphom.

Der Magenkorpus (Mk) ist durch einen exzentrisch wachsenden, fast echofreien Tumor (T) verdickt. Leber (L), Kolon (K).

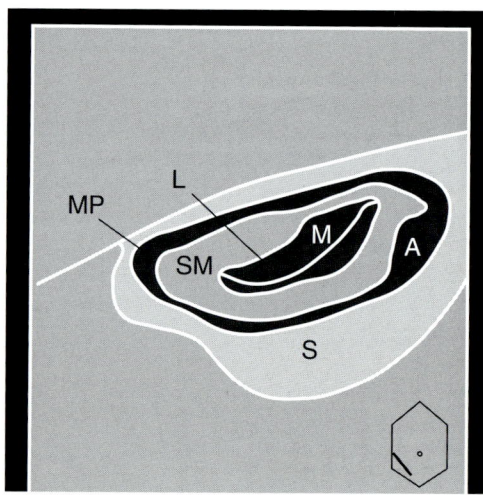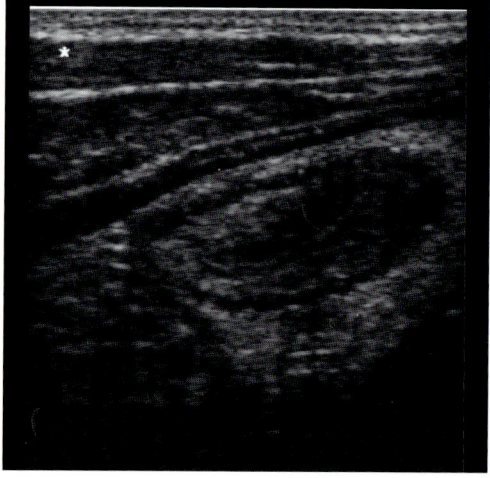

Abbildung 104:

Morbus Crohn.

Der quergeschnittene Darm zeigt ein disproportioniertes, akzentuiertes Schichtungsbild mit komprimiertem Lumen (L), schwach reflektierender verbreiterter L. mucosa (M), starker und verbreiterter L. submucosa (SM), schwach reflektierender L. muscularis (MP) mit einer herdförmigen Veränderung zur Submukosa hin (Abszeß?- A) und einer reflexstarken, verbreiterten Außenschicht (S), was einer Abdeckelung der Entzündung entspricht.

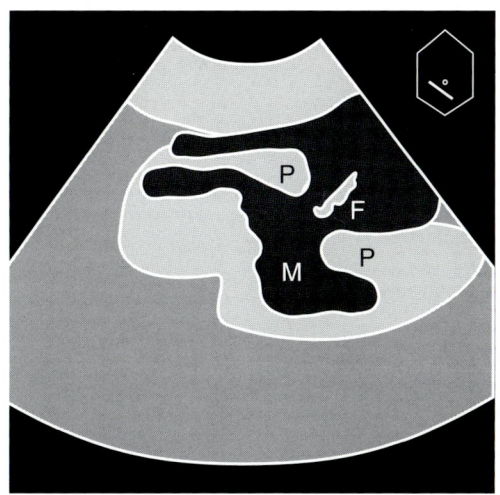 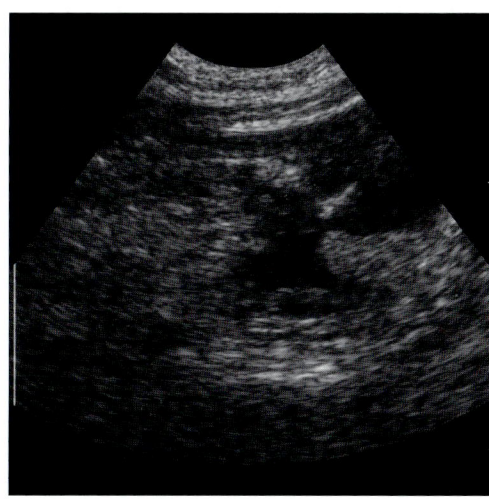

Abbildung 105:
Morbus Crohn (Fistel).
Von einer verdickten Darmschlinge aus zieht eine unscharf abgegrenzte, breit im Mesenterium verlaufende reflexschwache Entzündungsstraße (Mesenteriitis - M), in der ein starkes und grobes Reflexband einen Fistelgang (F) anzeigt. Die ganze Region ist durch reflexstarke Peritonealreaktion (P) abgedeckelt.

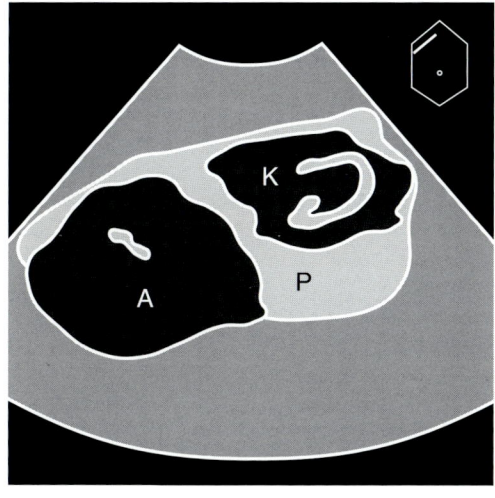 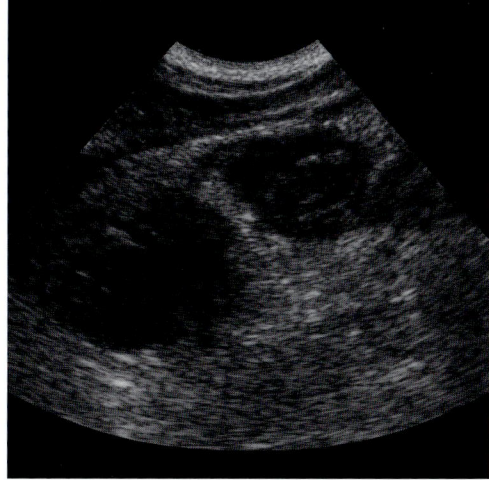

Abbildung 106:
Abszeß bei M. Crohn.
Eine verwaschen geschichtete Dickdarmschlinge (K) ist durch stark echogene Peritonealreaktion (P) abgedeckelt. Daneben liegt eine unscharf begrenzte, inhomogene reflexschwache Raumforderung mit einzelnen stärkeren Reflektoren, die hier einem Abszeß (A) entspricht.

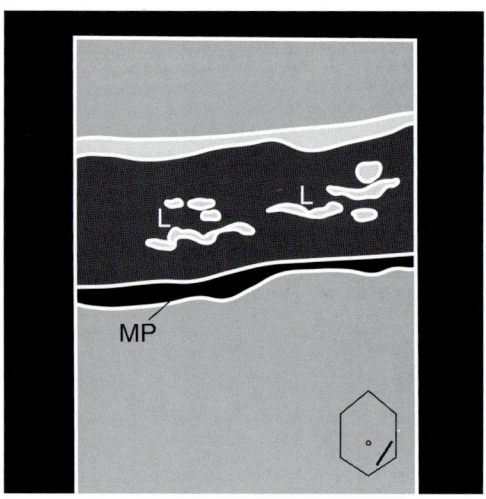
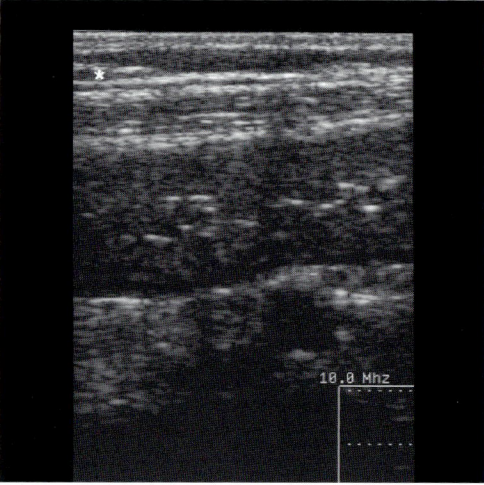

Abbildung 107:
Colitis ulcerosa.
Längsgeschnittenes Kolon mit erheblicher Wandverbreiterung durch eine reflexschwache homogene Verdickung vor allem der Mukosa und Submukosa, die hier nicht differenzierbar sind. Der Lumenreflex (L) ist stufenweise und versprengt angeordnet (beim M. Crohn linear ausgespannt). L. muscularis propria (MP). Keine Abdeckelung der Entzündung.

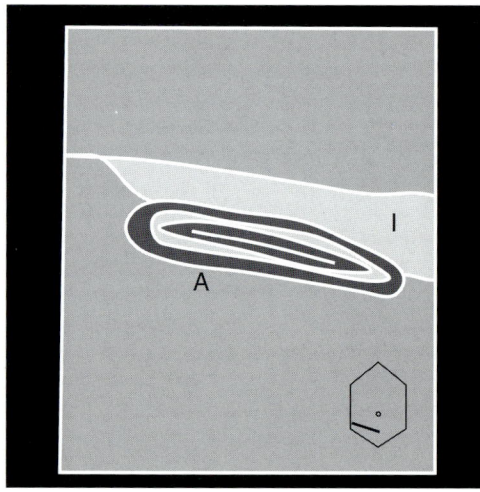
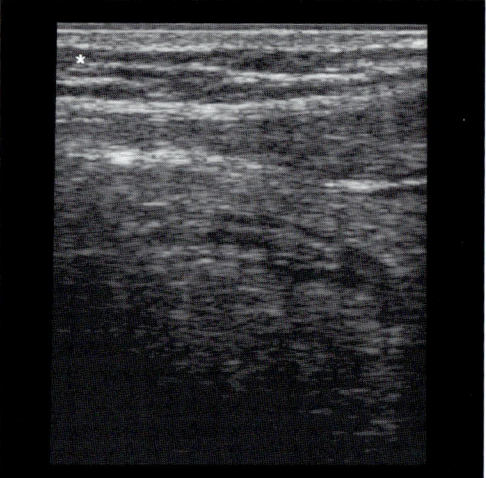

Abbildung 108:
Appendizitis.
Durch den Druckschmerz unter vorsichtiger Kompression im rechten Unterbauch geleitet, entdeckt man nach einigem Suchen eine nicht peristaltisch durchmischte, blind endende, geschichtete tubuläre Struktur (A), die der ödematös aufgetriebenen Appendix entspricht. Darüber liegt das nicht verdickte terminale Ileum (I).

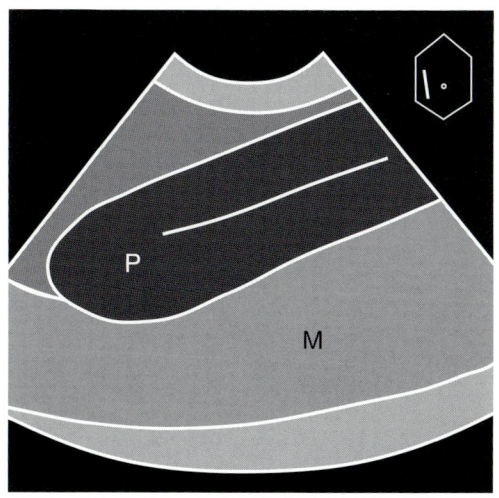 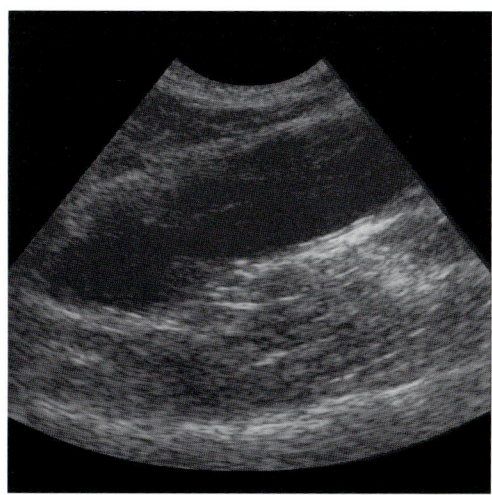

Abbildung 109:
Phlegmone.
Druckschmerzhaft aufgetriebener echofreier wurstförmiger Tumor (P) im rechten Unterbauch vor dem M. iliopsoas (M).

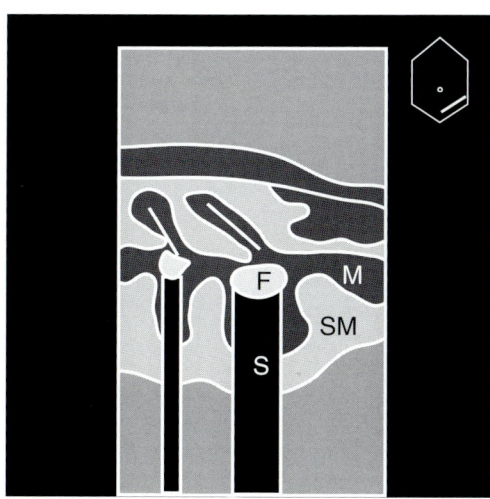 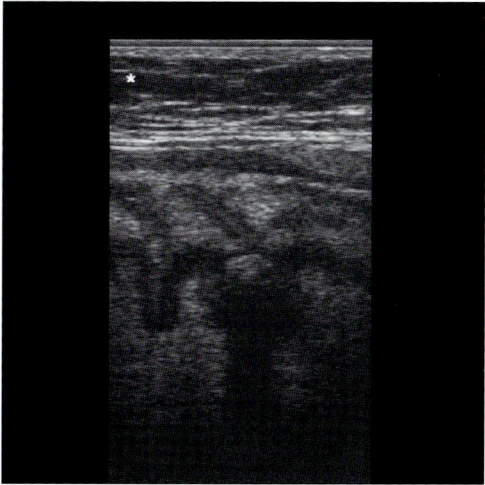

Abbildung 110:
Divertikulose.
Der Darm ist längsgetroffen. Vor allem eine reflexstarke L. submucosa (SM) beherrscht das Bild. Die L. mucosa (M) ist ebenfalls verdickt, es finden sich Ausläufer in die Submukosa. Fäkolithen (F) mit Schallschatten (S) liegen in den Divertikeln. Die ausgeprägte Mukosaschwellung spricht für eine akute Entzündung.

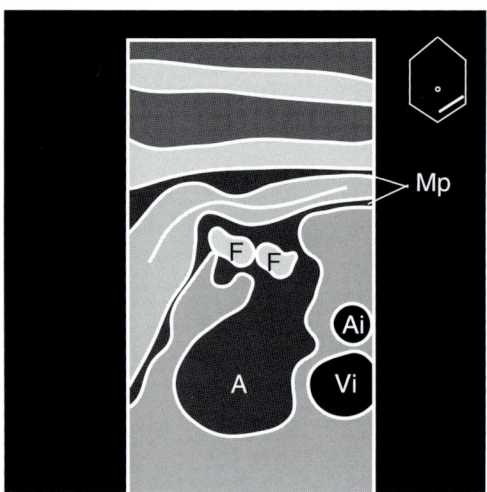
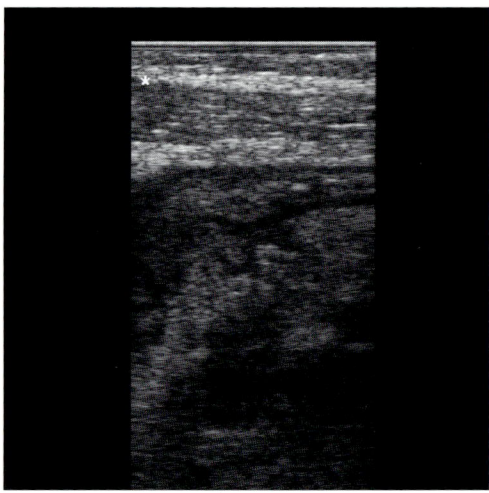

Abbildung 111:
Divertikulitis mit Abszeß.
Die mäßig verdickte Darmwand zeigt eine hypertrophierte L. muscularis propria (MP). Zwei Fäkolithen (F) in der Darmwand sind von einer schwach reflexogenen Entzündungsstraße umgeben (Peridivertikulitis). Aus dieser entwickelt sich eine unscharf begrenzte, schwach echogene Raumforderung: ein Abszeß (A). A. und V. iliaca (Ai,Vi).

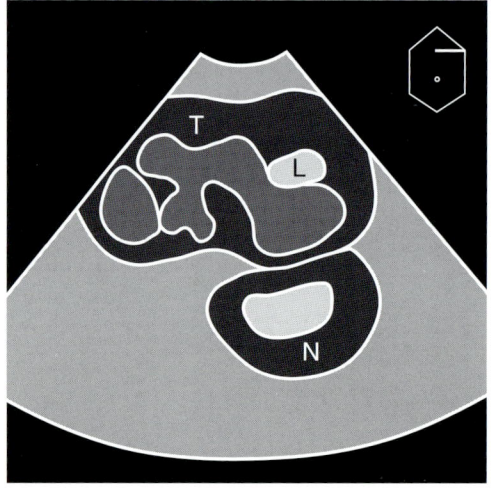
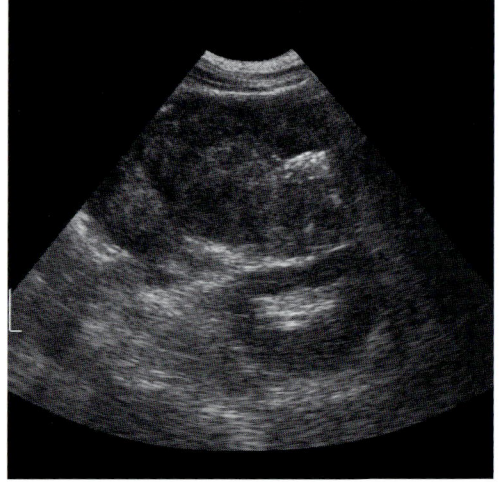

Abbildung 112:
Kolonkarzinom.
Bizarre, inhomogen aufgebaute Raumforderung mit eingeschlossener, exzentrischer Lufthaube (L) und destruierter Wandschichtung: Tumor (T) der linken Kolonflexur. Linke Niere (N).

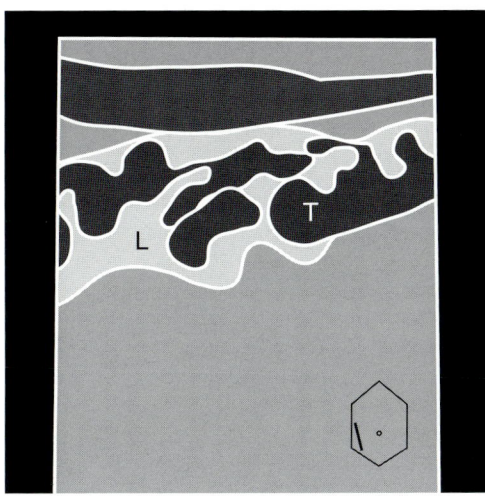 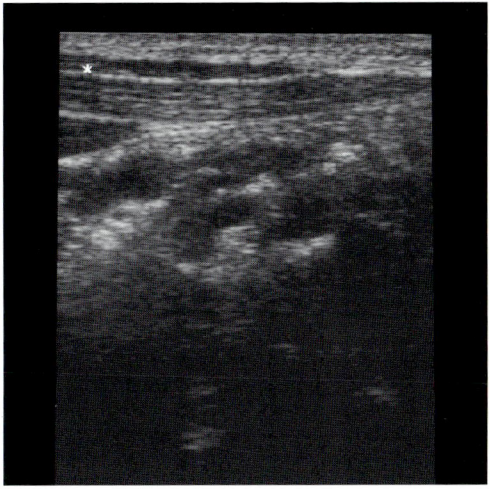

Abbildung 113:
Darmlymphom.
Die Darmwand ist destruiert durch eine bizarre, ungleichmäßige, eher schwach und fein reflektierende, knollige Raumforderung (T), die das Lumen (L) ausdünnt und in allen Ebenen verlagert.

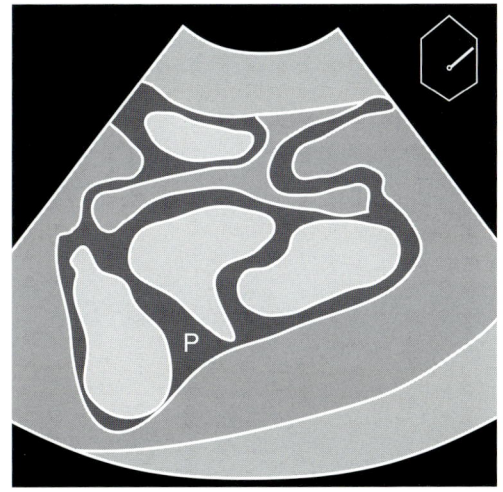 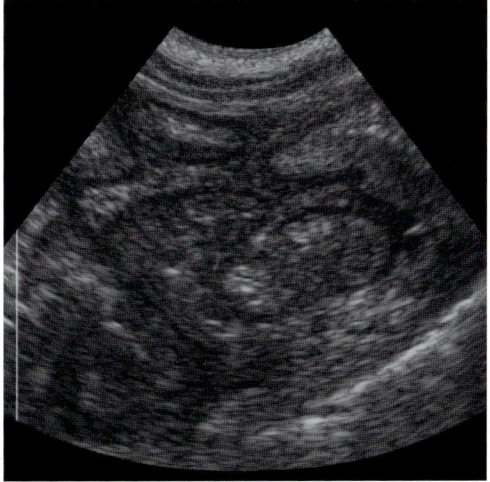

Abbildung 114:
Peritonitis.
Die Außenschicht der geschnittenen Darmschlingen ist reflexschwach verdickt (P).

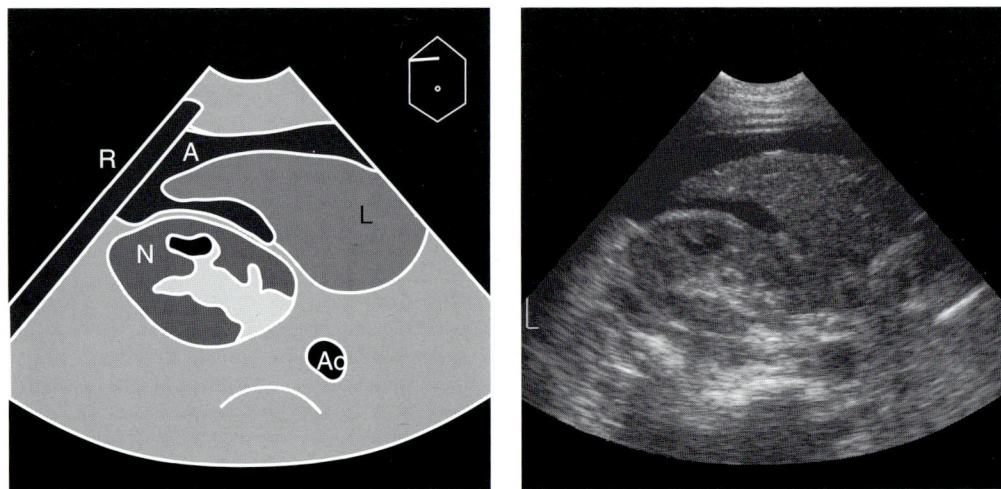

Abbildung 115:
Benigner Aszites.
Bei Leberzirrhose mit verdichteter und verstärkter Struktur bei Schrumpfung des Organs (L) sieht man einen echofreien Raum (A), der das Abdomen ausfüllt. Aorta (Ao), rechte Niere (N), Rippenschatten (R).

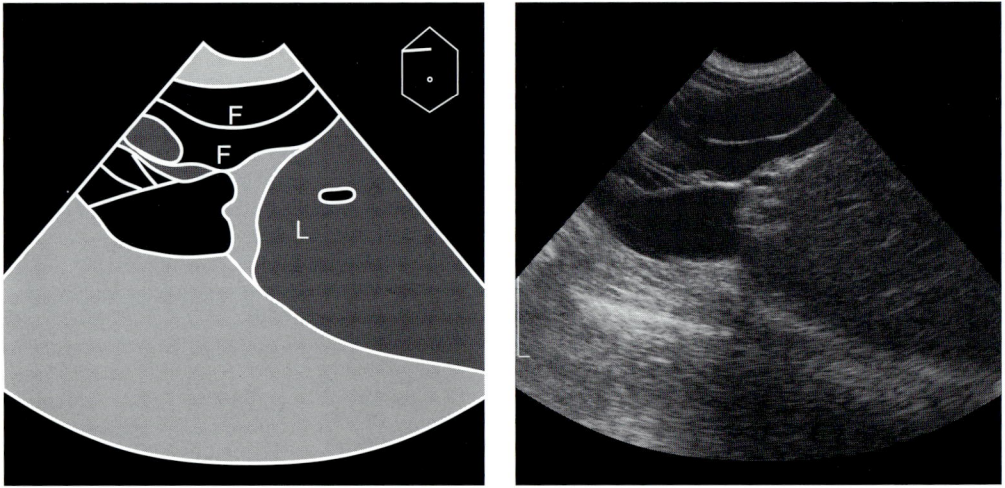

Abbildung 116:
Entzündlicher Aszites.
Die Leber (L) ist durch fibrotische (F) Stränge mit der Bauchdecke verbunden. Agressiver Aszites bei Pankreatitis.

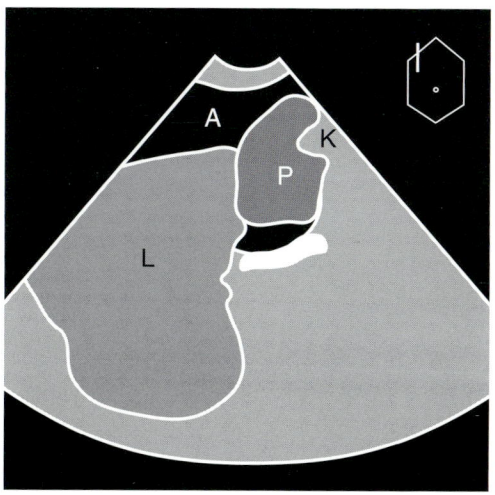
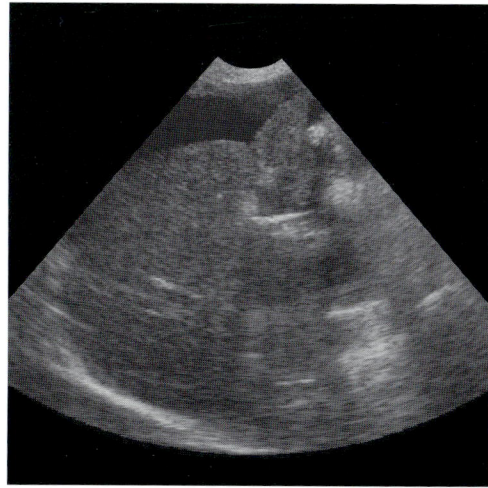

Abbildung 117:
Maligner Aszites.
Höckrige Leberkontur und grobe Leberstruktur (L) bei bekannter Leberzirrhose sprechen für eine benigne Genese des Aszites (A). Knollige, nicht kompressible oder peristaltisch sich durchmischende Verdickungen des Peritoneum (P) machten eine Punktion erforderlich, die maligne Zellen ergab. Es handelte sich um ein disseminiert wachsendes hepatozelluläres Karzinom als Grundkrankheit. Rechte Kolonflexur (K).

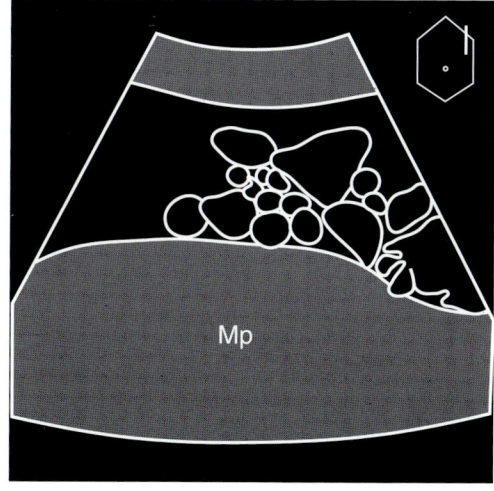
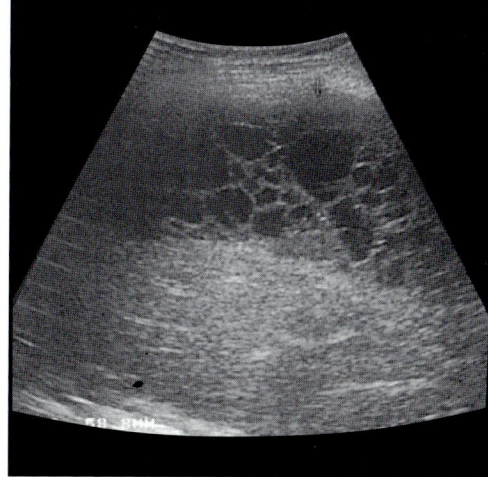

Abbildung 118:
Hämaskos.
Vor dem M. psoas (Mp) erkennt man eine reflexfreie, von stark echogenen Septen durchzogene intraabdominelle Raumforderung, die freiem, schon organisiertem Blut nach einem Trauma entspricht.

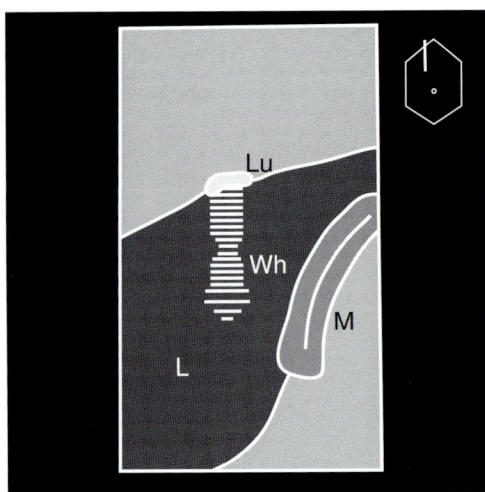 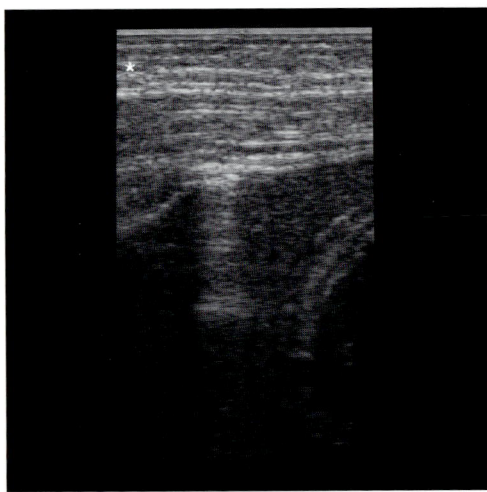

Abbildung 119:
Freie Luft.
An der Lebervorderfläche (L) wird eine helle Reflexgruppe (Lu) mit Schweifartefakten im Peritonealspalt gefunden(Wh). Gesucht und erst nach mehrfacher Umlagerung dargestellt wurde sie bei klinischem Verdacht auf eine Darmperforation bei Morbus Crohn. Magen (M).

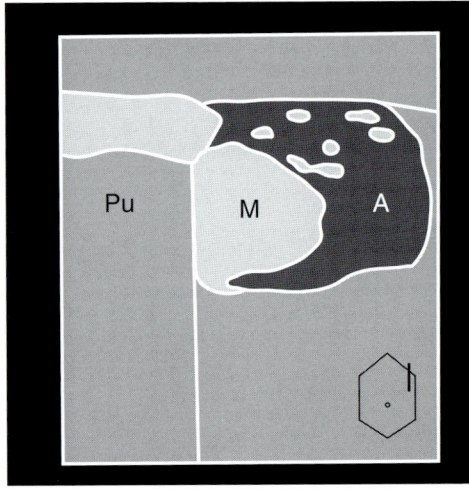 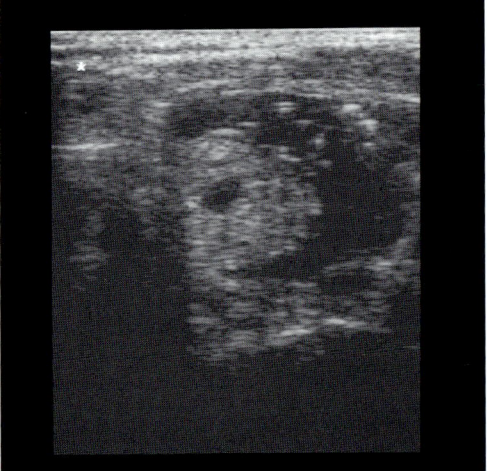

Abbildung 120:
Subphrenischer Abszeß.
Nach Bauchoperation erkennt man unter dem linken Diaphragma eine gemischte, vorwiegend echofreie Raumforderung, die sich um den Magen (M) gelegt hat und hier einem postoperativ entstandenen Abszeß (A) der freien Bauchhöhle entspricht. Lunge (Pu).

8
Milz

8.1
Normalbefund

Aufgrund der geschützten Lage unter dem linken Rippenbogen ist die normalgroße Milz durch einfache klinische Untersuchungsverfahren wie Palpation und Perkussion nur unzureichend beurteilbar und nicht selten entzieht sich auch eine deutlich vergrößerte Milz dem klinischen Nachweis. Daher ist die Sonographie heute das Verfahren zur Milzdarstellung und Beurteilung.

Untersuchungstechnik. In Rückenlage oder in rechter Halbseitenlage läßt man den linken Arm über den Kopf heben und spreizt dadurch

die Interkostalräume (ICR), so daß die Milz im 9./10. ICR links bei rippenparalleler Untersuchung im längsten Organdurchmesser dargestellt werden kann. Hier lassen sich, besonders gut mit Sektor-Scannern, auch die zwerchfellnahen kranialen Milzanteile, deren Beurteilung wegen störender Überlagerung durch Luft im Recessus phrenicocostalis behindert ist, untersuchen. Es wird auch im Querschnitt, bei In- und Exspiration sowie im Stehen untersucht.

Topographie. Die Milz liegt unter dem linkem Diaphragma und ist mit ihrer Organlängsachse parallel zur 10. Rippe ausgerichtet. Ihre Facies visceralis ist in enger Nachbarschaft zur linken Niere, Nebenniere, zum Pankreasschwanz,

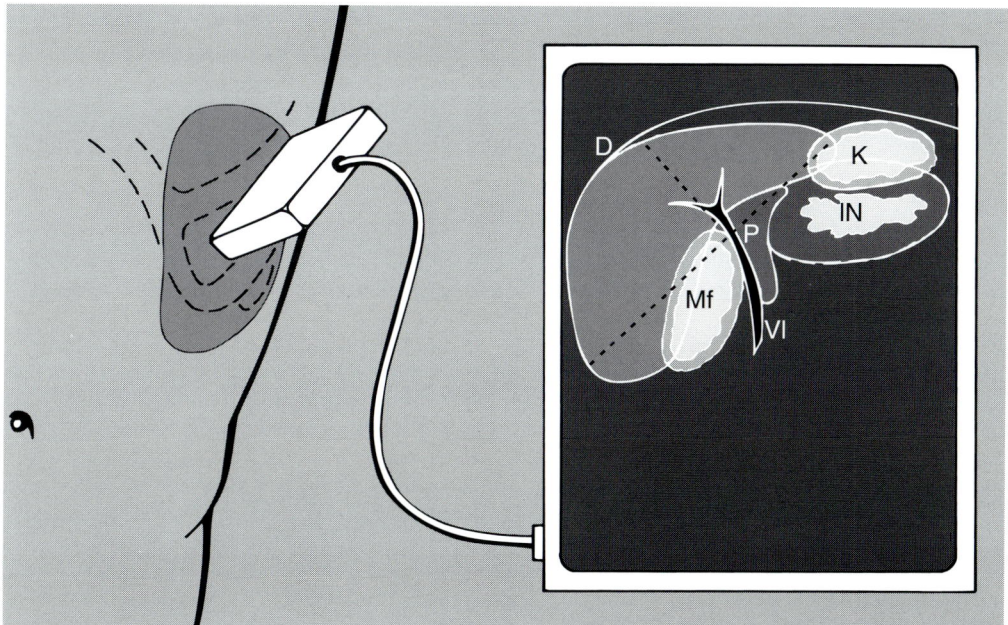

Schema 45:
Darstellung der Milz.
Der Schallkopf wird im Interkostalraum angelegt, um den größten Milzdurchmesser zu sehen. Kranial liegt das Diaphragma (D), kaudal die linke Niere (lN) und linke Kolonflexur (K). Der Milzhilus mit Pankreasschwanz (P) und V. lienalis (Vl) ist einzusehen. Durch Kippung nach ventral kommt man in den Fundus des Magens (Mf).

zum Magen und zur linken Kolonflexur. Bei vergrößerter Leber oder asthenischem Körperbau kann sich der vergrößerte linke Leberlappen zwischen Milz und Zwerchfell drängen (Abb. 12).

Normalmaße. Als Normalwerte gelten:
— 11 cm im größten Organlängsdurchmesser (Verbindungslinie des kraniomedialen mit dem kaudalen Milzpol) im Interkostalschnitt,
— 5 cm Milzdicke (Senkrechte zum Organlängsdurchmesser im Interkostalschnitt vom Milzhilus zur lateralen Außenkontur),
— 7 cm Milzbreite in a.p. Richtung (Schnittführung quer zur rippenparallelen Untersuchung im ICR).
Zur intraindividuellen Verlaufsuntersuchung ist die Volumenbestimmung der Milz (1/2 × Länge × Dicke × Breite) am besten geeignet.

Kontur. Die Außenkontur ist glatt, narbige Einziehungen oder Einkerbungen sind selten sichtbar. Die Milzform ist sehr variabel, im rippenparallelen Längsschnitt häufig halbmond- bis bohnenförmig. Die Milzvene ist im Milzhilus regelmäßig kurzstreckig darstellbar.

Struktur. Die normale Milz reflektiert stärker als die normale Niere und gering stärker als die normale Leber. Die Binnenreflexe sind fein. Milzvenenäste können innerhalb der normalgroßen Milz nur kurzstreckig hilusnah, bei Splenomegalie über größere Abschnitte gesehen werden.

Nebenmilzen findet man im Milzhilus, entlang der Milzgefäße und nur selten am unteren Milzpol als kugelige oder ellipsoide Raumforderungen mit gleichem Echomuster wie die Milz. Nebenmilzen können nach Splenektomie bis zur Größe einer normalen Milz hypertrophieren, haben dann aber eine eher kugelige Form.

8.2
Pathologische Veränderungen

8.2.1
Diffuse Milzveränderungen
Viele Erkrankungen gehen mit einer Milzvergrößerung einher. Es sind dies akute und chronische Infektionen, lympho-/ myeloproliferative Erkrankungen, Speicherkrankheiten, Kollagenosen und Erkrankungen mit portaler Hypertonie (Abb. 121, 122).
Dabei findet sich eine Größenzunahme mit Verplumpung der Milzpole ohne Änderung der Echostärke. Über eine Zunahme der Echostärke bei malignem Lymphom und Erkrankungen des hämatopoetischen Systems wurde berichtet. Die Milzgefäße sind intra- und extralienal entsprechend der zunehmenden Organgröße sehr gut darstellbar. Bei portalem Hochdruck sind sie erweitert, man sieht Umgehungskreisläufe oder bei Pfortader-/ V. lienalis-Thrombose echogenes Material im Gefäß bzw. eine Obliteration von Gefäßen.

8.2.2
Herdförmige Milzerkrankungen
Milzzysten sind selten. Man unterscheidet kongenitale (echte, dysontogenetische) Zysten, parasitäre und Pseudozysten (in der Folge nach Hämatomen, Abszessen) (Abb. 123).
Sonomorphologie: Zysten sind im typischen Sonogramm echofrei, haben eine glatte Begrenzung und machen eine Schallverstärkung. Wandverkalkungen sind möglich. Größere Zysten enthalten oft reflektierendes, flottierendes Material. Auch nach Einblutung in eine Zyste kann der Inhalt reflektieren, wodurch ein Tumor vorgetäuscht werden kann. Beim Echinococcus cysticus sind die Zysten septiert mit Wandverkalkungen und kleinen Tochterzysten.

Milzabszeß. Eine bakterielle Endokarditis, die Infektion eines traumatisch bedingten Milzhämatoms, Mikroembolien bei Sichelzellanämie und hämatologische Erkrankungen unter einer Chemotherapie sind manchmal durch einen Milzabszeß kompliziert. Bei Infektion benachbarter Organe (z.B. bei Pankreasschwanzabszeß infolge einer Pankreatitis) kann eine Durchwanderung in die Milz stattfinden.
Sonomorphologie: Abszesse machen wie an allen Organen eine buntes Bild von echofreien über gemischte Formen bis zu solchen mit stark reflektierenden, sogar Schweifartefakte durch Luftbesatz verursachenden Anteilen. Es besteht keine scharfe Abgrenzung des Befundes zum umliegenden Milzparenchym. Auffallend ist die Vergrößerung und Verplumpung des Organs (Abb. 126).

Milzinfarkt. Bei embolischen Erkrankungen kann es zu einem Milzinfarkt kommen.

Schema 46:
Herdförmige Milzveränderungen.
Das Spektrum reicht von zystischen
bis verkalkten Raumforderungen:
a) blande Milzzyste,
b) septierte Milzzyste,
c) Milzkapseleinriß und echofreier
Kontusionsherd,
d) kleine und größere schwach echogene Lymphomherde,
e) keilförmiger Milzinfarkt,
f) gemischter Tumor (z.B. Lymphom,
Metastase, rundlicher Infarkt oder
Abszeß),
g) reflexstarker Herd (Lipom, Hämangiom),
h) blande Verkalkung.
Außerdem abgebildet eine Nebenmilz (NM), der Pankreasschwanz (P)
und die V. lienalis (Vl).

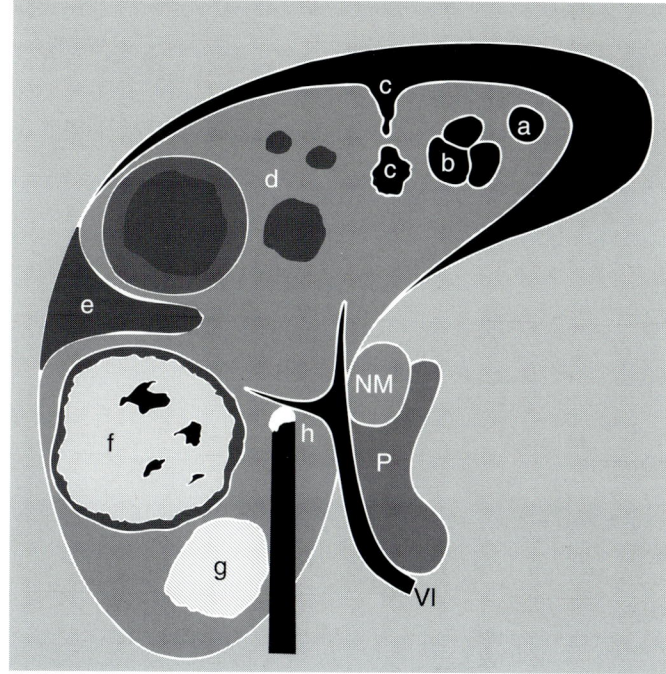

Sonomorphologie: Der frische Milzinfarkt
wird wegen der anfangs schlechten Abgrenzbarkeit häufig übersehen. Der dann schwach
echogene, unscharf begrenzte Bezirk, der keilförmig bis zur Milzoberfläche reichen kann,
meist jedoch als rundlicher oder flächiger
Strukturdefekt erscheint, heilt unter zunehmender Schrumpfung und Zunahme der Echogenität aus. Abszeßbildung, subkapsuläre Blutungen und arteriovenöse Fisteln im ehemaligen
Infarktareal können auf den Infarkt folgen
(Abb. 127).

Verkalkungen kommen in Milzgefäßen, im
Parenchym nach Infektionen, in Metastasen
oder Hämatomen vor: Starke und grobe Reflexe werden von einem Schallschatten gefolgt
(Abb. 125).

Hämangiome der Milz sind seltener als Leber-
hämangiome. Wie diese sind sie meist reflexstark und grob, selten reflexschwach oder haben ein ungleichmäßiges Muster. Sie treten
einzeln wie multipel auf. Die Abgrenzung gegenüber Tumoren und Metastasen aufgrund der
Sonographie allein ist nicht möglich
(Abb. 124).

Primäre Milztumoren sind selten. **Metastasen** sind bei einigen Tumoren immer wieder
auch in der Milz zu finden. Sonographisch sind
sie meist schwächer echogen oder von gemischtem Aufbau, seltener gegenüber dem
normalen Milzparenchym echogleich mit einem echoarmen Randsaum, manchmal auch
stärker echogen.

Die **Lymphominfiltration** erscheint als umschriebene oder diffuse Milzinfiltration. Dabei
werden entweder vereinzelte oder multiple,
sehr schwach echogene Herde über die Milz
verteilt gefunden oder einzelne größere Herde,
die manchmal aus fast echofreien Knoten zu-
sammengesetzt erscheinen (Abb. 128, 129).
Häufiger ist ein diffuser Befall der Milz,
manchmal mit sehr kleinherdigen Veränderungen (unter dem Bild der netzartigen, „unruhi-
gen" Milzstruktur).

8.2.3
Milztrauma
Als Traumafolge kann es zu einem intrapapren-
chymatösen Hämatom, einem subkapsulären
Hämatom oder zu einer ein- oder zweizeitigen
Milzruptur kommen.

Milzhämatom. Das subkapsuläre oder intraparenchymatöse Milzhämatom ist sonographisch eine umschriebene Veränderung im Parenchym mit anfangs echofreier bis echoschwacher Binnenstruktur und Schallverstärkung (Abb. 130).

Hämatome können aber auch, wenn echogen, vom normalen Milzgewebe nicht unterscheidbar sein und sich erst im Verlauf reflexschwächer („echoarm") abgrenzen.

Milzruptur. Die häufigste Ursache für eine Milzruptur ist das stumpfe Bauchtrauma. Die Ruptur einer gesunden Milz ohne Trauma ist eine extreme Seltenheit. Spontane Rupturen wurden bei ausgeprägten Splenomegalien beobachtet.

Als Folge eines Milzparenchymeinrisses ohne Kapselriß kann es zunächst zum beschriebenen subkapsulären Hämatom kommen. Der spätere Milzkapseleinriß (Stunden bis Wochen nach dem initialen Parenchymeinriß) führt dann zur „zweizeitigen Milzruptur" mit Blutung in die freie Bauchhöhle.

Bei der „einzeitigen Milzruptur" kommt es dagegen gleichzeitig mit dem Parenchymeinriß auch zum Kapselriß und der sofortigen Blutung in die freie Bauchhöhle (Flüssigkeitsnachweis perilienal, perihepatisch, im Douglas-Raum und zwischen den Darmschlingen). Gelegentlich ist der Nachweis freier Flüssigkeit im Abdomen der einzige sonographische Hinweis auf eine Milzruptur.

Sonographische Kontrolluntersuchungen nach stumpfem Bauchtrauma sollten daher möglichst bald nach dem Trauma (evtl. mit gefüllter Harnblase) und je nach klinischer Situation mehrfach im Verlauf durchgeführt werden, um die späten Komplikationen zu erkennen.

8.2.4
Perisplenische Raumforderungen

Die Milz kann von echofreiem Aszites oder Blut (das aber auch echogen sein kann) umgeben sein oder es kann bei echofreier bis gemischter Raumforderung und bei gleichzeitig verminderter Atemverschieblichkeit des Zwerchfells und der Milz ein subphrenischer Abszeß (z.B. postoperativ) vorliegen (Abb. 120).

9 Lymphknoten

Die Sonographie ist zur Beurteilung pathologisch veränderter Lymphknoten im Abdomen gut geeignet und sollte daher immer die Erstuntersuchung bei der Suche nach primärem oder metastatischem Befall durch eine vorliegende Grunderkrankung sein.

9.1 Normalbefund

Die parietalen Lymphknoten (para-/retroaortal, para-/retrokaval) liegen retroperitoneal und drainieren die unteren Extremitäten, Organe des kleinen Beckens und den Retroperitonealraum.

Die in den Peritonealfalten und an der Mesenterialwurzel bis ventral der Aorta gelegenen viszeralen Lymphknoten erhalten ihren Zufluß aus dem Gastrointestinaltrakt, dem Pankreas und dem hepatobiliären System. Maligne Hodgkin- und Non-Hodgkin-Lymphome befallen besonders häufig die viszeralen Lymphknoten mit einem gleichzeitigen Befall der parietalen Lymphknoten.

Untersuchungstechnik. Da die abdominellen Lymphknoten meist in unmittelbarer Nachbarschaft zu Gefäßen gelegen sind, ist die exakte Darstellung der entsprechenden Gefäßstrukturen zur Beurteilung von Lymphknotenveränderungen eine Grundvoraussetzung. Die Gefäße werden daher bei der Suche nach Lymphomen im Gefäßlängs- und -querschnitt beurteilt. Nach der Darstellung der Aorta und V. cava inf. erfolgt das Aufsuchen der Iliakalgefäße bei gefüllter Harnblase, der Nierenhili, der mesenterialen Gefäße (Truncus coeliacus, A. mesenterica superior, V. lienalis etc.) und der Gefäße im Leber- und Milzhilus.

Flüssigkeitsgefüllte Darmschlingen können aufgrund ihrer Kompressibilität und der Bewegung des Darminhaltes leicht von echoarmen Lymphknoten differenziert werden. Eine Kontrollsonographie zur Überprüfung eines Befundes ist sinnvoll.

Normalmaße. Bisher wurde die Größe sonographisch abgrenzbarer abdomineller Lymphknoten mit 15 mm angegeben. Mit den modernen Sonographiegeräten gelingt es aber auch, kleinere Lymphknoten bei guten Untersuchungsbedingungen (schlanker Patient, keine störende Darmgasüberlagerung) abzubilden.

Aufgrund lymphographischer Untersuchungen wird der Maximaldurchmesser normaler, abdomineller Lymphknoten im Querschnitt mit ca. 7 mm (unterhalb des Zwerchfells) bis ca. 18 mm im inguinalen Bereich angegeben. Diese normalen Lymphknoten sind jedoch trotz ihrer Größe sonographisch nur schlecht zu erkennen, da sie aufgrund ihrer Echogenität nur schwer vom umgebenden retro- bzw. subperitonealen Fettgewebe diskriminierbar sind.

9.2 Pathologische Veränderungen

Lymphknotenmetastasen sind – häufig als solitäre oder multiple, kugelige bis ellipsoide, teilweise polygonale Raumforderungen – aufgrund der üblicherweise reflexschwachen Binnenstruktur vom umliegenden Fettgewebe gut abgrenzbar (Abb. 216).

Je nach Lokalisation des abdominellen Primärtumors muß die Untersuchung der regionären Lymphknoten entsprechend dem Lymphabstrom des jeweiligen Organtumors durchgeführt werden (Abb. 132, 133, 137).

Primärtumor	regionäre Lymphknoten
Becken	retro-/parailiakal bds.
Kolon Dünndarm	präaortal/präkaval/ mesenteriale Gefäße
Pankreas Magen	zöliakale, peripankreatische Lymphknoten
Gallenwege, Leber	Lig. hepatoduodenale

Bei den Hodentumoren kommt es primär zur lymphogenen Metastasierung in die prä- und paraaortalen und prä- und parakavalen Lymphknoten.

Maligne Lymphome. Nodaler Befall bei malignem Lymphom führt häufig zu Konglomeraten mit unscharfer Abgrenzbarkeit der sehr reflexschwachen Einzelläsionen. Die Lokalisation von Lymphknoten bei malignen Lymphomen sowie ihre Organmanifestation sind in den Schemata 47, 48 und Tabelle 4 wiedergegeben (Abb. 134, 135).

AIDS. Bei Patienten mit dem Vollbild AIDS sind echoarme, vergrößerte Lymphome immer verdächtig auf ein Non-Hodgkin- oder Hodgkin-Lymphom (Abb. 136).

Entzündlich veränderte Lymphknoten im infradiaphragmalen Bereich sind ebenfalls rundlich und schwach echogen.

Postinfektiös veränderte Lymphknoten sind oval und haben einen erkennbaren Hilus.

Bei akuten und chronischen Hepatiden sowie der primär biliären Zirrhose sind häufig vergrößerte Lymphknoten im Ligamentum hepatoduodenale und im Leberhilus darstellbar. Lymphknotenvergrößerungen im Lig. hepatoduodenale können auch bei akuter Cholezystitis, Cholangitis sowie anderen entzündlichen Erkrankungen im Abdomen (Kolitis, Pankreatitis, Gastroduodenitis etc.) beobachtet werden.

Bei der bakteriellen Ileozökitis (Campylobacter- und Yersinien-Infektion) und der Appendizitis finden sich entzündlich vergrößerte Lymphknoten im Bereich des rechten Unterbauchs (Ileozökalregion) bei gleichzeitig nachweisbarer Wandverdickung des terminalen Ileum, der Appendix und des Zökums.

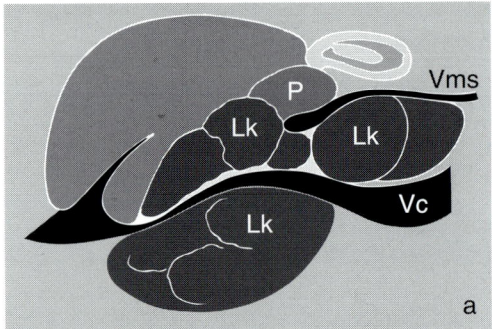

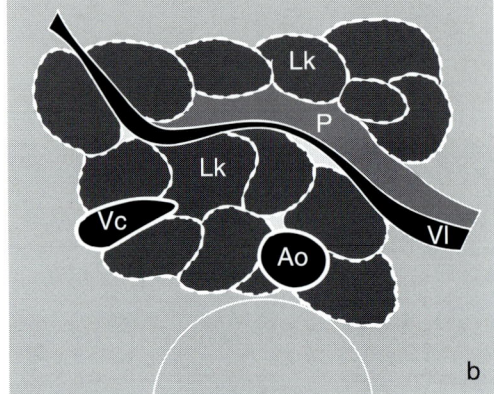

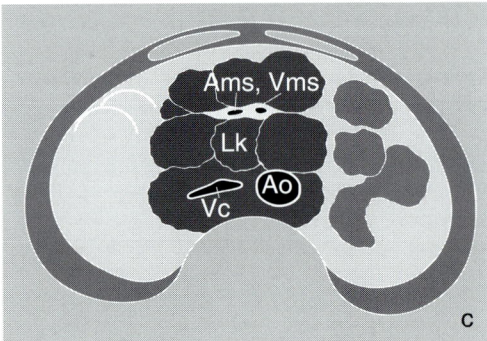

Schema 47:
Typische Erscheinungsformen von Lymphomen (maligne Lymphome und Metastasen).
a) Kompression der V. cava (Vc) durch Lymphknotenpakete (Lk) ventral und dorsal, Anhebung der V. mes. sup. (Vms). Pankreaskopf (P).
b) Einscheidung der großen Gefäße Aorta (Ao) und Vena cava (Vc) sowie der V. lienalis (Vl) durch Lymphome (Lk).
c) Mesenteriale und parietale Lymphome (Lk) umgeben die großen retroperitonealen und die mesenterialen Gefäße, die A. und V. mes. sup. (Ams, Vms).

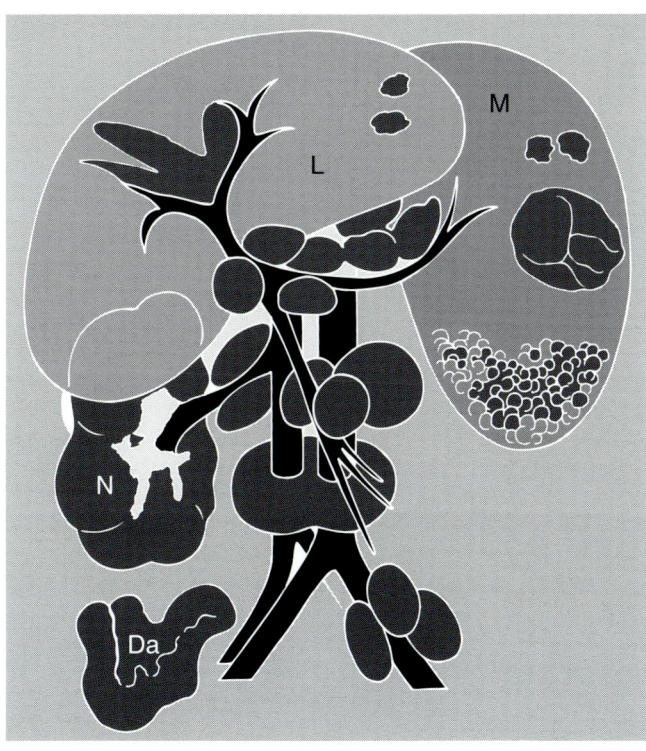

Schema 48:
Lokalisation von malignen Lymphomen.

Peripankreatisch, im Lig. hepatoduodenale, im Milz- und Nierenhilus sowie entlang der großen retroperitonealen und intraperitonealen Gefäße werden oft verbackene Lymphknotenpakete gefunden. Der Befall einiger Organe ist abgebildet: in der Leber (L) als diffuse Vergrößerung, als flächige oder herdförmige Infiltration; ebenso in der Milz (M) als diffuse Vergrößerung, als inhomogen netzartiger, als kleinknotiger oder großknotiger Befall; als umschriebene oder diffuse „echoarme" Auftreibung der Nieren (N); als kurz- oder längerstreckige knollige, das Schichtungsbild destruierende Darmwandverdickung (Da).

Tabelle 4:

Organmanifestationen von Hodgkin- und Non-Hodgkin-Lymphomen. Bei der Untersuchung sollte auf einen Pleura- und Perikarderguß sowie das Vorhandensein von Aszites geachtet werden.

Organ	Modus	Sonographischer Befund
Leber	fokal	noduläre, unscharf begrenzte, schwach echogene Herde.
	diffus	Hepatomegalie, ungleichmäßiges Muster
Milz	fokal	schwach echogene Herde
	diffus	ungleichmäßig schwach echogene Strukturveränderungen
Nieren	fokal	schwach echogene, oft beidseitige, kugelige Tumoren
	diffus	Größenzunahme des Organs mit verminderter Echostärke
Magen/Darm		schwach echogene Wandverdickung,
Hoden		Organvergrößerung mit inhomogener gefelderter Struktur
Mamma		schwach echogene, unscharf begrenzte Raumforderung
Weichteile		schwach echogene Raumforderung
Muskulatur		asymmetrisch umschrieben verdickte Muskelgruppen

10
Retroperitoneum

Die meisten retroperitonealen Organe werden in den Organkapiteln Pankreas, Magen-Darm-Trakt, Lymphknoten und Nieren abgehandelt.

10.1
Retroperitoneale Gefäße

Die großen abdominellen Gefäße können sonographisch nahezu immer dargestellt werden.

10.1.1
Arterielle Gefäße
Aorta abdominalis und abgehende Gefäße. Im Körperlängsschnitt wird die Aorta abdominalis etwas links vor der Wirbelsäule langstreckig vom Durchtritt durch das Zwerchfell bis zur Aortenbifurkation (etwa in Nabelhöhe) als pulsierendes, glatt berandetes, nicht kompressibles Gefäß mit reflexfreiem Lumen dargestellt. Ihr Kaliber nimmt nach kaudal ab. Bei Schlanken nähert sie sich dabei der Bauchdecke. Kranial ist der Abgang des *Truncus coeliacus*, unmittelbar kaudal hiervon der spitzwinklige Abgang der *Art. mesenterica superior* darzustellen. Die *Art. mesenterica inferior* entspringt etwa 3 – 5 cm kaudal der Art. mesenterica superior ventral oder seitlich als dünnes Gefäß aus der Aorta. Die normale *Aortenweite*

beträgt maximal 25 mm im Durchmesser (Abb. 6).

Pathologische Veränderungen der Aorta abdominalis. Bei Aortensklerose findet man:
— Verminderung der Gefäßelastizität,
— Gefäßwandveränderungen: Plaquebildung, Verkalkung,
— Zunahme der Aortenweite,
— Schlängelung des Gefäßes,
— umschriebene Gefäßdilatation,
— Aortenaneurysma.
(Abb. 139, 140, 141).

Abdominelles Aortenaneurysma. Die meisten Aneurysmata liegen infrarenal. Man findet eine Erweiterung auf über 30 mm oft mit einem geschichteten Wandthrombus um das reflexfreie Restlumen.

Das Aneurysma soll in drei Dimensionen ausgemessen werden. Die Einbeziehung der Nierenarterien kann schwierig, das Übergreifen auf die Iliakalgefäße gut beurteilt werden.

Die *Aneurysmaruptur* ist meistens als eine unscharf begrenzte, reflexschwache, retroperitoneale Raumforderung erkennbar oder durch Nachweis von Blut in der freien Bauchhöhle.

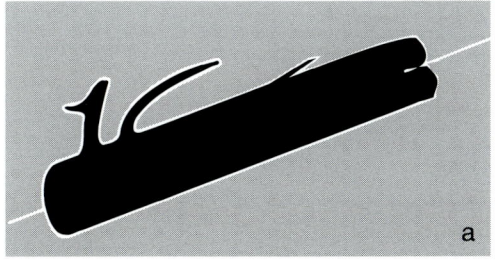
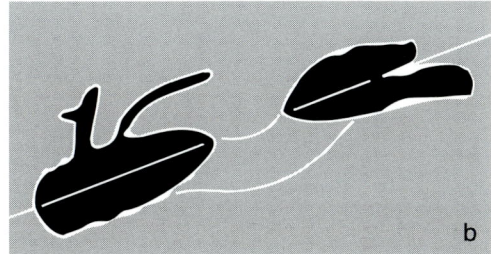

Schema 49:
a) Normale Aorta mit parallel verlaufenden Grenzflächen. Nicht atemvariabel im Durchmesser, nicht kompressibel. Abgänge des Truncus coeliacus, der A. mes. sup. und inf.
b) Aortenelongation und Sklerose.
Das geschlängelte Gefäß verläßt die Längsschnittachse und wandert im Querschnitt vor der Wirbelsäule von links nach rechts. Zusätzlich sieht man reflexstarke Plaques in einer unebenen Gefäßwand.

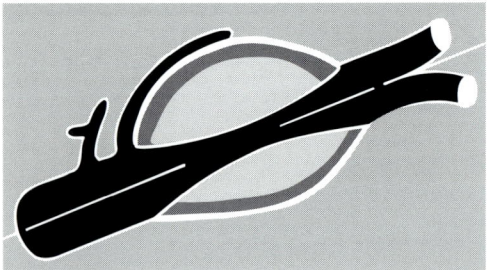

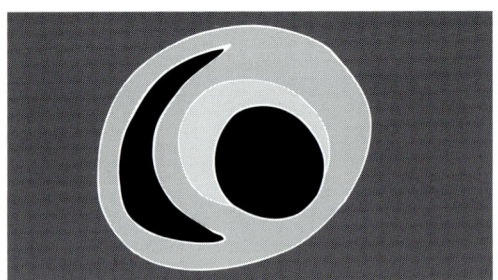

Schema 50:
Aortenaneurysma.
Erweiterung des Gefäßes über 3 cm. Manchmal mit reflexiv geschichtetem Thrombus.

Schema 52:
Dissektion und Pseudodissektion im Querschnitt.
In der Peripherie eines geschichteten, unterschiedlich echogenen Thrombus kann eine echofreie, etwa sichelförmige Veränderung einem durch Dissektion entstandenen, rupturgefährdeten, falschen Lumen oder echofreien Anteil im Thrombus entsprechen: Beobachtung des Pulsationsverhaltens und Farb/Duplex-Sonographie helfen bei der lebenswichtigen Unterscheidung.

Bei dem *Aneurysma dissecans* der Aorta kann die flottierende Intima als Reflexlinie im freien Lumen abgebildet werden. Neben dem wahren Lumen kann das falsche Lumen sonographisch identifiziert werden. Reflexfreie Thrombusanteile können mit der Duplex-Sonographie von der Dissektion unterschieden werden.

Differentialdiagnostische Probleme können in der Unterscheidung zwischen einem Aortenaneurysma und einem die abdominellen Gefäße umscheidenden Lymphom, sowie zu der retroperitonealen Fibrose, der Hufeisenniere, retroperitonealem Fett und Darmabschnitten bestehen (Abb. 137, 138, 147).

Sonstige arterielle abdominelle Gefäße. Die Aortenbifurkation mit Aufzweigung in die Iliakalgefäße findet man kaudal der Nabelhöhe, wobei die Aa. iliacae communes ab der Bifurkation ventral der begleitenden Vv. iliacae liegen.

Nierenarterienstenosen mit poststenotischer Dilatation können sonographisch zwar erkannt werden, die konventionelle Ultraschalluntersuchung ist jedoch nicht das Standardverfahren bei der Suche nach Nierenarterienstenosen z. B. bei Patienten mit arterieller Hypertonie. Mit der farbcodierten und Duplex-Sonographie ist ihr Nachweis möglich.

Gefäßverkalkungen etwa der Milzarterie sieht man häufiger. *Aneurysmata* der kleinen Gefäße können als pulsierende oder echofreie Tumoren abgebildet werden, eine genaue Klärung ist jedoch nur durch Duplex- oder Farbdoppler-Sonographie möglich. *Stenosen der A. mes. sup.* sind ebenfalls dopplersonographisch erfaßbar.

10.1.2
Venöse Gefäße
Normalbefund. Die normale *V. cava inf.* ist im Körperlängsschnitt rechts vor der Wirbelsäule langstreckig vom Vorhof bis in die Vv. iliacae als atemkollabierendes, kompressibles, reflexfreies Gefäß verfolgbar. Sie wird von der pulsierenden rechten Nierenarterie unterkreuzt. Der Kavaquerschnitt ist oval (Abb. 7).

Unmittelbar unterhalb des Zwerchfells münden *3 Lebervenen* in die Vena cava inferior, weiter kaudal die *rechte und linke Nierenvene.*

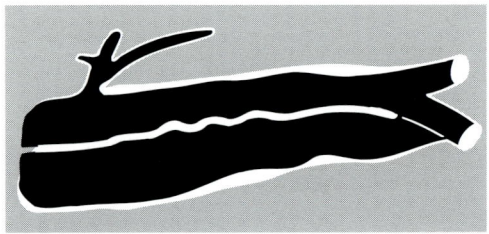

Schema 51:
Dissezierendes Aortenaneurysma.
Meist schon aus dem Thorax kommende Erweiterung des Gefäßes mit flottierender Membran, die der abgelösten Intima entspricht.

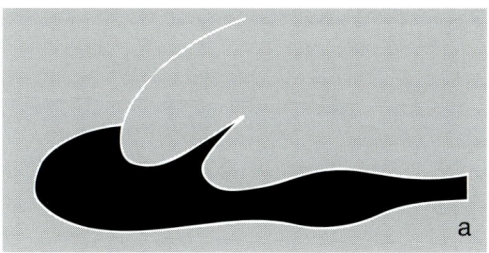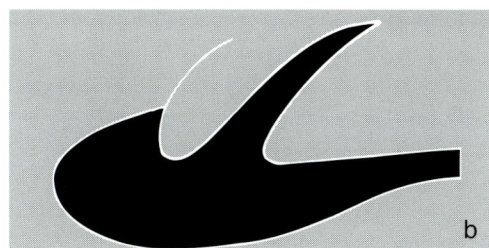

Schema 53:
a) Normale Vena cava mit schwankendem Kaliber; atemvariabel, kompressibel, fast echofrei. Zuflüsse der Lebervenen erkennbar.
b) Kardiale Stauung.
Die untere Hohlvene ist erweitert, wenig atemvariabel, wenig kompressibel und die Lebervenen sind bis in die Leberperipherie erkennbar.

Rechtsherzinsuffizienz. Hierbei ist das Lumen der Vena cava inferior deutlich weiter und im Querschnitt nahezu rund. Der Venenpuls fehlt, atemabhängige Lumenweitenänderungen sind nahezu aufgehoben, die Kompressibilität ist vermindert. Gestaute Lebervenen sind bis in die Peripherie der Leber sichtbar (Abb. 24).

Eventuell sind gleichzeitig ein Perikarderguß, Aszites und Pleuraergüsse nachweisbar. Bei einer Trikuspidalinsuffizienz findet sich ein deutlich pulssynchroner Venenpuls bei nicht kollabierendem Gefäßlumen.

Thrombose der Vena cava inferior und Vv. iliacae. Bei der inkompletten Thrombose findet sich echogenes, teilweise umspültes oder flottierendes Material im Gefäß. Bei der kompletten Thrombose ist das Gefäß im thrombosierten Bereich meist erweitert, die Atemvariabilität ist aufgehoben. Proximal der Thrombose ist das Gefäßlumen oft erweitert (Kalibersprung) (Abb. 168).
Als Ursachen für die Kavathrombose kommen in Frage:
— Appositionsthromben nach Bein-/Beckenvenenthrombose,
— ortsständige Thrombose nach Traumatisierung des Gefäßes infolge abdomineller Operationen,
— aus den Nierenvenen einwachsende Tumorzapfen bei Nierentumoren.
Das Echomuster des Thrombus ist manchmal ungleichmäßig und besteht aus schwächer und stärker reflektierenden („echoarmen" und „echoreichen") Arealen.

10.2
Nebennieren

10.2.1
Normalbefund
Die normalen Nebennieren lassen sich sonographisch darstellen: regelmäßig beim Neugeborenen; beim Erwachsenen um so häufiger, je erfahrener der Untersucher und je besser das Gerät ist (Abb. 142).

Untersuchungstechnik. Die rechte Nebenniere findet man am besten transhepatisch, die linke translienal, beide jeweils in einem – meist interkostal zu legenden – schrägen lateralen Längsschnitt, der etwas medial und fast immer deutlich kranial der Niere zu führen ist und sich an folgenden Leitstrukturen orientiert:
— Rechts liegt kranial, ventral und lateral die Leber, medial die Vena cava, dorsal medial der rechte Zwerchfellschenkel,

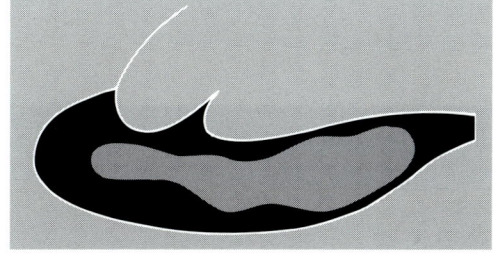

Schema 54:
Thrombus in der Vena cava als echogener, ganz oder teilweise das Gefäß verlegender Tumor.

— links ist kranial, ventral und lateral die Milz, medial und dorsal der linke Zwerchfellschenkel, der die wichtigste Leitstruktur ist.

Die Untersuchung läßt sich am einfachsten in Rückenlage beginnen und durch Seitlagerung, dann am stehenden Patienten vervollständigen. Störend auf die Darstellung der Nebennieren wirkt sich rechts meist eine stark schallabschwächende Leber, z.B. eine Fettleber aus; links ist es Luft im – ventral der Nebenniere gelegenen – Magen, eine stark schallschwächende Pankreaskauda, oder perirenales bzw. perilienales Fettgewebe.

Auch wenn die Nebenniere selbst nicht sicher zu identifizieren ist, kann es gelingen, wenigstens die Nebennierenloge einzusehen. Der Ausschluß eines pathologischen Befundes ist dann aber nicht sicher möglich.

10.2.2
Pathologische Veränderungen
Nebennierenhyperplasie. Die Sonographie kann dabei je nach Ausmaß eine Vergrößerung bzw. Verdickung der Nebennieren zeigen. Nebennierenaplasie, -hypoplasie, -dystrophie bzw. -atrophie sind sonographisch nicht erkennbar und nicht zu differenzieren.

Zysten der Nebennieren und Nebennierenverkalkungen. Es gelten die typischen Kriterien: echofreie Bezirke mit Schallverstärkung bzw. starke, grobe Reflexe mit Schallschatten.

Tumoren der Nebennierenrinde. Meist handelt es sich um Adenome. Sonographisch zeigen sie sich als rundliche bis ovale, schwach echogene Gebilde mit gleichmäßigem Echomuster (Abb. 143).

Tumoren des Nebennierenmarks. Neuroblastome – vorwiegend im Kindesalter vorkommend – werden als schwach bis mittelstark echogene Tumoren mit gleichmäßigem Echomuster beschrieben. Phäochromozytome zeigen sich schwach bis mittelstark echogen und – insbesondere wenn es sich um größere Tumoren handelt – mit ungleichmäßigem Echomuster, z. T. auch mit echofreien Anteilen, die regressiven Veränderungen entsprechen können.

Nebennierenkarzinome sind selten, **Nebennierenmetastasen** jedoch nicht (Bronchial- und Mammakarzinom, Melanom, Lymphom, Pankreas- und Nierenkarzinom). Sonographisch sind Karzinome und Metastasen meist nicht von gutartigen Tumoren zu unterscheiden, da sie sowohl ganz schwach bis mittelstark echogen sein und ein gleichmäßiges, aber auch ein ungleichmäßiges Echomuster haben können. Das sicherste Kriterium für Malignität ist Infiltration in Nachbargewebe (Abb. 144).

Differentialdiagnose: Bei Raumforderungen der Nebennieren ist differentialdiagnostisch zu denken an Leber- und Nierenprozesse, Läsionen der Pankreaskauda, den Magen, sowie an perirenales bzw. retroperitoneales Fett-

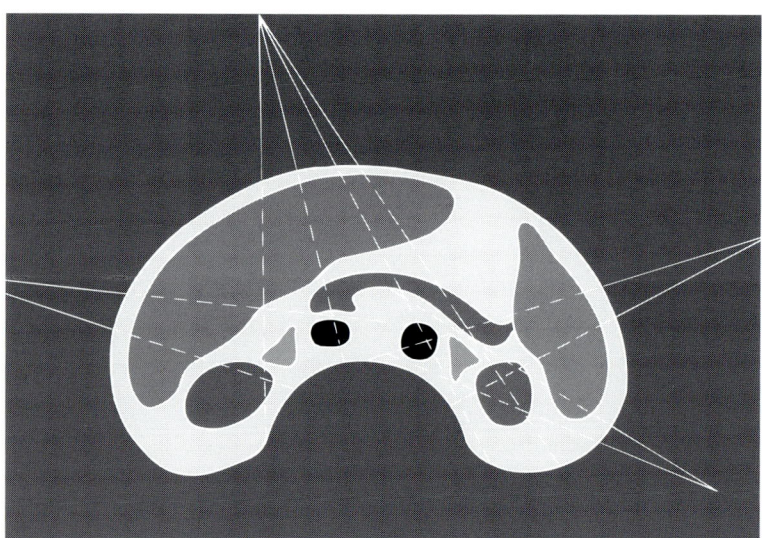

Schema 55:
Sonographische Zugangswege zu den Nebennieren. Die Nebennieren werden am sichersten im Interkostalschnitt oder Subkostalschnitt erfaßt.

gewebe, dicke Zwerchfellschenkel und retrokrurale Lymphome.

Selten kommt ein *Lipom* bzw. *Myelolipom* der Nebenniere vor, charakteristischerweise ein mittelstark bis stark echogener Tumor mit dicht angeordneten mittelgroben Echos.

10.3
Retroperitoneale Muskulatur, Raumforderungen und Tumoren

Der *M. quadratus lumborum* ist Teil der hinteren Bauchwand und kann dorsal der Nieren dargestellt werden.

Der *M. psoas* liegt symmetrisch rechts und links direkt neben der Wirbelsäule. Zusammen mit dem M. iliacus bildet er den M. iliopsoas. Diese Muskeln lassen sich durch ihre Lage, Form und dem für Muskelgewebe typischen Echomuster, sowie im Zweifel durch die Veränderung bei passiver oder aktiver Bewegung identifizieren. Bei Wirbelsäulendeformierungen und Beinverkürzungen finden sich manchmal erhebliche Rechts-Links-Asymmetrien, die mit einer Raumforderung verwechselt werden könnten.

Abszesse und *Hämatome* des M. iliopsoas führen zu einer einseitigen Vergrößerung oder Verformung mit einer umschriebenen Veränderung, deren Echomuster von der Art und dem Organisationsgrad der Läsion abhängt (schwach bis stark echogen, gleichmäßiges bzw. ungleichmäßiges Echomuster). Schweifartefakte sind ein Hinweis auf Gasbildung in einem *Abszeß*.

Neben malignen Lymphomen werden retroperitoneale Raumforderungen (Lymphzysten, Lymphangiome, Lipome, Sarkome, mesenchymale Tumoren, Paragangliome, Abszesse, Retroperitonealfibrosen) sonographisch erfaßt. Eine Artdiagnose ist oft nicht möglich. Der Beweis einer retroperitonealen Lage ist jedoch durch Beachtung folgender Kriterien zu führen:

— Beziehung zu sicher retroperitonealen Strukturen (den großen Bauchgefäßen, Pankreas, Nieren, Nebennieren, M. iliopsoas),
— fehlende Atemverschieblichkeit.

Abbildungsteil – Milz, Lymphknoten und Retroperitoneum

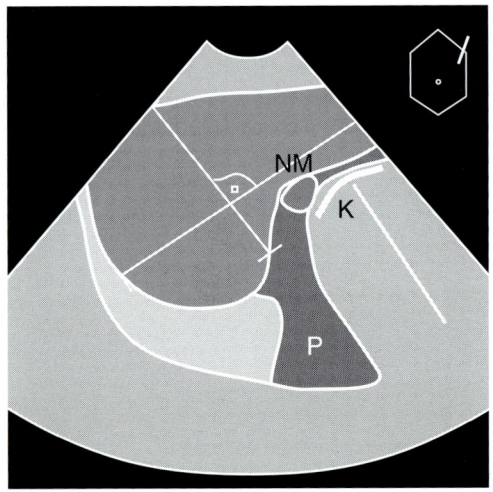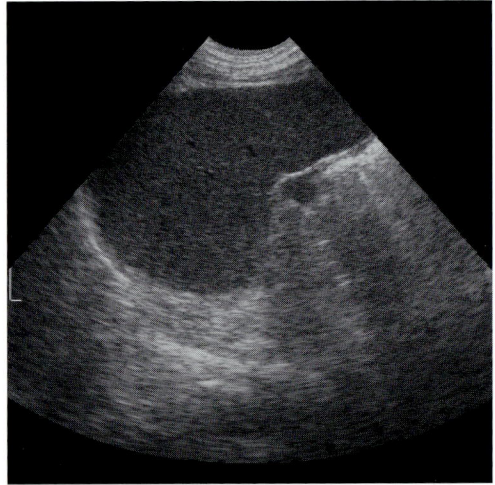

Abbildung 121:
Splenomegalie, Nebenmilz.
Die mäßig vergrößerte, homogene und mittelstark reflexive Milz weist als Nebenbefund einen echogleichen Herd kaudal des Hilus auf, eine kleine Nebenmilz (NM). Pankreasschwanz (P) und Kolon (K).

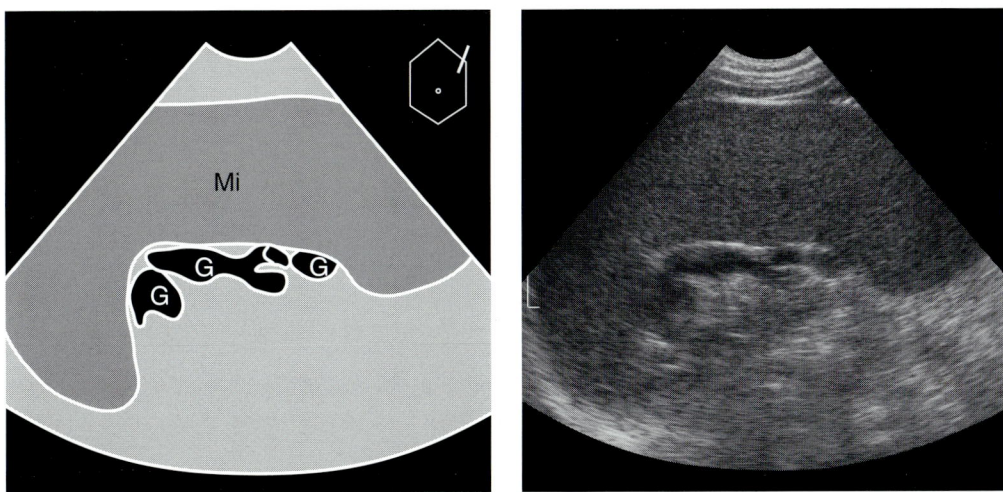

Abbildung 122:
Erhebliche Splenomegalie.
Über 15 x 7 cm vergrößerte homogene Milz (Mi). Gefäßkonvolute eines Umgehungskreislaufs bei portaler Hypertension (G).

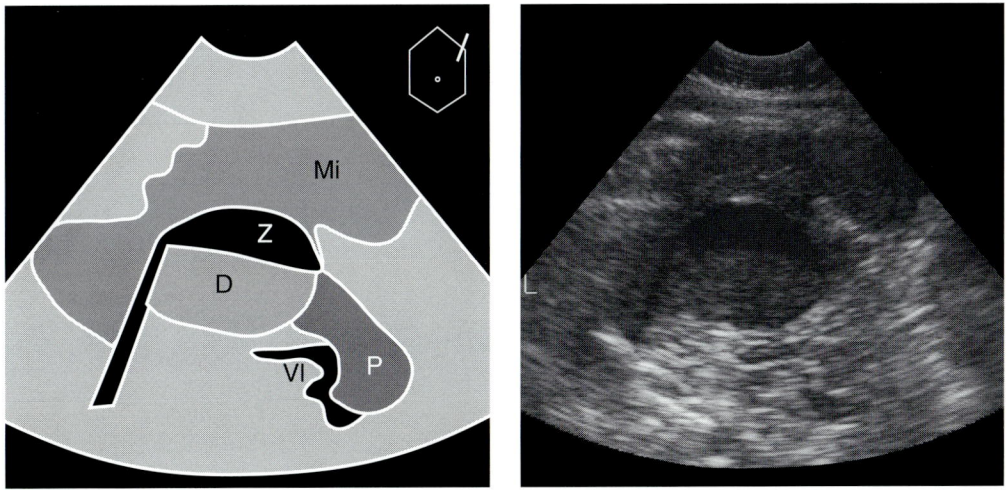

Abbildung 123:
Milzzyste.
Zyste (Z) mit sedimentiertem Detritus (D) in der nicht vergrößerten Milz (Mi). Pankreasschwanz (P) mit V. lienalis (Vl).

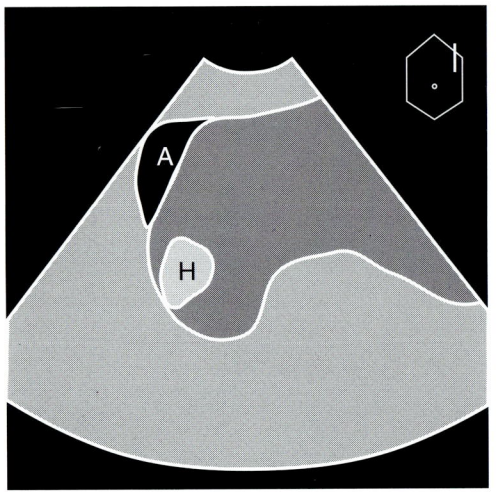
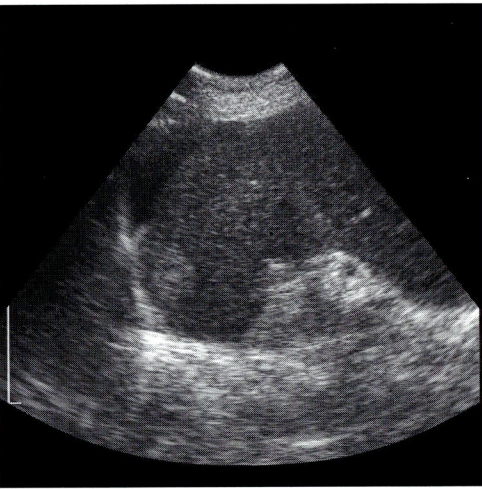

Abbildung 124:
Hämangiom.
Reflexstarker, mittelgrober Herd (H) ohne Randsaum in einer von etwas Aszites (A) umgebenen Milz.

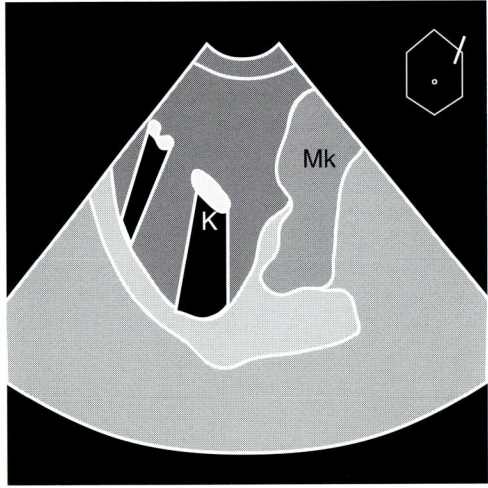
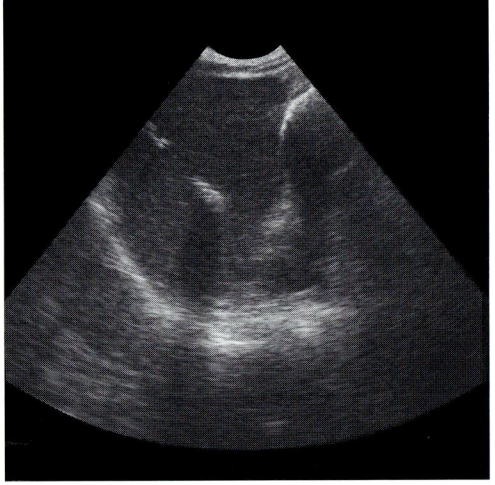

Abbildung 125:
Milzverkalkung.
Starke, grobe Reflexe (K) mit Schallschatten. Verkalkte Milzarterien? Milz normal groß. Magenkorpus (Mk).

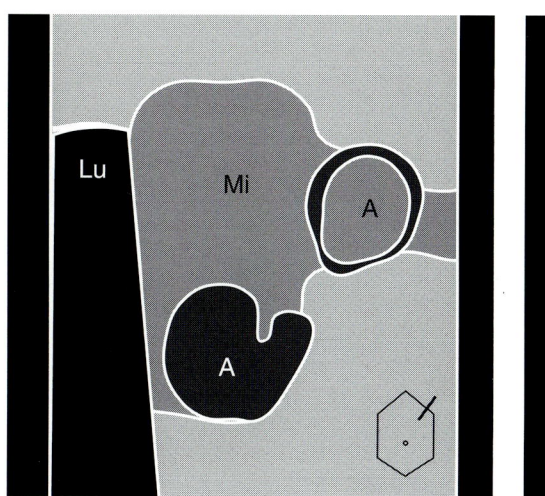
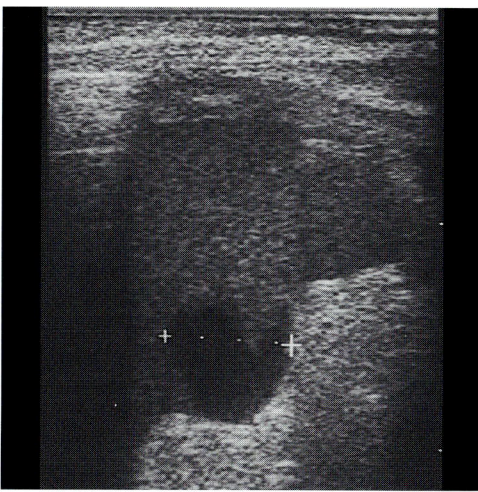

Abbildung 126:

Abszesse.

Medial und dorsal in der Milz sieht man eine fast echofreie Raumforderung (A). Eine weitere Raumforderung (A) reflektiert nur gering schwächer als die normale Milz (Mi), deren kranialer Pol durch Luft im Sinus phrenicocostalis (Lu) überlagert ist.

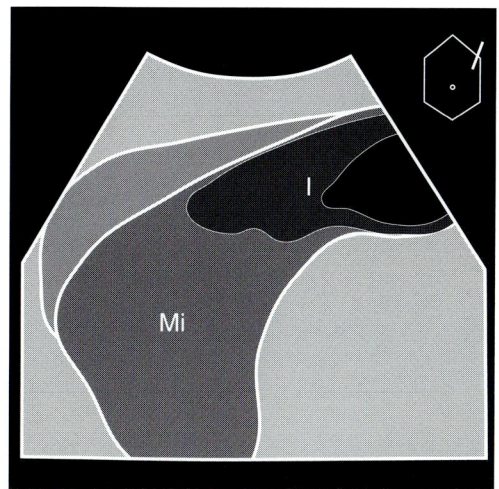
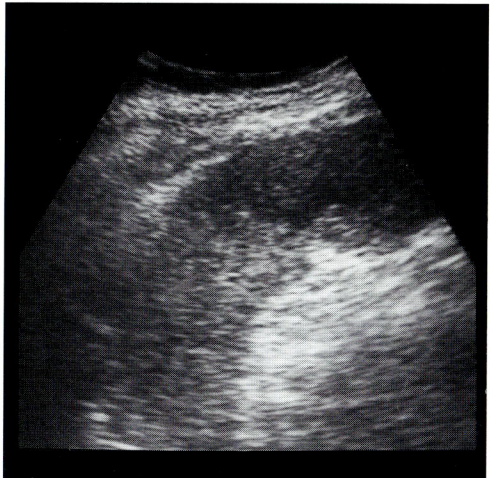

Abbildung 127:

Milzinfarkt.

Am unteren Pol der nicht vergrößerten, hier jedoch in der Kontur vorgewölbten Milz (Mi) sieht man eine unscharf abge-grenzte, von außen nach innen immer schwächer reflektierende Zone (I).

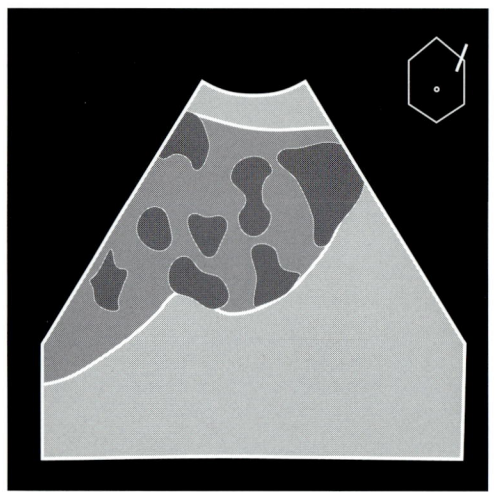
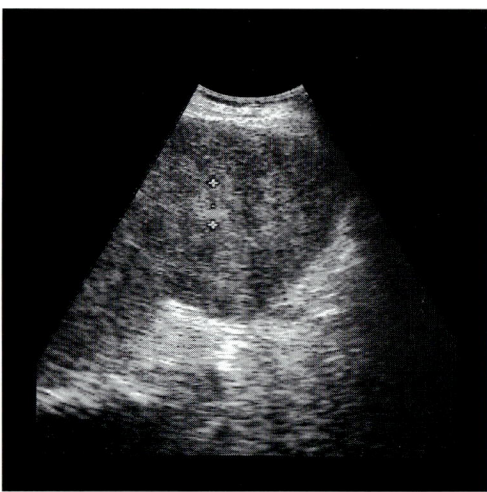

Abbildung 128:
Disseminierter Lymphombefall.
Viele „echoarme" Areale in einer plumpen Milz.

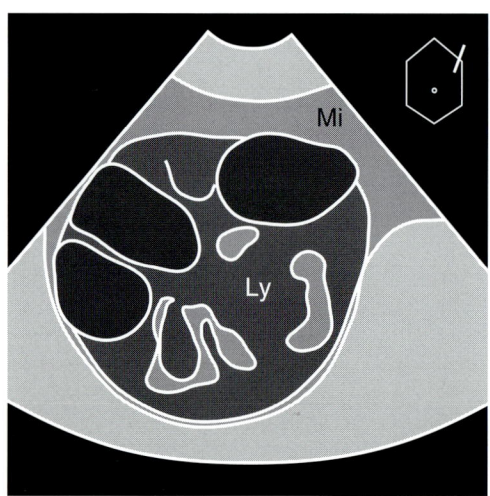
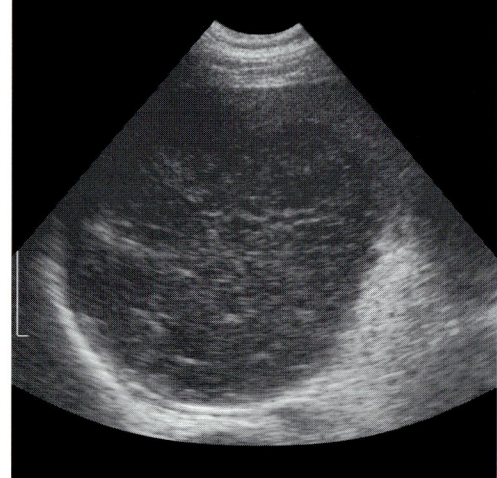

Abbildung 129:
Nodaler Lymphombefall.
Eine große, sehr schwach reflexive Raumforderung (Ly) der Milz zeigt einen knolligen Aufbau um ein etwas stärker reflektierendes Zentrum. Restliche Milz (Mi).

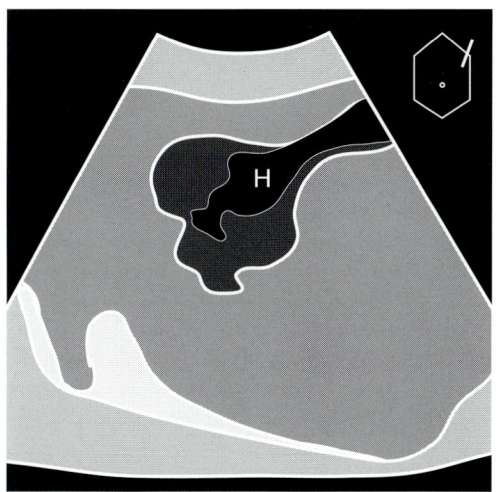 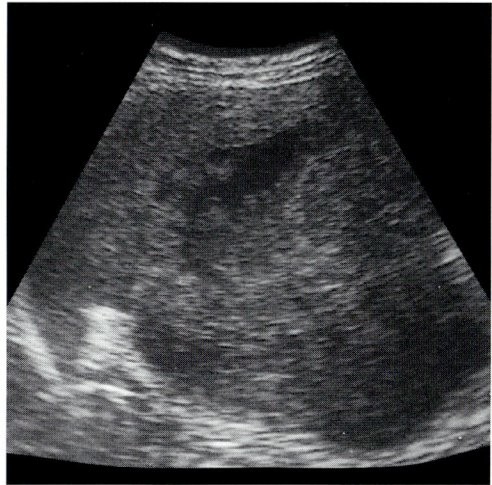

Abbildung 130:
Kontusionsherde.
Die Milzkontur und das Parenchym sind von einer länglichen, nach innen zu immer reflexschwächer werdenden Raumforderung (H) unterbrochen.

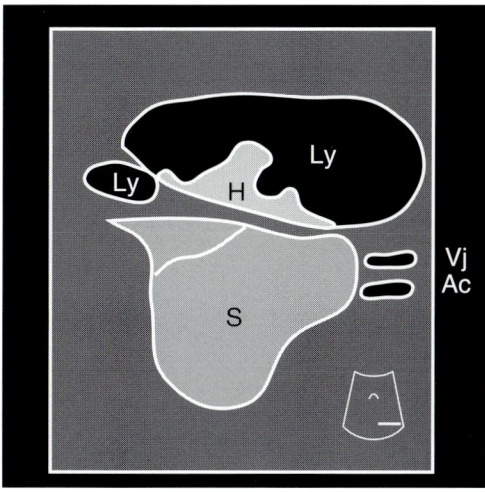 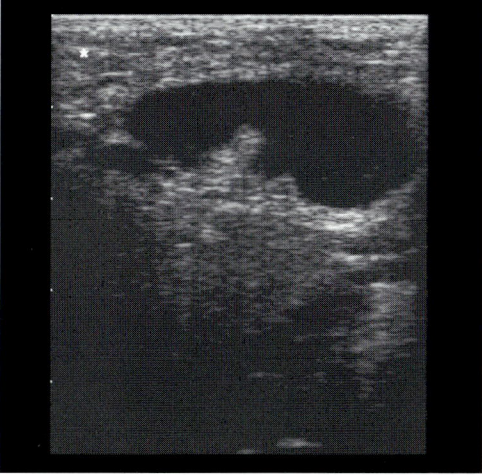

Abbildung 131:
Malignes Lymphom.
Gemischte Struktur eines Halslymphknotens mit exzentrischem Hilus (H) und einer rundlichen, nahezu echofreien Struktur des befallenen Knotens (Ly). Linker Schilddrüsenlappen (S). A. carotis und V. jugularis, komprimiert (Ac,Vj)

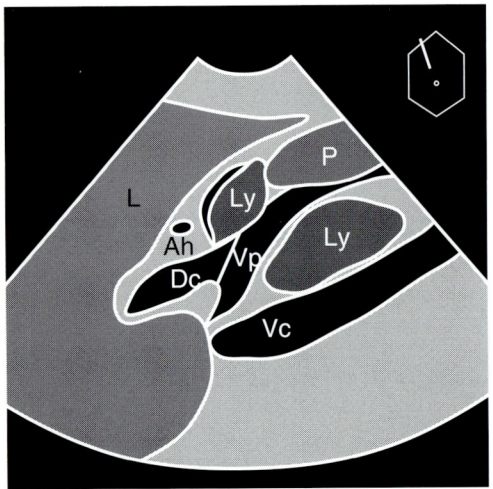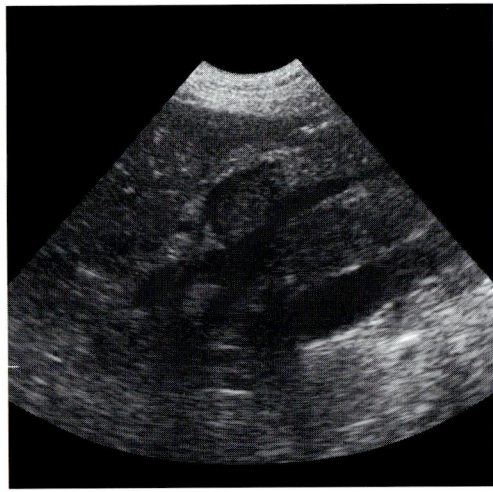

Abbildung 132:

Periportale Lymphknotenmetastasen.

Um die Vena portae (Vp) herum sind zwei schwach reflexive Lymphome (Ly) angeschnitten. Das Pankreas (P) hebt sich etwas reflexstärker davon ab. Leber (L), A. hepatica (Ah) und erweiterter D. choledochus (Dc), der hier scheinbar in die Pfortader übergeht, da infolge tangentialer Schalleinstrahlung die Grenze zwischen beiden nicht abgebildet wird. V. cava (Vc).

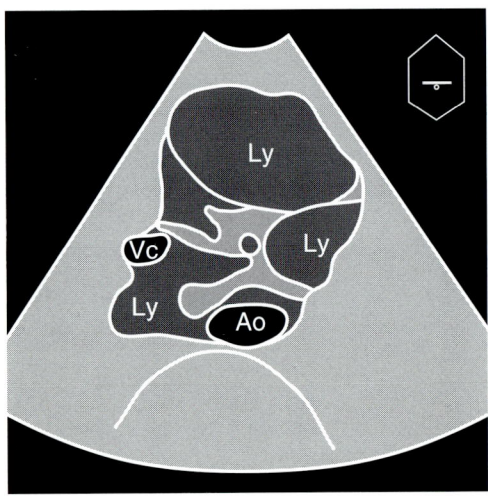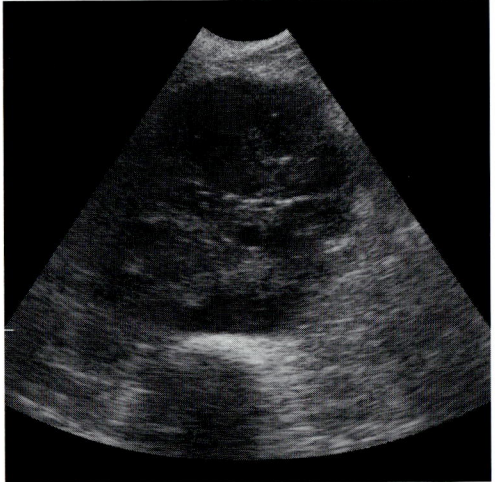

Abbildung 133:

Parietale Lymphknotenmetastasen.

Schwach reflektierende Lymphome (Ly) um die großen Gefäße (Ao, Vc).

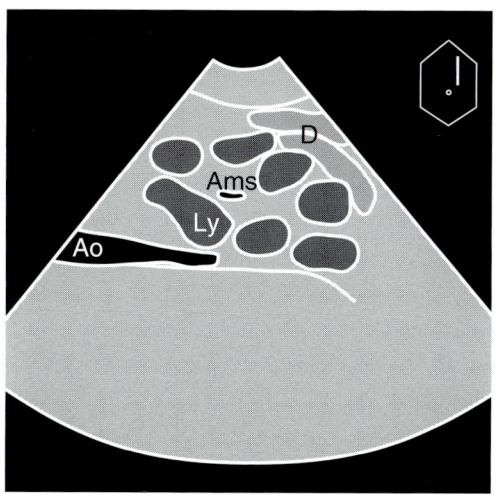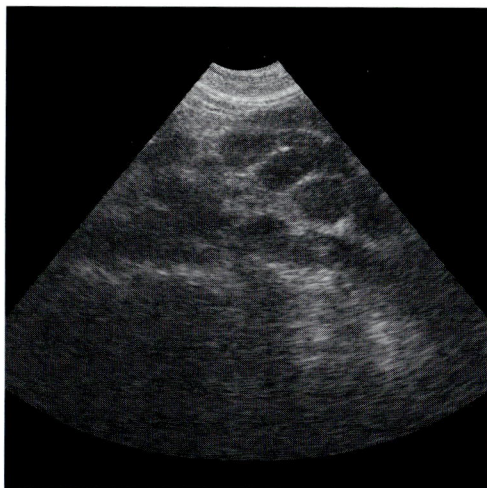

Abbildung 134:

Viszerale und parietale Lymphome.

Um die A. mes. sup. (Ams) herum finden sich multiple rundliche und ovale, nicht kompressible Raumfoderungen (Ly). Im Gegensatz dazu kompressible, peristaltisch verformte Darmschlingen (D). Aorta (Ao).

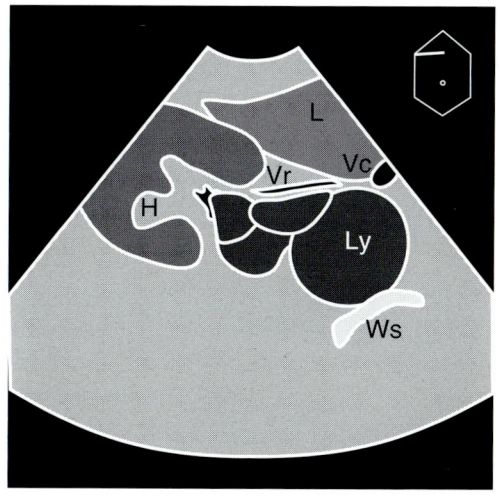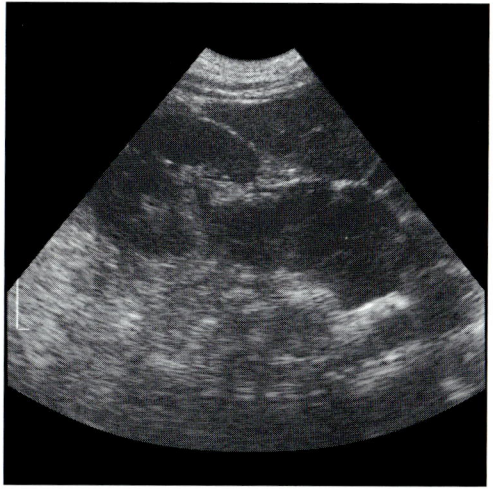

Abbildung 135:

Lymphome im Nierenhilus.

Dorsal der V. renalis (Vr), bis an den Nierenhilus reichend (H), multiple, fast echofreie Raumforderungen bei malignem Lymphom (Ly). Wirbelsäule (Ws), Leber (L), V. cava (Vc).

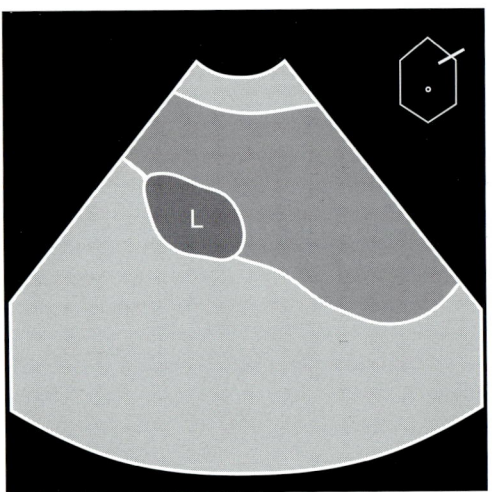
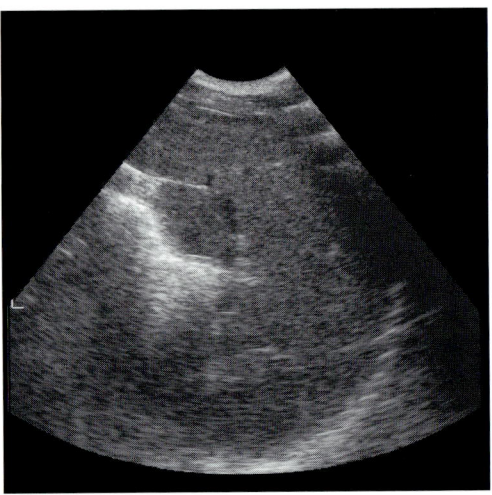

Abbildung 136:
Lymphom im Milzhilus.
Rundlicher, zur Milz reflexgleicher Herd (L) im Milzhilus, prinzipiell auch mit einer allerdings recht großen Nebenmilz ver-
einbar, hier jedoch bei symptomatischer HIV-Infektion neu aufgetreten.

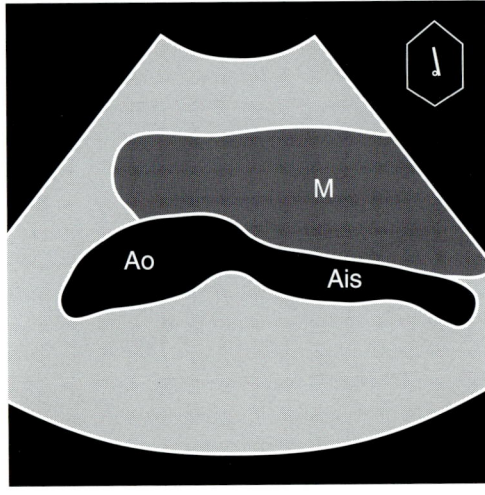
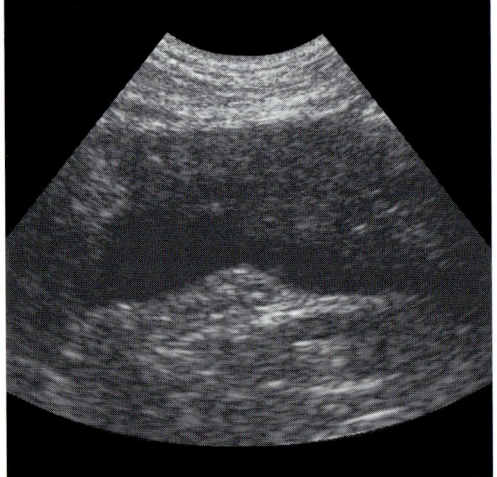

Abbildung 137:
Retroperitoneale Tumormanschette.
Vor der Aorta (Ao) und A. iliaca sin. (Ais), mit einem thombosierten Aneurysma verwechselbar, findet sich eine diffuse
metastatische Infiltration (M).

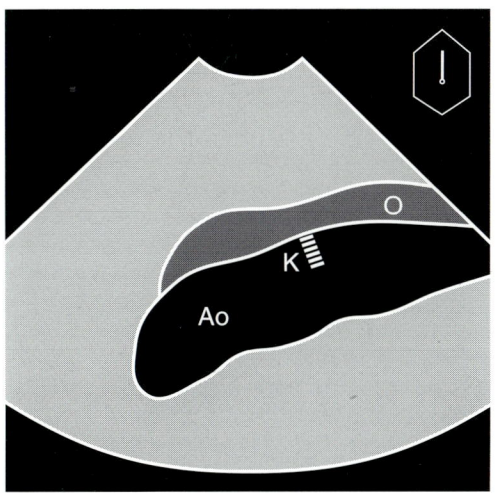
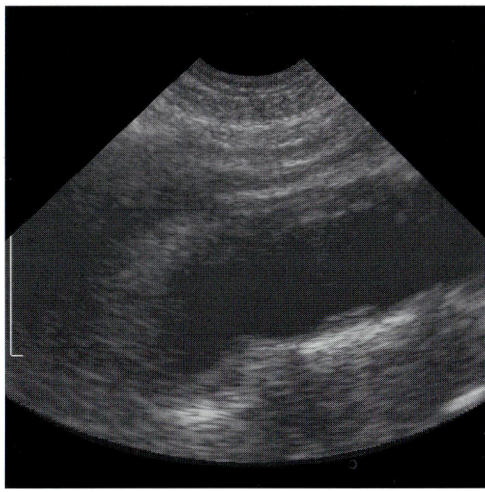

Abbildung 138:
Retroperitoneale Fibrose.
Wiederum könnte die schwach reflexive Manschette vor der zudem erweiterten und unregelmäßig strukturierten Aorta (Ao)
mit einem kleinen Schweifartefakt (K) als Thrombus angesehen werden; es besteht hier jedoch bei Niereninsuffizienz und
Harnstauung bds. ein Morbus Ormond (O).

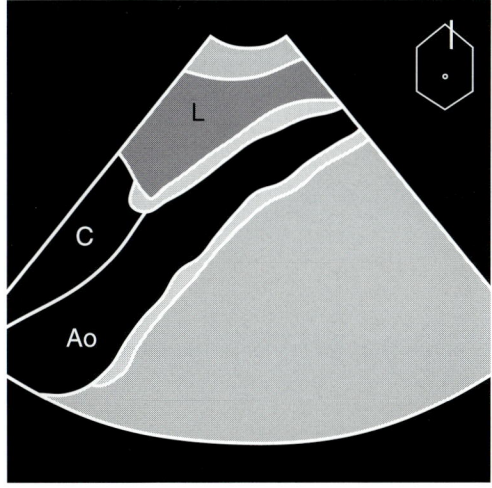
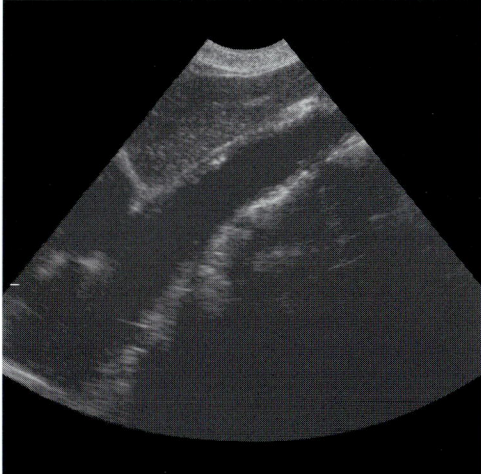

Abbildung 139:
Aortensklerose.
Schon aus dem Thorax kommt die Aorta (Ao) erweitert und unregelmäßig berandet. Leber (L), Herz (C).

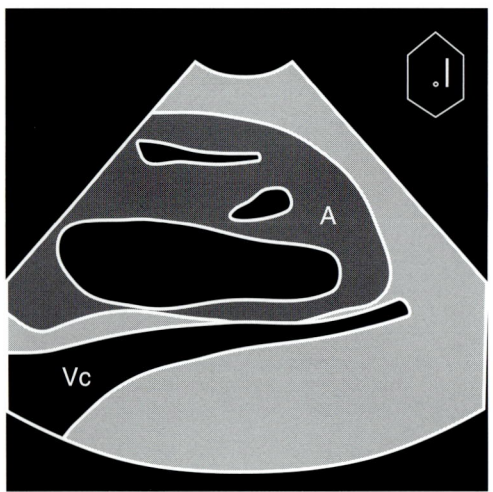 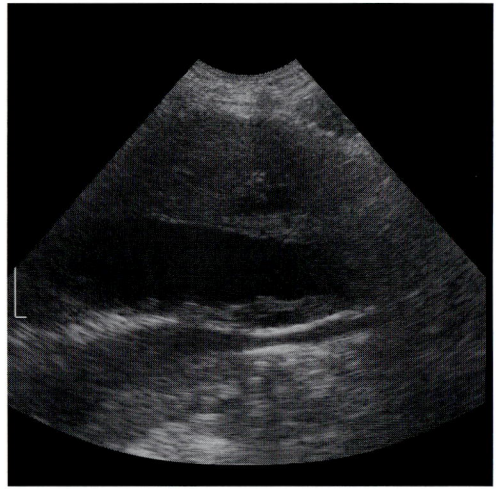

Abbildung 140:

Aortenaneurysma.

Schräg von links gekippter Längsschnitt über ein teilthrombosiertes Aneurysma (A). In der Tiefe des Bildes, im Körper rechts dorsal, die V. cava (Vc).

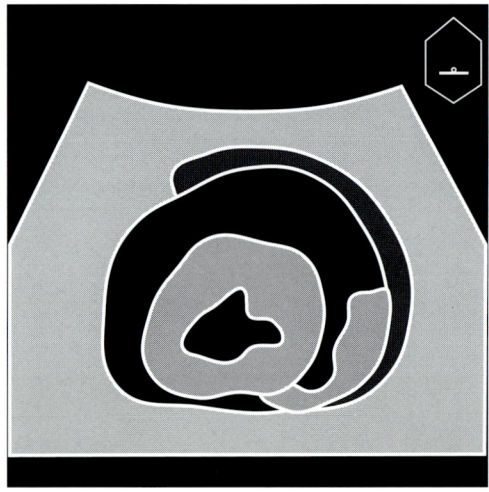 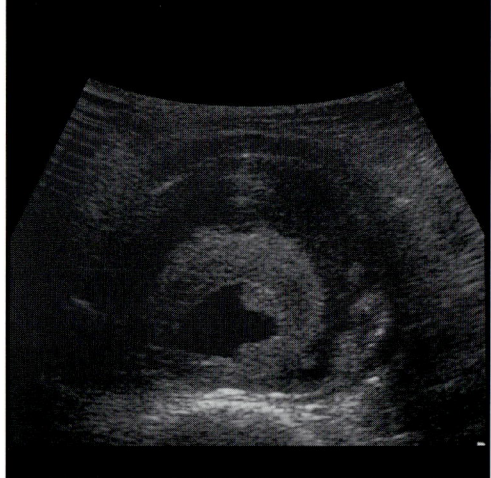

Abbildung 141:

Disseziiertes Aneurysma?

Das quer getroffene Aneurysma hat ein echofreies Restlumen sowie einen reflexstarken zentralen Thrombus. Ringförmig schließt sich ein fast echofreier Thrombusanteil an, die Außenkontur ist wieder reflexstärker und wird von einem schmalen echofreien Saum umgeben. Hier handelte es sich nicht um eine Dissektion, wie am fehlenden Schwingen des reflexstärkeren Mittelrings erkennbar ist. Die echofreie Außenschicht entspricht einer entzündlichen Reaktion um das Aneurysma. Die Farb-Duplex-Sonographie schließt in solchen Fällen die Dissektion aus.

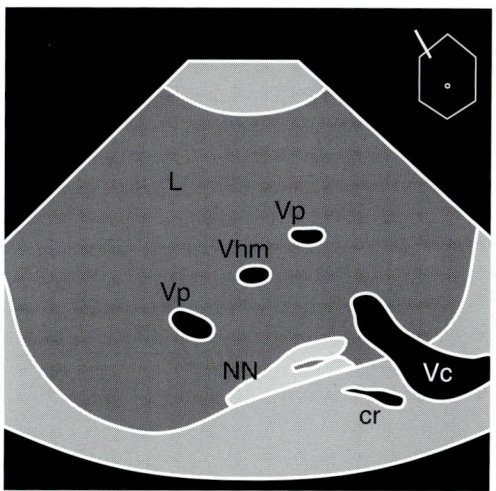
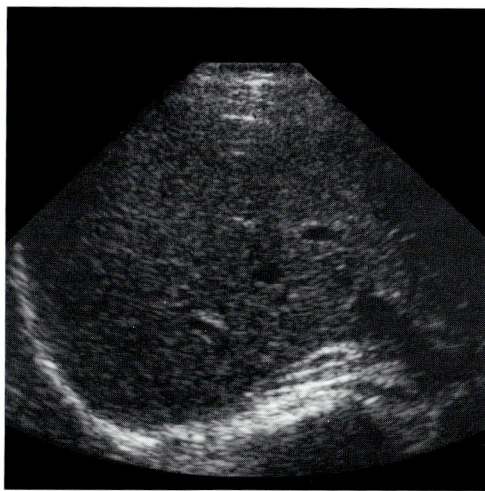

Abbildung 142:
Nebenniere.
In einem Interkostalschnitt durch die Leber (L) wird die Pfortader (Vp) und Lebervene (Vhm) angeschnitten. Vor dem Diaphragma und dem schwach echogenen Crus diaphragmatici (cr) sieht man eine geschichtete längliche Struktur, die der normalen Nebenniere entspricht (NN). V. cava (Vc).

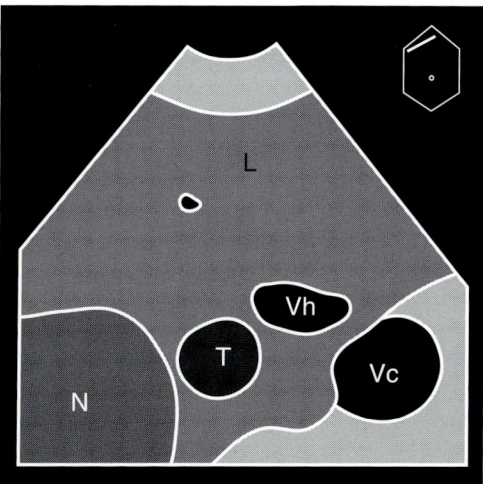
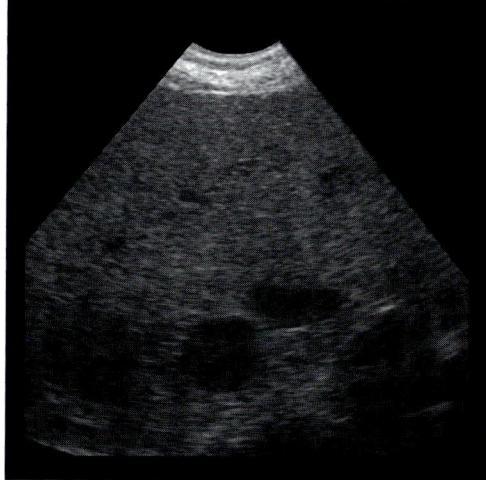

Abbildung 143:
Nebennierentumor.
Zwischen oberem Nierenpol (N) und Vena cava (Vc) und dorsal der Leber (L) sieht man eine fast echofreie rundliche Raumforderung (T), die hier einem endokrin nicht aktiven Adenom entspricht. Lebervene (Vh).

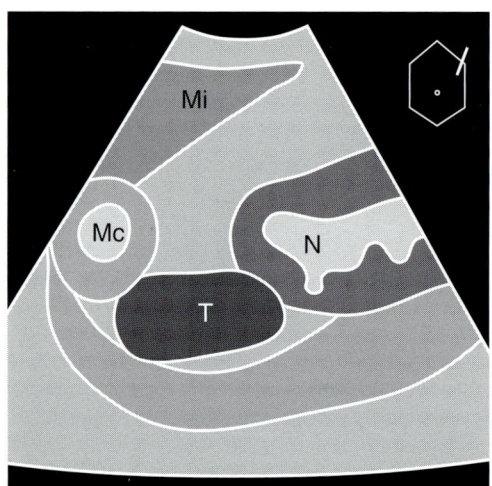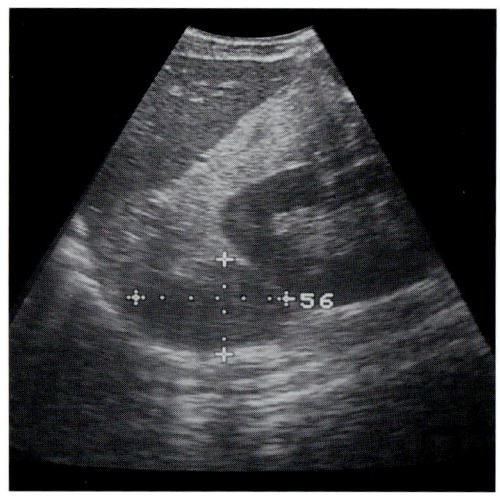

Abbildung 144:

Nebennierentumor.

Kranial der linken Niere (N) und dorsal-medial der Milz (Mi) und der Magenkardia (Mc) sieht man in einem Flankenschnitt eine ovale schwach echogene Raumforderung der linken Nebenniere (T), hier einer Metastase eines Bronchialkarzinoms entsprechend.

11
Niere

11.1
Normalbefund

Topographie. Die Nieren werden in Nachbarschaft zu Leber und Milz, zum M. psoas und den großen Bauchgefäßen gesucht. Rechts wird das Organ im *subkostalen Querschnitt* bei tiefer Inspiration bzw. Herausdrücken des Bauchs beschallt. Das *Parenchym* umgibt dann hufeisenförmig den reflexstarken *Sinus,* der *Nierenhilus* mit den Gefäßen wird eingesehen. Der *Ureter* ist nur bei Erweiterung zu erkennen. Links muß man dazu mehr in die Flanke ausweichen, um die störenden Lufthauben der linken Kolonflexur zu umgehen, oder den Patienten nach rechts auf die Seite lagern.

Die Längsachse der Niere wird im Flankenschnitt gesucht. Das *Parenchym* umgibt den eher oval abgebildeten *Sinus,* der *Nierenhilus* wird schallkopffern gesehen (Abb. 11).

Interkostalschnitte erfassen den oberen Nierenpol am besten und die Lagebeziehung zu den *Nebennieren,* die Untersuchung im Stehen entdeckt *Nephroptosen,* aber auch manchen vorher im Organ verborgenen Prozeß.

Die Beachtung der *Achsenlage* der normalen Niere ist wichtig für die Erkennung von Lageanomalien. Ebenso wird auf die *Atemverschieblichkeit* von Leber, Milz und Nieren gegenüber dem M. psoas geachtet.

Wichtig für die Beurteilung der anatomischen Verhältnisse ist die Definition des *perirenalen Raumes* (perirenales Fett mit Nierenloge und Nebennieren) und der *pararenalen Räume* (Schema 24). Der *vordere pararenale Raum* kommuniziert beidseits über das Pankreasareal. Er enthält außerdem retroperitoneale Abschnitte des Duodenum und Kolon und ist über die Mesenterien mit den Organen der freien Bauchhöhle verbunden. Deshalb können von ihm ausgehende Prozesse, z.B. Pankreasnekrosen, ihre bemerkenswerte Ausdehnung nehmen. Die beiden *hinteren pararenalen Räume* haben keine Verbindung über die Mittellinie.

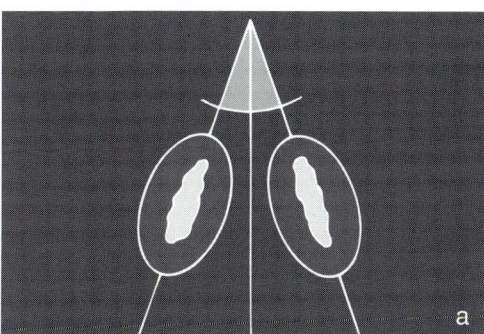

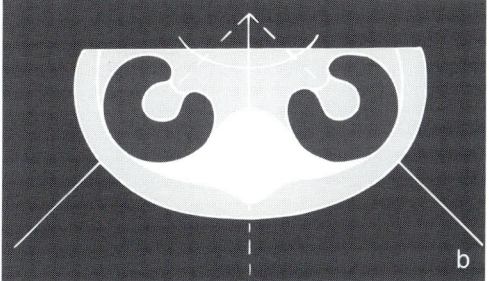

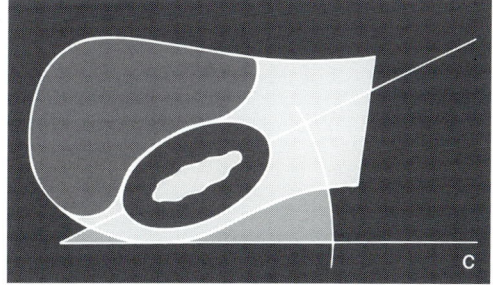

Schema 56:
Achsenlage und topographische Nachbarschaftsbeziehungen der Nieren.
a) Abweichung der unteren Nierenpole nach lateral.
b) Achsenstellung des Nierenhilus nach vorn medial im Querschnitt.
c) Ansteigen des unteren Nierenpols nach ventral im Sagittalschnitt.

Die perirenalen Faszien verschmelzen lateral und ziehen zur Bauchwand; kaudal reichen sie bis zur Verschmelzung weit nach unten und trennen somit vorderen und hinteren pararenalen Raum, die erst kaudal und kranial kommunizieren können. Im *perirenalen Raum* liegen die großen Gefäße und am oberen medialen Pol der Nieren die Nebennieren.

Normalmaße. Wie alle Organmaße sind diese mit Bezug auf Alter und Körpergröße anzuwenden:

Länge: 9 – 13 cm (Längsschnitt),
Breite: 4 – 6 cm (Querschnitt),
Dicke: 3 – 5 cm (Querschnitt).

Aus diesen Messungen kann mittels der vereinfachten Volumenformel das Nierenvolumen errechnet werden:

Volumen (ml) = a × b × c × 0,5
Volumen = 110 – 200 ml.

Die Verlaufsbeurteilung ist bei vielen pathologischen Zuständen wichtiger als eine einmalige Messung.

Die Breite des Parenchyms unterliegt großen Schwankungen; wiederum ist die Verlaufsbeurteilung wichtiger als der einzelne Wert. Man mißt von der Kontur zur Spitze einer Pyramide.

Parenchymbreite mindestens 13 mm.

Doppler-Sonographie. Die Darstellung von Nierengefäßen und die Analyse ihrer Flußkurven mittels Duplex-Sonographie und farbcodierter Doppler-Sonographie gewinnen für einige Fragestellungen Bedeutung (siehe folgenden Text).

Normale Struktur. Die Kontur der Niere ist glatt. Als Variante kommt bei Kindern, aber auch noch bei Erwachsenen eine gewellte, renkulierte Kontur vor, dann ist sie buckelig mit glattrandigen feinen Einziehungen zwischen den Markkegeln.

Die Nierenrinde reflektiert etwas schwächer als Leber und Milz, deutlich weniger als der Nierensinus und das retroperitoneale Fett, deutlich stärker als die Pyramiden. Von diesen 8 – 12 Markkegeln erfaßt die Sonographie immer nur einen Teil in ganz unterschiedlichen Anschnitten, so daß sie rund, spitz, dreieckig, spaltförmig erscheinen. Ihre Basis grenzt an die Rinde, begrenzt von den hellen Reflexbändern der Aa. arcuatae. Ihre Spitze liegt im echostarken Sinus, gelegentlich durch einen

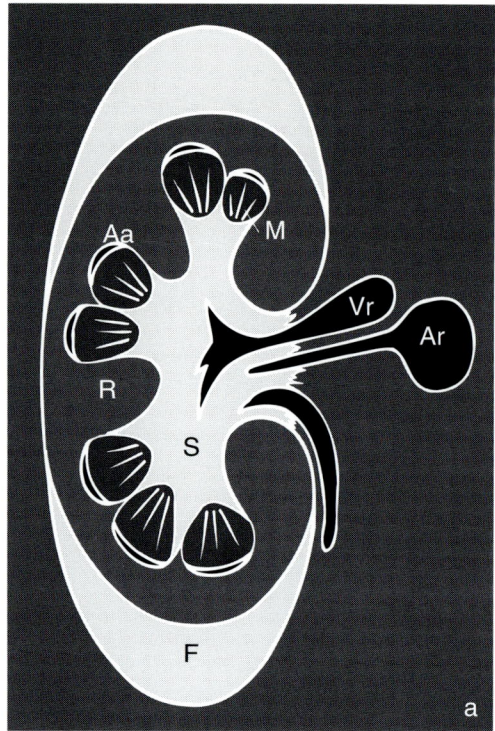

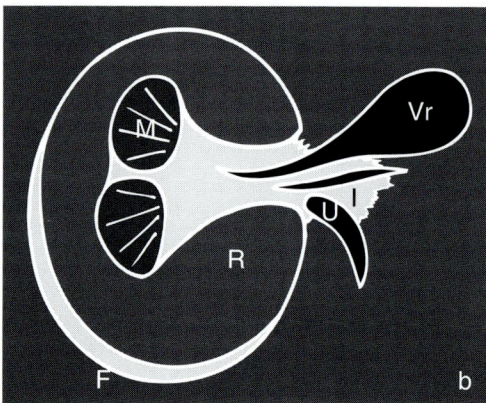

Schema 57:
Sonographisch erfaßbare Elemente der Niere.
a) Längsschnitt.
b) Querschnitt.
Markkegel (M): reflexschwach, fast echofrei, verschiedene Form durch variable Kegelschnitte. Rindenzone (R): reflexstärker als der Markkegel, zieht als Parenchymbrücke zwischen die Pyramiden. Aa. arcuatae (Aa): heller Doppelreflex an der Mark-Rinden-Grenze. Nierensinus (S): enthält Bindegewebe, Fett, Gefäße und das Pyelon. V. renalis (Vr), A. renalis (Ar), Ureter (U), Fettkapsel (F).

schmalen echofreien Spaltraum, die Kalyzes, abgetrennt.

Der stärker und gröber echogene Nierensinus ist im Längsschnitt oval inmitten des Parenchyms zu sehen, im Querschnitt von diesem hufeisenförmig umfaßt.

Er setzt sich zusammen aus Reflexen am Nierenbecken-Kelch-System, das entweder kollabiert und dann nicht für sich abgrenzbar, oder flüssigkeitsgefüllt ist und sich dann echofrei abhebt. Hinzu kommen Reflexe an den Gefäßen, die nur an ihren breiteren Abschnitten als tubuläre Strukturen erkennbar sind, sowie an peripelvinem Lymph-, Fett- und Bindegewebe (Abb. 145).

Altersabhängige Veränderungen. Beim Neugeborenen ist die Nierenrinde schmaler und reflexstärker, die Pyramiden sind größer, der Sinus zarter.

In höherem Alter kann durch Fibrose die Echostärke der Markkegel zunehmen; durch Fetteinlagerung wird der Sinus breiter, die Parenchymbreite nimmt relativ und absolut ab.

11.2
Pathologische Veränderungen

Einzeln oder in Kombination können Abweichungen von der normalen Gestalt der Niere zur systematischen Analyse pathologischer Zustände genutzt werden.
Diese sind:
— Abweichungen von der *Lage* im Körper oder bezogen auf die normale Nierenachse,
— Abweichungen der *Nierengröße,*
— Abweichungen der *Nierenkontur,*
— Veränderungen an den drei unterscheidbaren Nierenanteilen: der *Rinde,* den *Pyramiden* und dem *Sinus.*

Veränderungen der Nierenkontur. Abweichend von der üblichen glatten Kontur ist sie bei der *Renkulierung* wellig mit feinen Einziehungen. Seltener ziehen an den Polen glatt begrenzte Reflexbänder durch das Parenchym. Sie sind Folge einer unvollständigen Verschmelzung der fetalen Nierenblasteme (Abb. 146, 158).

Vaskuläre Narben sind dagegen keilförmige, aber nicht glatte Defekte der Kontur. Diese Reflexbänder liegen ebenfalls zwischen Markkegeln und der Sinus ist nicht in die Narbe einbezogen.

Pyelonephritische Narben sind flache, konkave, irregulär begrenzte, reflexstarke Einziehungen der Kontur; eine Brücke zum Sinus besteht, in dem sich umschriebene Pyelektasien finden (Abb. 160).

Veränderungen des Echomusters des Nierenparenchyms. Diese bestehen zumeist in einer Zunahme der Echostärke der Rinde, selten in ihrer Abnahme, selten auch in einer Zu- oder Abnahme der Echostärke der Pyramiden. Dies beruht auf Veränderungen am Interstitium des Parenchyms, das die meisten reflektierenden Grenzflächen stellt. Da auch pathologisch relevante Veränderungen das Interstitium betreffen, ist neben der Größe und Kontur der Nieren die relative Echostärke von Nierenrinde und Markkegeln ein vorzügliches Kriterium für die Analyse vor allem diffuser Nierenparenchymerkrankungen (Abb. 155-157).

11.2.1
Anomalien der Anlage, Lage und Form

Agenesie, Aplasie, Hypoplasie, Dystopie, Nephroptose. Findet man an typischer Stelle keine Niere, so kann diese nicht angelegt, verlagert oder nicht mehr von der Umgebung unterscheidbar geschrumpft sein. Bei sorgfältiger Suche wird man bei extremer Schrumpfung dennoch Anteile der ehemaligen Niere, Zysten oder Fettkörper finden.

Bei *Agenesie* fehlt die gesamte Nierenanlage, bei *Aplasie* kann im Bereich des Ureterostiums oder an den Samenblasen ein zystischer Degenerationsrest des ehemaligen *Wolfschen Gangs* gefunden werden (Abb. 152).

Die *hypoplastische* Niere mit einem Volumen unter 50 ml ist von normaler Struktur, die Gegenseite ist hyperplastisch. Schrumpfnieren durch *entzündliche* Vorgänge sind meist global echostark und in ihrer Struktur verändert, bei *vaskulärer* Entstehung (Nierenarterienstenose) im Parenchym echoschwach.

Dystope Nieren sind im gesamten Retroperitoneum zu suchen. Sie sind oft von normaler Struktur und Größe, allerdings in ihrer Achslage verändert, erkennbar am Abgang des Nierenhilus (Abb. 148).

Dynamische Lageanomalien wie die *Senkniere,* also ein Absinken im Stehen um mehr als 5 cm, sind gut erkennbar.

Schema 58:

Anomalien der Nierenlage.

a) Rotationsanomalie: Durch die Ventralrotation und Überproportionierung des medialen Segments entsteht ein Pseudotumor.

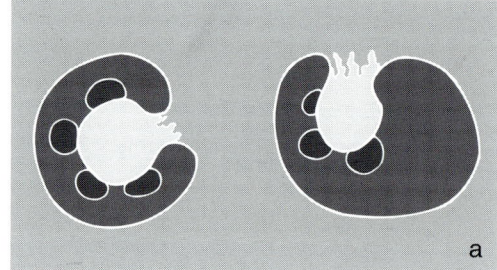

b) Fusionsrelikt: Beim Zusammenschluß von kranialen und mittleren Abschnitten bleibt eine fibröse Einschnürung (keine Infarktnarbe).

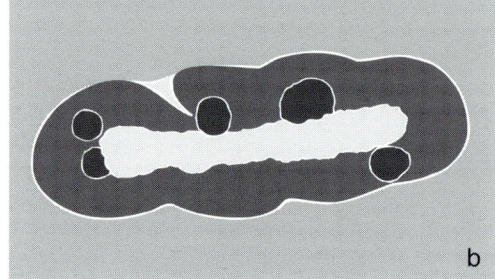

c) Ureter fissus: Parenchymbrücke in einem unterbrochenen Sinus.

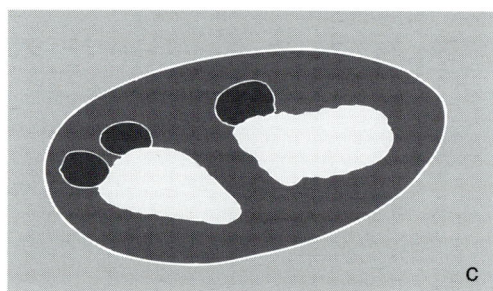

d) Hyperplastische Bertini-Säule: Die Fusion von Parenchymanteilen führt zur Eindellung des Sinus.

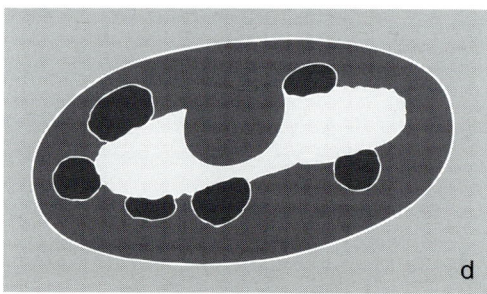

e) Verschmelzungsniere: Es findet sich eine sehr lange schmale Niere mit unterbrochener Kontur und doppeltem Sinus.

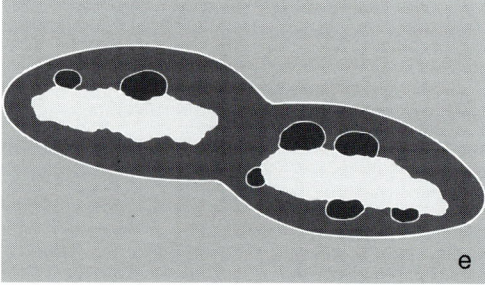

Verschmelzungsniere, Hufeisenniere, Doppelnieren. Selten sind überzählige, vollständig getrennte Nieren mit doppeltem Nierenbecken. Häufiger verschmelzen solche Nieren und bilden eine *Doppelniere.* Diese ist dann lang, der Sinus ist durch eine Parenchymbrücke unterbrochen. Die Kontur zeigt eine Einziehung. Manchmal ist ein Anteil der Doppelniere durch Reflux pyelonephritisch geschrumpft. In anderen Fällen findet man am oberen Pol einer Niere ein zystisch degeneriertes Gebilde, das in einen dilatierten Ureter übergeht, welcher im kleinen Becken kaudal des anderen, sonographisch nicht darstellbaren, blind endet (Abb. 150).

Hufeisenniere bedeutet eine Verschmelzung beider Nieren am unteren Pol. Die Nieren weisen am unteren Pol nach medial, vor den großen Bauchgefäßen ist eine Parenchymbrücke erkennbar und nicht mit „Lymphom", „solidem Tumor" oder „Aneurysma" zu verwechseln (Abb. 147).

Bei *Sigmoidniere* ist der Unterpol der normalen Niere mit dem Oberpol der dystopen verschmolzen. Bei totaler *Verschmelzung* findet sich ein gemeinsames Parenchym mit zwei Nierenbecken, bei der *Kuchenniere* dagegen nur eines.

Rotationsanomalie. Ausgebliebene oder übermäßige Rotation läßt sich vermuten, wenn der Nierenhilus die Niere an atypischer Stelle, meist nach ventral verläßt. Oft ist sie mit einer Nierendystopie verbunden. Verwirrende Bilder, die zur Verwechslung mit Tumoren Anlaß bieten, können durch nur teilweise Rotation, und dadurch bedingte ungewöhnliche Anschnitte des Parenchyms entstehen (Abb. 149).

11.2.2
Pathologische Veränderungen des Nierenparenchyms
11.2.2.1 Diffuse Erkrankungen. Wendet man die angeführten analytischen Kategorien der Größe, der Kontur (als äußerer Form) und des typischen inneren Aufbaus (als innerer Form), sowie die relative Echostärke von Rinde, Mark und Sinus im Vergleich untereinander und zu Nachbarstrukturen (also die relative Textur) auf pathologisch veränderte Nieren an, so kommt man zu pathologischen Grundmustern, die sich oftmals definierten Krankheitsbildern zuordnen lassen.

Familiäre Zystennieren. Bei der *adulten Form* entwickeln sich im Lauf des Lebens viele Nierenzysten unterschiedlicher Größe in allen Nierenanteilen. Die innere Form der Niere wird destruiert, die Kontur ausgeprägt verändert, das Volumen nimmt erheblich zu (600 ml und mehr) (Abb. 163). Auch in anderen Organen, vor allem der Leber, aber auch in Pankreas und Milz, findet man Zysten. Abzugrenzen sind multiple *„banale" Nierenparenchymzysten*, die traubenförmig um das zentrale Reflexband liegen und die innere Form der Niere noch erkennen lassen.

Bei der *infantilen Form der Polyzystose* sind die Nieren vergrößert, reflexstärker als die Leber, mit einem ungleichmäßigen Reflexmuster, verursacht durch die Entstehung kleinster Zystchen in der ganzen Niere.

Markschwammnieren. Hier handelt es sich um eine kongenitale beidseitige Mißbildung der Sammelröhren. Diese sind zystisch erweitert, oft mit kleinen Konkrementen. Dadurch werden die Markpyramiden stark echogen (Abb. 154). Eine Reihe von *Stoffwechselprozessen* mit Ablagerung oder Gewebsreaktion in und um die Sammelröhrchen führt zu einem gleichen Bild: den atypisch reflexstarken Markkegeln. (z.B. medulläre Nephrokalzinose bei Hyperparathyreoidismus, kindliche Tubulusnekrose, Hypokaliämien bei Conn-Syndrom und anderen mehr).

Glomerulonephritis. Sowohl pathologisch als auch sonographisch entscheidend sind weniger die Veränderungen an den Glomerula als vielmehr am Interstitium. Diese führen zu einer Zunahme von Grenzflächen und damit zur stark echogenen Nierenrinde, während die Pyramiden reflexschwach bleiben (Abb. 155).

Bei der akuten und der *rasch progressiven Glomerulonephritis* werden besonders stark echogene Nierenrinden und eine Volumenzunahme (mehr als 200 ml/l) gesehen, ebenso bei Nierenversagen im Rahmen einer Systemerkrankung. In der Verlaufsbeobachtung können sich Volumen und Rindenstruktur normalisieren.

Glomerulonephritis-Verlaufsformen mit nephrotischem Syndrom sind weniger eindrücklich verändert mit Volumina an der Obergrenze und einer geringeren Zunahme der Echostärke der Rinde.

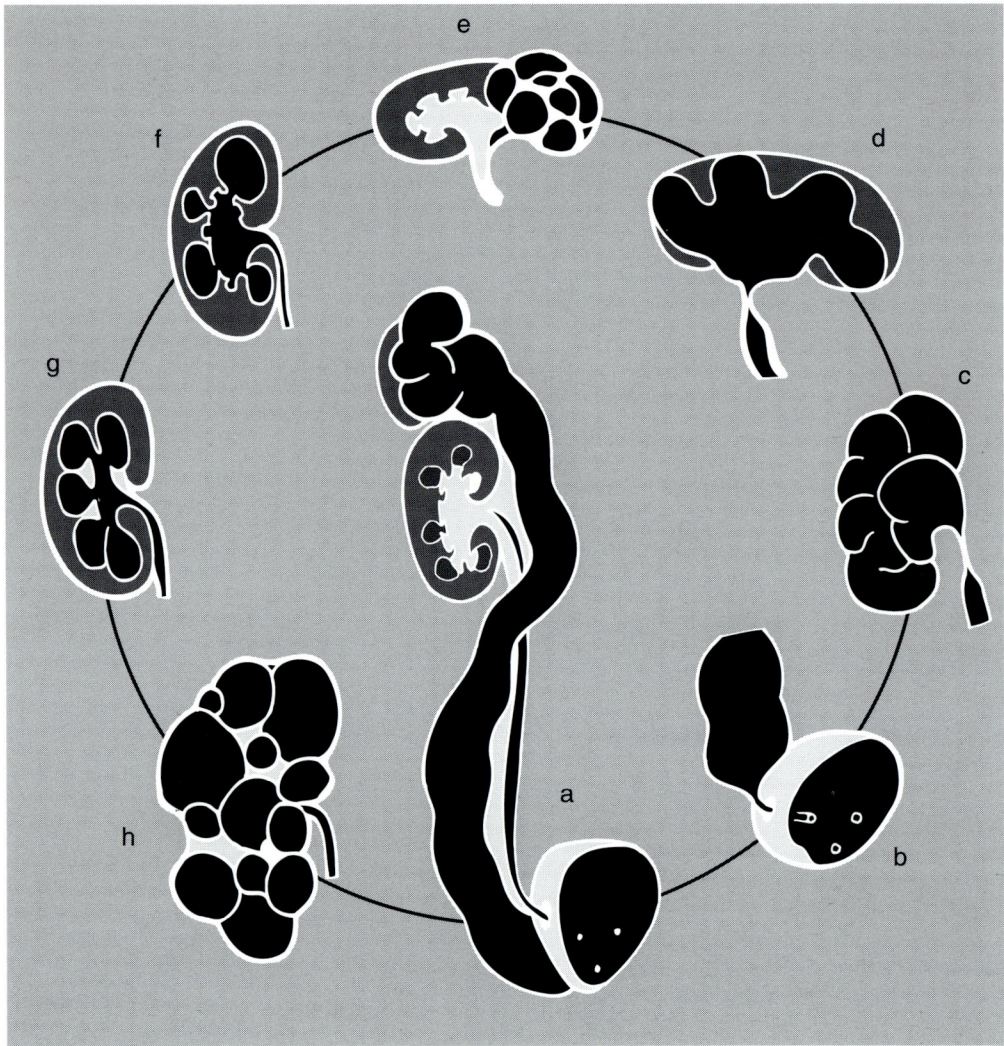

Schema 59:

Anlagebedingte Veränderungen mit Harnstau und Zystenbildung:

a) Doppelanlage mit Atrophie der kranialen Niere, Megaloureter und Ureterozele,

b) adynames distales Segment mit Megaloureter,

c) subpelvine Ureteratresie mit multizystisch-dysplastischer Niere,

d) subpelvine Stenose mit Harnstauung,

e) multilokuläre Zyste als Folge segmental fehlender Ausentwicklung von Ureteraufzweigungen mit zystisch-dysplastischer Degeneration,

f) Kalixdivertikel als Störung der Ureterdifferenzierung, sonomorphologisch wie parapelvine Zysten, radiologisch kontrastiert,

g) Megakalizes – zystische Erweiterung der Kelche zuungunsten der Pyramiden, erscheint sonomorphologisch wie eine Stauung ohne Dilatation des Nierenbeckens,

h) adulte Polyzystose – Zysten entstehen in allen Abschnitten des Nierengewebes.

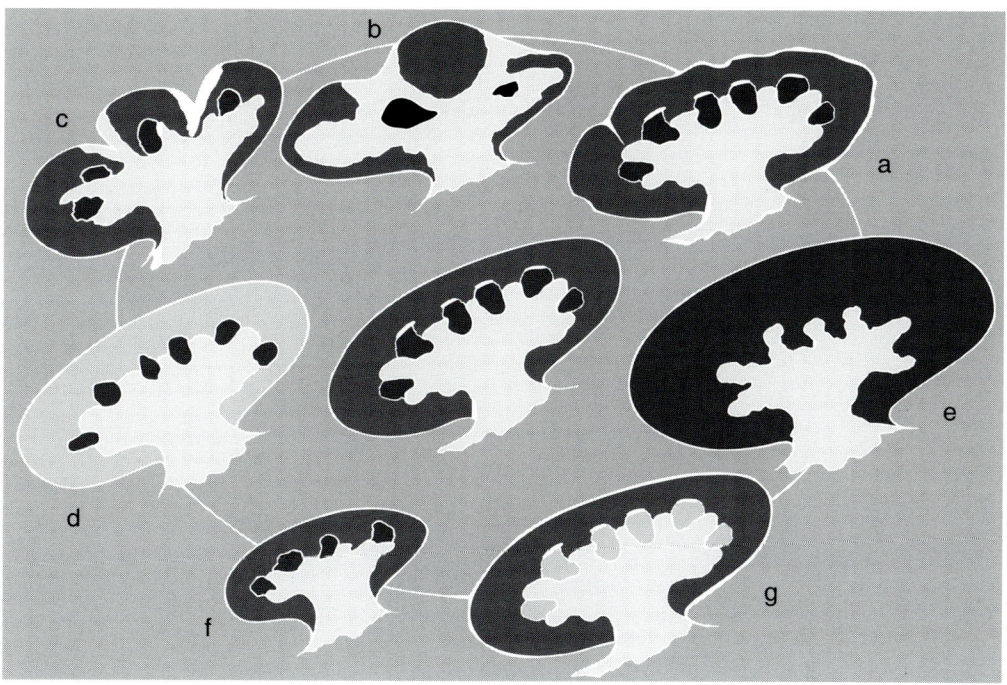

Schema 60:

Diffuse Nierenveränderungen.

a) Fusionsrelikt: Die renkulierte Niere zeigt eine schmale reflexstarke Bandverbindung zum Sinus als Hinweis auf die Verschmelzung der Nierenlobuli.

b) Pyelonephritische Narbe: Breite Einsenkung der Kontur mit Parenchymverschmälerung, stark reflektierendes Gewebe im Bereich der Markkegel und umschriebene Kalixerweiterung.

c) Vaskuläre Narbe: Schärfere Kerbung der Kontur mit reflexstarker Verbindung zum Sinus zwischen Markkegeln.

d) „Echoreiche Nierenrinde": Zunahme der Reflexivität der Nierenrinde unterschiedlicher Ausprägung, betonte Markkegel, schlechter abgrenzbarer Sinus bei vielen interstitiellen Prozessen.

e) „Große echoarme Niere": Vergrößerung, Abrundung der Form, Abnahme der Echostärke der Nierenrinde bei einigen diffusen Nierenparenchymerkrankungen.

f) „Kleine Niere": Verkleinerte, jedoch nicht destruierte Niere bei Nierenarterienstenose, interstitiellen Erkrankungen ohne Narbenbildung, primärer Hypoplasie.

g) Reflexive Markkegel: Zunahme der Reflexstärke der Markkegel bei einer Reihe von Stoffwechselerkrankungen und Anomalien wie Markschwammniere, Nephrokalzinose, Furosemidniere.

Bei *nephrotischem Ödem* wird die Niere manchmal von einem „echoarmen" Randsaum begleitet.

Bei *chronischer Glomerulonephritis* findet man je nach dem Ausmaß interstitieller Mitbeteiligung echonormale oder Nieren mit echostarker Rinde. Nach Jahren kann man bei schwerer Niereninsuffizienz deutlich verkleinerte Nieren mit gut sichtbaren Markpyramiden und leicht bis mäßig reflexstärkerer Rinde antreffen (Abb. 157).

Diabetische Nephropathie. Die Nieren sind vergrößert, mit anfangs gering, später mit deutlich echostärkerer Rinde. Auch in der terminalen Niereninsuffizienz verbleibt das Volumen im oberen Normbereich.

Bei der **Amyloidose** kommt es zu einer erheblichen Dichte- und Stärkezunahme der Rindenechos, die Rinde ist dann so reflexstark wie der Sinus, die Markkegel bleiben schwach echogen (Abb. 156).

Auch bei der **interstitiellen Nephritis** wird die Rinde reflexstärker; bei der akuten Form mit einer Vergrößerung, bei der chronischen mit einer Verkleinerung der Niere einhergehend.

Analgetikanephropathie. Neben einem charakteristischen Kranz von Verkalkungen im Bereich der Papillen kennzeichnet die begleitende Pyelonephritis mit ihrer Parenchymverschmälerung und narbigen Destruktion der Nierenform das Bild (Abb. 162). Selten führt ein Papillenabgang zur Hydronephrose.

Uratnephropathie. Zwei Krankheitsbilder hängen mit Harnsäureablagerungen in der Niere zusammen: Bei der akuten *Uratnephropathie*, die durch plötzlichen Anfall großer Harnsäuremengen etwa bei Zellzerfall von Tumoren unter Chemotherapie entsteht, sieht man eine erhebliche Volumenzunahme und eine stark echogene Nierenrinde. Bei der chronischen Uratnephropathie entwickeln sich die typischen Zeichen der *Gichtniere*. Neben der Zunahme der Reflexstärke der Rinden sind dies kleine Verkalkungen, pyelonephritische Narben und Verschmälerung des Parenchyms, sowie Steine im Hohlsystem. Bei primärer *Oxalose* sind die Verkalkungen im Parenchym so ausgeprägt, daß die Gestalt der Niere nicht mehr erkennbar ist.

Pyelonephritis. In den meisten klinisch diagnostizierten Fällen einer *akuten Pyelonephritis* findet man normale Nieren. Manchmal ist das Nierenhohlsystem als Ausdruck der gestörten Pyelomotorik diskret erweitert, das Nierenvolumen nimmt zu, die Markpyramiden sind demarkiert. Das Bild normalisiert sich unter erfolgreicher Therapie.

Fokale bakterielle Nephritiden sind als unscharf begrenzte, „echoarme" Schwellungen einzelner Lobuli zu erkennen. Einschmelzung führt zum *Nierenabszeß*, einer deutlich schärfer begrenzten, generell schwach echogenen, oft aus echofreien und echogeneren Anteilen unter einem Tumoraspekt zusammengesetzten Raumforderung. Sie kann sich in die Umgebung als perinephritischer Abszeß ausdehnen (Abb. 161). Luftbesatz kommt vor. Beim perirenalen Abszeß ist eine Fixation der Niere an den M. psoas verwertbar (keine Atemverschieblichkeit).

Bei *Pyonephrose* ist ein flottierender Debris im Nierenbecken zu sehen.

Bei der *chronischen Pyelonephritis* wird die Diagnose anhand der typischen destruierenden Entzündungsfolgen, vor allem der Narben, gestellt. Diese Narben sind konkav, die umgebenden Bezirke grob und stark echogen und das zugehörige Pyelon ist erweitert. Ganze Parenchymabschnitte sind echoverstärkt und verschmälert. Die Markkegel sind schlechter abgrenzbar (Abb. 159, 160).

Später wird die Niere kleiner, und es bildet sich eine stark reflektierende, destruierte Schrumpfniere aus. Manchmal sind diese „Endstadiumsnieren", wie man sie auch nach langjähriger Dialyse oder als Resultat anderer Erkrankungen findet, kaum mehr abgrenzbar, und allenfalls an degenerativ entstandenen Zysten zu identifizieren.

Sonderformen der Pyelonephritis. Die *xanthogranulomatöse Pyelonephritis* führt zu umschriebenen oder globalen tumorähnlichen Nierenvergrößerungen. Meist besteht eine Harnwegsobstruktion. Bei der *Malakoplakie* ist eine wellig konturierte Niere mit echostarkem Parenchym von multiplen sehr schwach echogenen Herden durchsetzt.

Bei der *Nierentuberkulose* führen Destruktionen, Narben, Verkalkungen und Teilerweiterungen des Hohlsystems als Folge von Kelchstenosen zu vielgestalten Zerstörung der Nierenstruktur.

11.2.2.2 Vaskuläre Nierenerkrankungen.

Die *benigne Nephrosklerose* ist durch den Typ der vaskulären Narbe gekennzeichnet (siehe Schema 60 c). Die Nieren haben ein verschmälertes, normal echogenes Parenchym.

Die *maligne Nephrosklerose* führt zur Verstärkung der Reflexe der Nierenrinde.

Bei der *Nierenarterienstenose* ist die Niere klein, von sonst normalem Aufbau, jedoch schwächer echogen als die Gegenseite. Der Versuch, die Nierenarterienstenose durch Doppler-Untersuchung (Duplex- oder Farb-Doppler-Sonographie) zu beweisen und zu quantifizieren, ist in Einzelfällen möglich, oft jedoch wegen der komplizierten Topographie technisch schwierig.

Die akute *Nierenvenenthrombose* führt zur großen und „echoarmen" Niere. Die Doppler-Methoden kommen hier zu Hilfe.

11.2.2.3 Nierentrauma. Je nach ihrer Entwicklung und Durchtränkung des Gewebes sind Blutungen ins Parenchym oder in die Kapsel von unterschiedlicher Echostärke und -verteilung. Bei Blutungen ins Nierenbecken sieht man dort reflexstarke, tumorartige Koagel, gelegentlich als Ursache einer Harnstauung (Abb. 178-180).

Ein akuter Verschluß oder Abriß der *Nierenarterie* ist sonographisch nicht erfaßbar.

Die *Schockniere* ist manchmal vergrößert, oft jedoch unauffällig, vielleicht mit prominenten Markkegeln (Abb. 153).

Bei manchen toxisch bedingten akuten *Tubulusnekrosen* oder bei „Crush-Niere" sieht man eine reflexstärkere Nierenrinde.

11.2.2.4 Fokale Nierenparenchymkrankheiten. Typische **Zysten** sind echofrei und liegen in der Rindenzone. Je nach Größe buckeln sie die Kontur vor und/oder drücken das zentrale Reflexband ein (Abb. 164).

Abweichungen der Lage: Parapelvine Zysten liegen im Zentralreflex, der um sie ausgespannt ist. Kapselzysten haben oft keine sichtbare Verbindung zum Parenchym und liegen im perirenalen Fettgewebe (Abb. 176).

Abweichungen der Form: Schmale Septierungen, Verkalkungen in der Zystenwand oder kleine Vorsprünge ins Zystenlumen sind ebenso häufig wie Abweichungen von der runden Form, die durch Anpassung der Zyste an Strukturen der Umgebung entstehen.

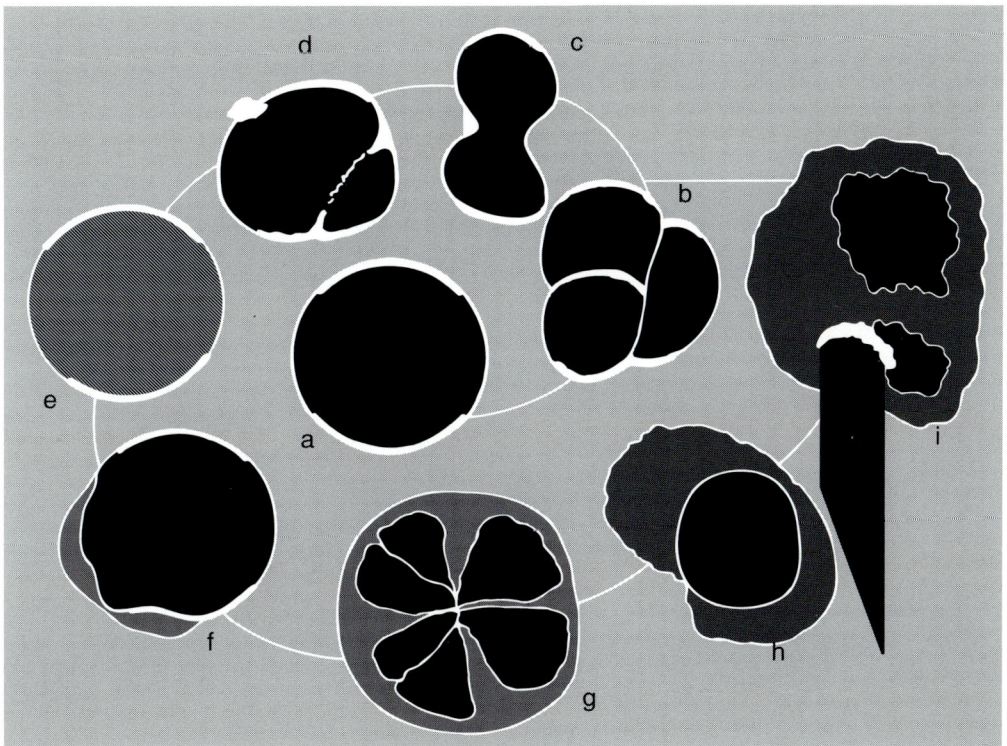

Schema 61:
Zysten. Spirale von der blanden Zyste bis zum nekrotischen Tumor.
Benigne Zysten: **a)** blande Zysten mit glatter Kontur, echofrei, Schallverstärkung und -beugung; **b)** septierte Zyste mit zarten Wänden; **c)** Sanduhrzyste, etwa bei Lokalisation in der Kapsel und im Parenchym; **d)** einstrahlende Verdickung und Mikroverkalkungen.
Suspekte Zysten: **e)** mit Debris gefüllte Zysten (z.B. Blut oder Cholesterin); **f)** Wandunregelmäßigkeiten mit echohaltigen Anteilen und Konturänderung; **g)** gemischte Raumforderung mit „echoreicheren" Anteilen und Zysten.
Maligne „Zysten": **h)** irreguläre Raumforderung mit zystischem Bezirk; **i)** unscharf begrenzte Raumforderung mit irregulärer Textur und echofreien, ebenfalls unscharf begrenzten Arealen und Verkalkungen.

Folgende Befunde zwingen zum Ausschluß anderer, insbesondere neoplastischer Raumforderungen:
— stärkere, unregelmäßige Septen,
— gröbere Wandunregelmäßigkeiten,
— Fehlen sekundärer Zystenkriterien, (Schallverstärkung, Schallbeugung)
— gemischter oder reflexstärkerer Inhalt.
In seltenen Fällen sind Zysten entweder vollständig, mit einem dann „soliden" Echomuster, oder teilweise mit Echos besetzt. Bei einer Lageänderung oder „Aufschütteln" läßt sich ein Flottieren nachweisen.

Nierenkarzinome sind ein relativ häufiger sonographischer Zufallsbefund. Typische Nierenkarzinome setzen sich deutlich vom Restparenchym ab, drängen die Kontur nach außen und drücken den Zentralreflex ein (Abb. 165, 166).

Je größer sie sind, desto inhomogener ist ihr Aufbau, reflexschwächere wechseln mit stärkeren Arealen. Schließlich entstehen sogar reflexfreie Areale. Nierenkarzinome können zu sonographisch erkennbaren Folgen führen:
— Kompression von Pyelonabschnitten mit Hydronephrose,
— Infiltration in die Umgebung,
— Infiltration der Nierenvenen und der V. cava (sog. Tumorthrombus) (Abb. 168),
— gleichseitige oder gegenseitige Lymphknoteninfiltration,
— sonographisch erkennbare Fernmetastasen (Leber/Pleura/Nebennieren).
Differentialdiagnose: Typische Tumoren ab 3 cm mit gemischtem Echomuster sind von Adenomen und ins Parenchym einwachsenden Urothelkarzinomen nicht zu unterscheiden.

Die xanthogranulomatöse (cfs.) Pyelonephritis imitiert Tumoren; das Angiomyolipom (s.u.) kann ein ungleichmäßiges Echomuster ohne die typischen stark reflektierenden Anteile haben.

Angiomyolipome sind im typischen Fall noch echostärker als der Sinus. Mit zunehmender Größe enthalten sie zumeist schwächere oder sogar echofreie Anteile. Manche Angiomyolipome sind primär „echoarm" oder gemischt echogen. Angiomyolipome werden zunehmend als Zufallsbefund entdeckt, häufiger als Nierenkarzinome. Das typische Angiomyolipom bedarf unter einer Größe von 2 cm keiner weiteren Diagnostik außer der sonographischen Verlaufskontrolle. Sehr selten kommen differentialdiagnostisch zu erwägende Myelolipome, Hämangiome und Lipome sowie Liposarkome vor (Abb. 170).

Lymphatische maligne Infiltrate können zu einer kugeligen „Lappung" der Nieren führen. Bei diffusem Befall kann das Bild der „großen echoarmen Niere" resultieren. Bei fokalem Befall sieht man sehr schwach echogene Herde (Abb. 169).

Metastasen in die Nieren unterscheiden sich morphologisch nicht von primären Geschwülsten.

Der im Kindesalter häufigste **Wilms-Tumor** der Niere ist in der Regel reflexstark oder gemischt mit reflexschwachen oder zystischen Arealen und andererseits Verkalkungen. Er kann aber auch vorwiegend zystisch sein, womit eine sichere Differenzierung gegenüber umschriebenen zystischen Mißbildungen nicht immer gelingt.

11.2.3
Pathologie des Nierensinus
Der Nierensinus zeigt sonographisch eine große Formenvielfalt von „plump-geschlossen" bis „fein-verästelt". Jugendliche Nieren ohne viel Fetteinlagerung haben einen zarten verzweigten Sinus, die Nieren von Adipösen und Älteren einen reflexstarken und breiten. Das normale Hohlsystem sieht man meist nicht oder nur in kleinen Abschnitten.

11.2.3.1 Erweiterung des Hohlsystems.
Bei einer Erweiterung des Nierenhohlsystems grenzen wir Kelche und Nierenbecken als ineinander übergehende und in den Ureter verfolgbare echofreie Räume gegen den restlichen Sinus ab (Abb. 172).

Die Unterscheidung einer bloßen Erweiterung des Nierenbeckens von einer Harnstauung ist oftmals möglich, ebenso die einer akuten von einer chronische Harnstauung.

Die Harnstauung wird in Stadien eingeteilt, wobei die gängige Klassifikation nach Emmett sich an urographischen Kriterien orientiert und für die Sonographie nicht übertragbar ist. Eine sonographische Klassifikation berücksichtigt:
— Veränderungen des Nierensinus,
— Veränderungen der Parenchymbreite,
— Veränderungen des Nierenvolumens.

Schema 62:
Differentialdiagnose herdförmiger Nierenkrankheiten.
a) Nierenzyste.
Typischer Befund: Schallverstärkung und laterale Schallbeugung. Lage im Parenchym, scheinbar in der Nieren-
kapsel oder sanduhrförmig in Kapsel und Niere.

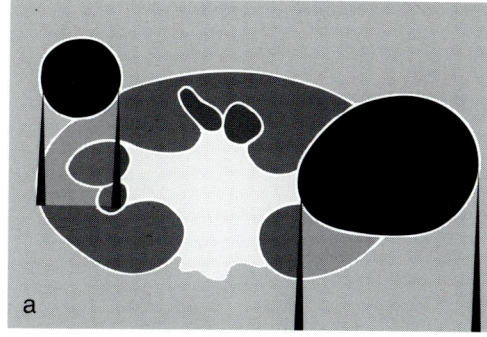

b) Atypische Nierenzysten.
Septierte Zyste und radspeichenartige Zyste; letztere Form
stets auf Tumor verdächtig.

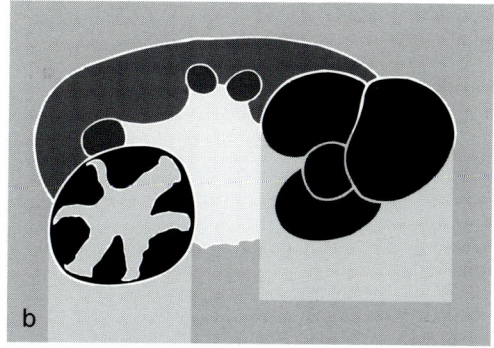

c) Nierenkarzinom.
– Gemischter, stark echogener Tumor mit teilweise echofrei-
en Anteilen.
– Kleiner, gleichmäßig echogener Tumor (z. B. Onkozytom).

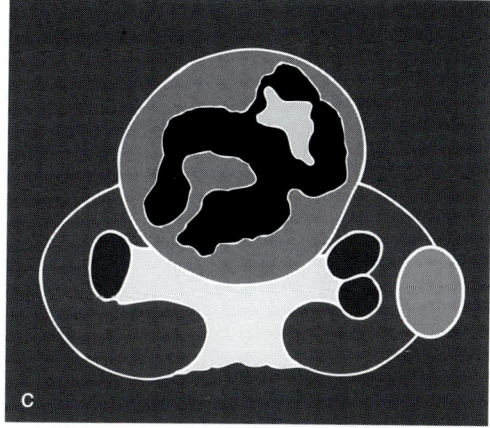

d) Sehr reflexstarke Tumoren (Angiomyolipome).
Sie sind echostärker als der Nierensinus und homogen, solange sie klein sind. Mit zunehmender Größe werden sie inhomogen und enthalten „echoarme" und echofreie Anteile.

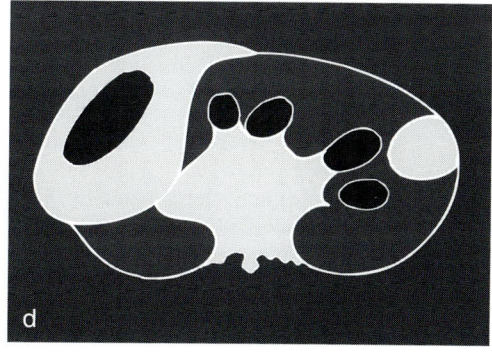

Entsprechend bezeichnen wir
— als *Stadium I* eine Aufweitung des Sinus
  ohne Verplumpung der Kelchhälse und
  ohne Verschmälerung des Parenchyms
  (Abb. 173),
— als *Stadium II* eine deutlichere Aufweitung
  von Pyelon und Kalizes mit Aufbruch der
  Kelchhälse und beginnender Verschmälerung des Parenchyms (Abb. 174),
— als *Stadium III* den weitgehenden Ersatz
  der Niere durch ein zystisch erweitertes
  Hohlsystem mit einem nur noch ausgedünnten Parenchymmantel (Abb. 175),
— als *Stadium IV* den hydronephrotischen
  Sack ohne erkennbares Parenchym.

Bei der akuten Harnstauung findet man eine
Volumenzunahme der Niere, keine kompensatorische Hypertrophie der Gegenseite und in
der Duplex-Sonographie eine deutliche Erhöh-
ung des Widerstandsindex im Vergleich zur
gesunden Niere bzw. zum Normalwert.

Demgegenüber kennzeichnet die chronische Stauung ein fortgeschritteneres Stadium
der Stauung, eine Atrophie des Parenchyms,
eventuell eine kompensatorische Hypertrophie
der anderen Niere.

Diskrete Stadien können nur bei ausrei-
chender Diurese festgestellt werden; vor allem
Kinder sollten vor der Sonographie getrunken
haben.

Nicht jede Obstruktion muß mit einer Dilatation des Hohlsystems einhergehen, chronisch
entzündlich veränderte Harnwege verlieren die
dazu nötige Elastizität.

Die **Differentialdiagnose der Harnstauung**
umfaßt Varianten des Hohlsystems und zystisch
erscheinende parapelvine Veränderungen.

Beim *ampullären Nierenbecken* fehlt die
Erweiterung der Kelche und des Ureters. Die
Vielfalt sonstiger *zystischer Mißbildungen* im
Bereich der Niere und ableitenden Harnwege
läßt sich embryologisch als Entwicklungsstö-
rung auf verschiedenen Etagen der Ureterdifferenzierung, die die Nierenentwicklung indu-
ziert, auffassen (Schema 59).

Parapelvine Zysten können so in das „Git-
ter" des Nierensinus entwickelt sein, daß ein
septiertes und konfluierendes Bild entsteht. Es
fehlt ihnen die Symmetrie der Harnstauung
und ihre Zysten verformen sich gegenseitig, sie
„platten sich ab" (Abb. 176).

Die *Sinuslipomatose* muß nicht zur stark
echogenen Verbreiterung des Sinus führen, sie
kann auch einen schwach echogenen Sinus mit
allerdings unscharfer Begrenzung produzieren.
Sie ist gut von der zystisch ballonierten, in
Kelche und Becken differenzierbaren Harnstauung zu unterscheiden.

Ursachen der Harnstauung.
Nierensteine sieht man im gestauten Hohlsystem leichter, während sie sich sonst gegen
den Sinus schlecht abheben; oft sieht man
zuerst den Schallschatten. Von kleinen Kelch-
konkrementen bis zu Nierenbeckenausgußstei-
nen reicht die erkennbare Vielfalt von Nieren-
steinen. Zu unterscheiden sind Steine von hellen Reflexen an den *A. arcuatae*, zumeist
Doppelreflexen. *Verkalkungen* im Parenchym
gibt es bei verschiedenen Nierenerkrankungen
(Analgetikanephropathie, Nephrokalzinose,
Tuberkulose ...) (Abb. 177).

Uretersteine sind leichter im oberen Drittel
im Verlauf des dilatierten Ureter, gut auch im
prävesikalen Abschnitt, nur mit akribischer
Suche im mittleren Drittel zu erkennen. Kolik
und Hämaturie lassen nach Steinen auch im
nicht erweiterten Ureter suchen.

Auch *Blutkoagel* können zur Obstruktion
führen und als echostärkere Raumforderungen
im Hohlsystem nachgewiesen werden. Abge-
gangene Markpapillen bei Papillennekrose
können selten zu Nierenkolik und Harnstau
führen; sie sehen wie schwach echogene
Raumforderungen aus (Abb. 178).

Ureterstenosen entstehen durch Entzündung
oder Tumor im Ureter selbst oder seiner Umgebung. Die Lokalisation der Stenose ist oft
definierbar, zum Beispiel eine beidseitige Erweiterung bis in Höhe der Bifurkation beim
Morbus Ormond. Angelegte oder erworbene
Nierenbeckenabgangsstenosen lassen sich
ebenfalls topographisch gut analysieren und
aus dem Fehlen einer erkennbaren Stauungs-
ursache vermuten (Abb. 138).

Im letzten Drittel der **Schwangerschaft** kommt
es gelegentlich zu einer deutlichen Erweiterung
des Hohlsystems, wohl keiner echten Stauung
sondern nur einer Tonusänderung entsprechend, da kein erhöhter Widerstandsindex in
der betroffenen Niere gemessen wird.

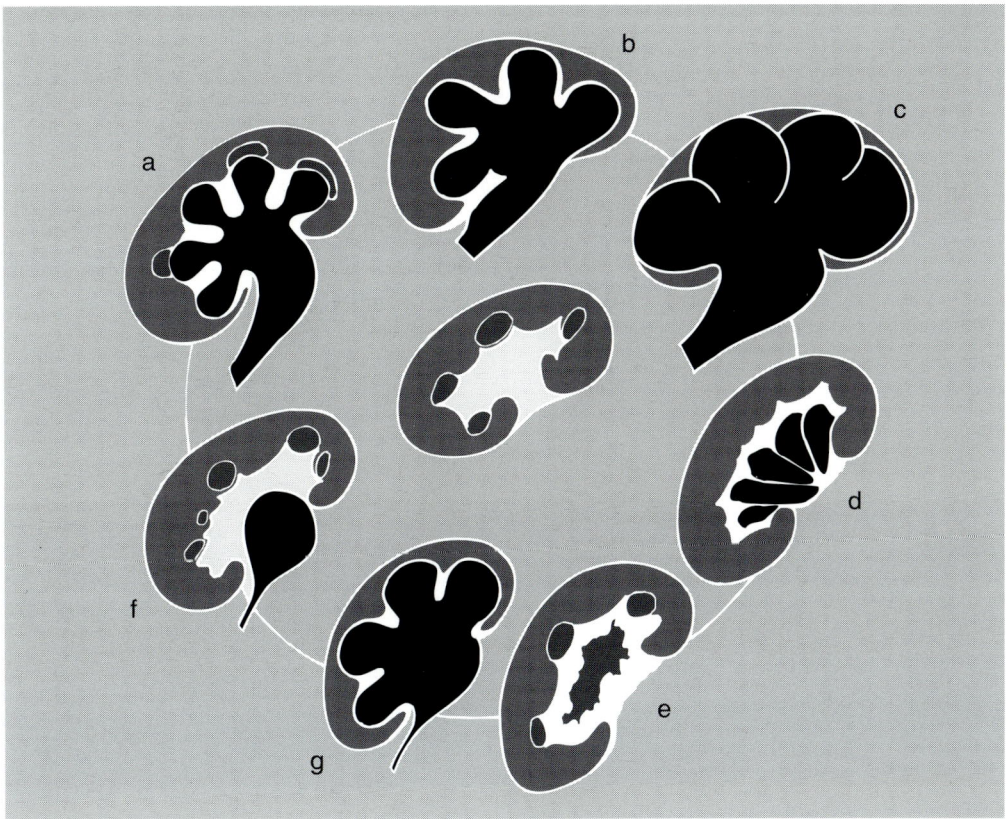

Schema 63:
Synopse und Differentialdiagnose der Harnstauung.
a) Harnstauung Stadium I:
– kein Aufbrauchen der Kelchhälse,
– keine Verschmälerung des Parenchyms,
– konfluierende echofreie zentrale ballonierte Raumforderung.
b) Harnstauung Stadium II:
– Aufbrauchen der Kelchhälse,
– Verschmälerung des Parenchyms,
– große zystische konfluierende zentrale Raumforderung.
c) Harnstauung Stadium III:
– die Niere ist von einem septierten zystischen Tumor aufgebraucht.

d) Parapelvine Zysten:
– septierte zystische Raumforderung.
e) Echoarme Sinuslipomatose:
– unscharf begrenzte, gezackte echoarme zentrale Zone.
f) Ampulläres Nierenbecken:
– Aufweitung des extrarenalen Nierenbecken-Kelch-Systems ohne Aufweitung der Kalizes.
g) Subpelvine Harnleiterstenose:
– Aufweitung des extrarenalen Nierenbecken-Kelch-Systems mit Aufweitung der Kalizes.

Beim **vesiko-ureteralen Reflux** sieht man in den relevanten, operationsbedürftigen Stadien immer die Erweiterung des Hohlsystems, ausreichende Diurese zum Untersuchungszeitpunkt vorausgesetzt. Infravesikale Stenosen können am Restharn und einer Verdickung der Harnblasenwand nach Miktion (über 7 mm) vermutet werden.

11.2.3.2 Tumoren des Nierenhohlraumsystems. *Papillome* und *Karzinome* des Nierenbeckens sind sonographisch schwer erfaßbare Tumoren. Sie sind oft schwächer echogen und können mit einer Sinuslipomatose oder mit Blutkoagula verwechselt werden. Erst das infiltrative Wachstum ins Parenchym verrät den malignen Charakter (Abb. 178).

11.2.4
Transplantatniere

Die Sonographie hat sich zu einer wichtigen Überwachungsmethode der transplantierten Niere entwickelt, vor allem zur Unterscheidung zwischen chirurgischen, vaskulären und parenchymatösen Komplikationen. Wegen der großen Variabilität der Veränderungen ist allerdings die Verlaufsuntersuchung wichtiger als der einzelne Befund.

Bei unauffälligem Verlauf beobachtet man eine Volumenzunahme von ca. 20%. Bei Abstoßungskrisen nimmt das Volumen erheblich zu. Deutliche Demarkation der Pyramiden ist ebenfalls ein Warnzeichen. Bei akuten Krisen werden einzelne kortikale Areale geringer echogen, was hämorrhagisch-nekrotischen Arealen entspricht. Bei chronischer Abstoßung nimmt die Echostärke der Rinde deutlich zu.

Sogenannte chirurgische Komplikationen wie Harnabflußstörung, Hämatome, Transplantatruptur, Urinom und Lymphozelen sind sicher erkennbar.

Dopplersonographisch (Duplex und farbcodiert) kann eine Zunahme des Widerstandsindex in der Verlaufsuntersuchung ein wertvoller Hinweis auf eine Abstoßungsreaktion sein.

Abbildungsteil – Niere

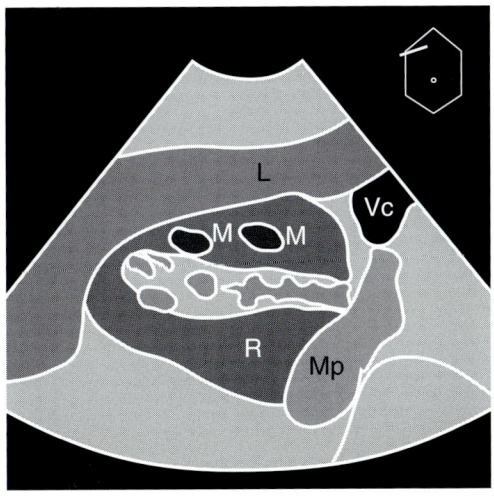 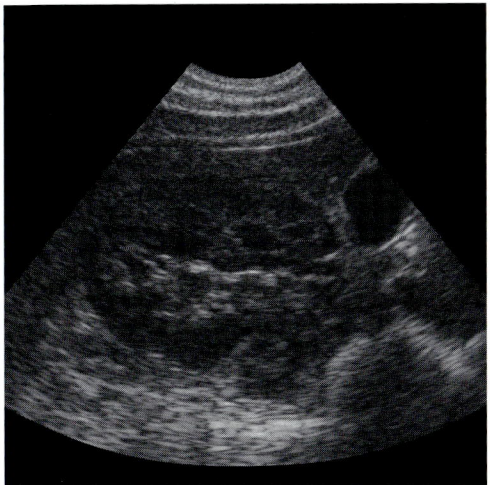

Abbildung 145:

Normale Nierenstruktur.

Die quer angeschnittene Niere besteht aus einer Rindenzone (R), den Markpyramiden (M) und dem unterschiedlich reflex-starken Sinus. Die Reflexstärke der Rinde ist etwas geringer als die der Leber (L). M. psoas (Mp) und V. cava (Vc).

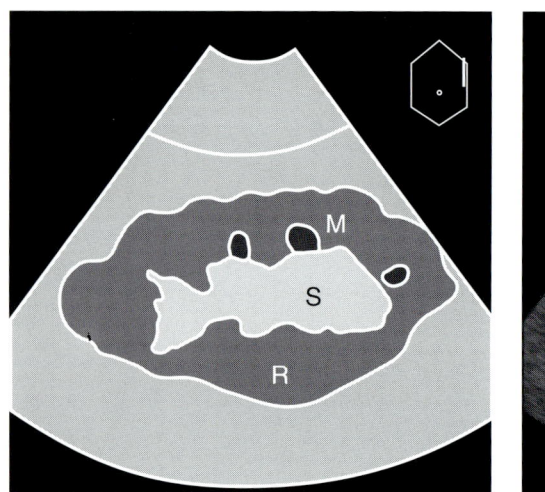
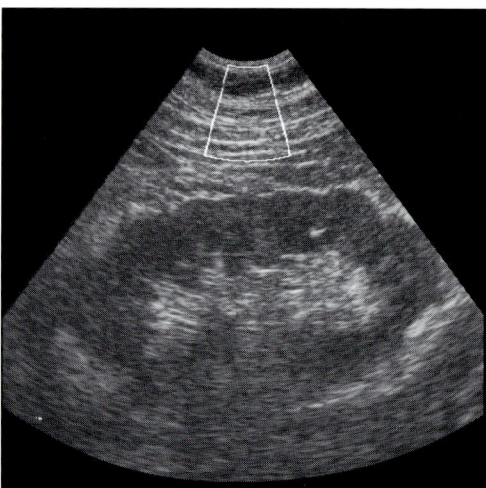

Abbildung 146:
Renkulierung der Kontur.
Die Niere ist längs geschnitten. Ihre Kontur ist gewellt. Ansonsten sind Größe und innere Struktur normal: Rinde (R), Mark-kegel (M) und hier homogen reflexstarker Sinus (S).

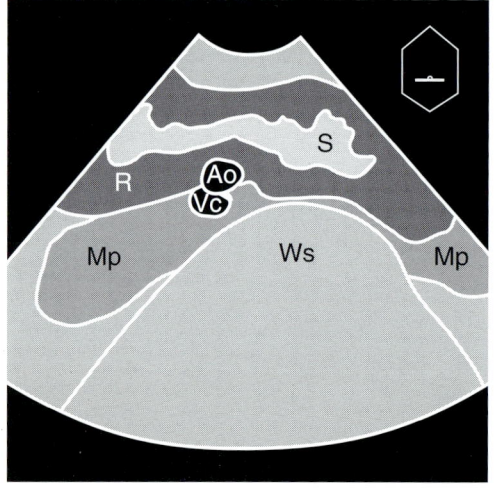
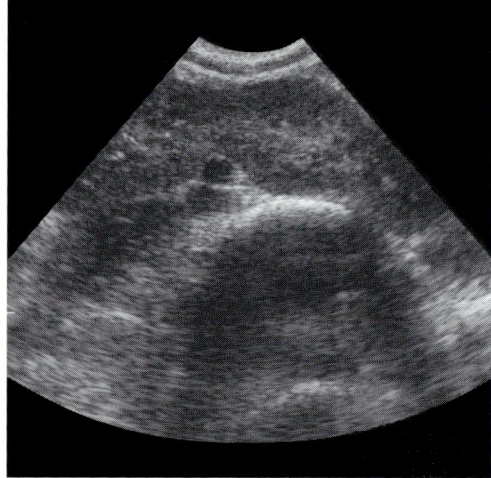

Abbildung 147:
Hufeisenniere.
Vor der Wirbelsäule etwa in Höhe des Nabels überkreuzt die Niere die Mittellinie. Sie ist zugleich eine Verschmelzungsnie-re, da der Sinus (S) gemeinsam angelegt ist und nicht durch eine sinusfreie Parenchymzone (R) unterteilt. Die Aorta (Ao) liegt durch geschwungenen Verlauf rechts vor der V. cava (Vc). Die beiden M. psoas (Mp) sind vor der Wirbelsäule (Ws) angeschnitten .

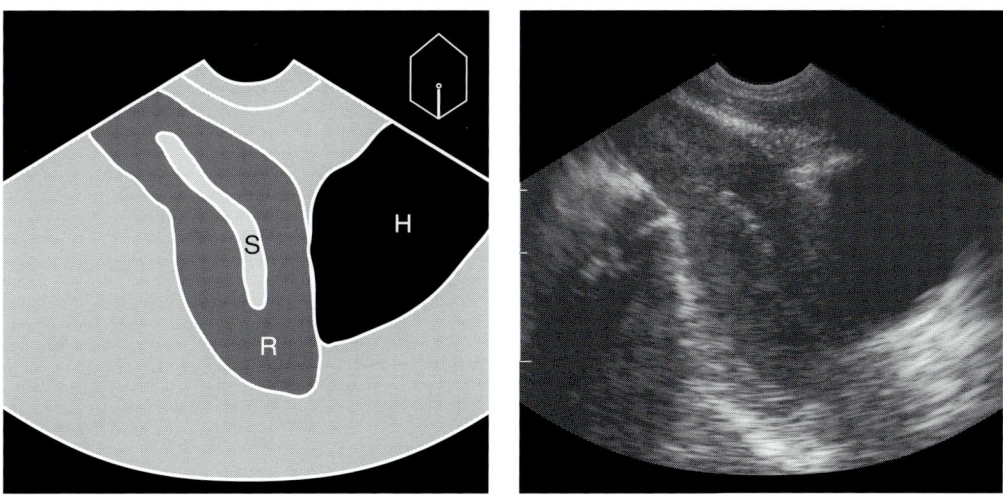

Abbildung 148:
Beckenniere.
Kranial der Harnblase (H), einen Uterus imitierend, liegt eine normal strukturierte Beckenniere mit Parenchym (R) und Sinus (S).

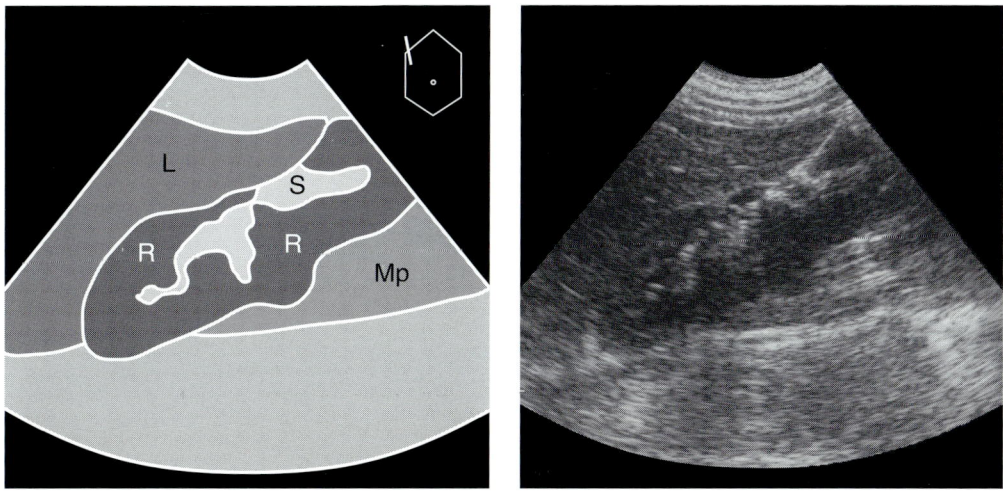

Abbildung 149:
Rotationsanomalie.
Die an typischer Stelle längsgeschnittene und auch richtig liegende (Ansteigen des unteren Pols nach lateral, d. h. schallkopfwärts, da im Flankenschnitt von lateral geschallt wird) rechte Niere hat am oberen Pol einen richtig im Zentrum des Parenchyms (R) liegenden Sinus. Am unteren Pol (S) gewinnt er jedoch Anschluß an die laterale Kontur: der untere Anteil des Nierenhilus ist also fehlrotiert. Musculus psoas (Mp) und Leber (L).

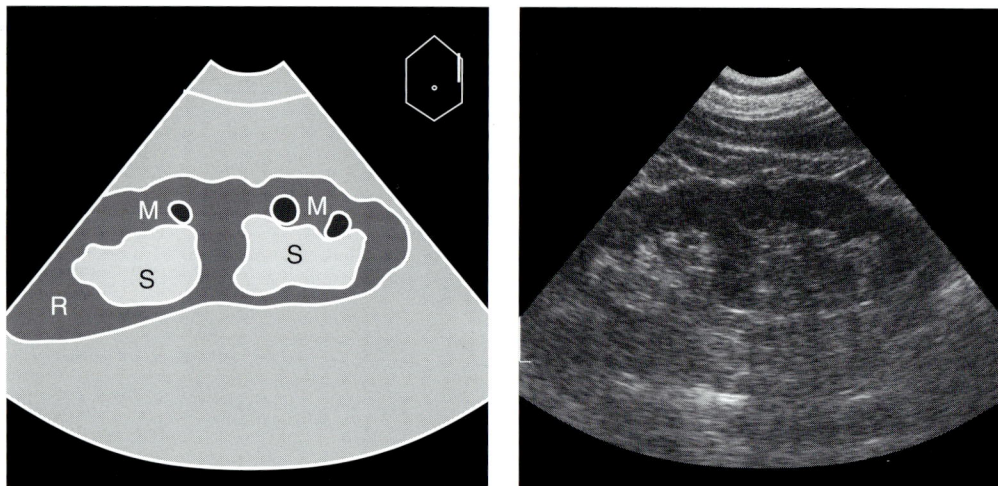

Abbildung 150:
Doppeltes Nierenbecken.
Die Niere hat bei Anschnitt durch das Zentrum einen zweigeteilten Sinus (S). Die Kontur ist gewellt. Rinde (R) und Markkegel (M).

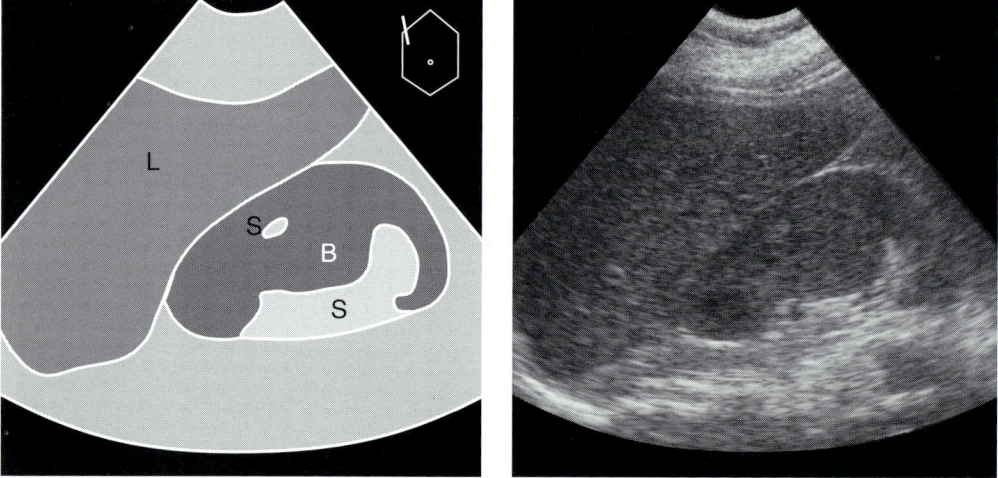

Abbildung 151:
Bertinisäule.
Durch Verschmelzung von Lobuli entsteht eine Parenchymverdickung als Pseudotumor (B). Dieser Parenchymanteil hat jedoch die gleiche Struktur wie die Restniere. Der Sinus (S) wirkt verlagert und eingedellt. Leber (L).

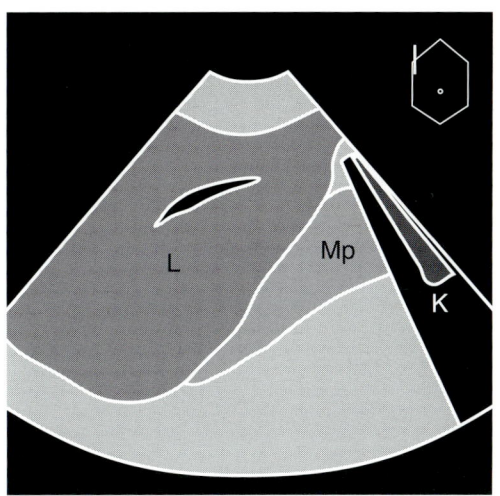
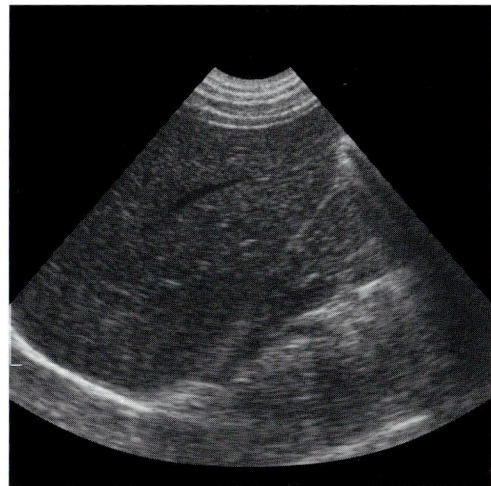

Abbildung 152:

Fehlende Niere.

An Stelle der Nierenloge findet man nur den M. psoas (Mp). Die Niere muß dann im Abdomen als Beckenniere gesucht werden. Gelingt dies nicht, ist die gegenseitige Niere hyperplastisch und findet sich kein Nierenrest im Sinne einer Schrumpfniere, so mag es sich um eine Aplasie wie in diesem Fall handeln. Leber (L), rechtes Kolon (K).

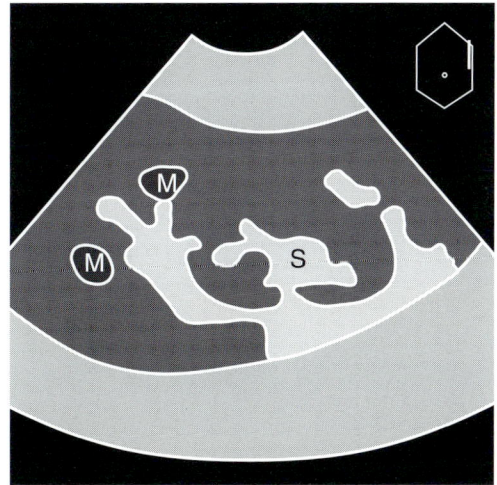
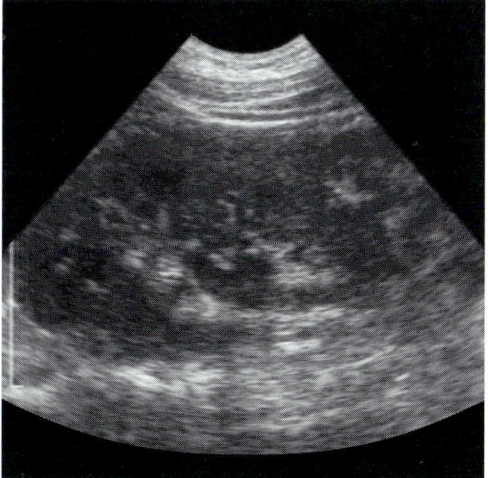

Abbildung 153:

Große „echoarme" Niere.

Vergrößerte Niere mit breitem Parenchym, das global reflexschwächer ist als normal. Markkegel (M) noch abgrenzbar, Nierensinus (S) ausgespannt. Solche Form einer diffusen Nierenveränderung ist selten und kommt bei Schockniere, Nierenvenenthrombose u. a. vor.

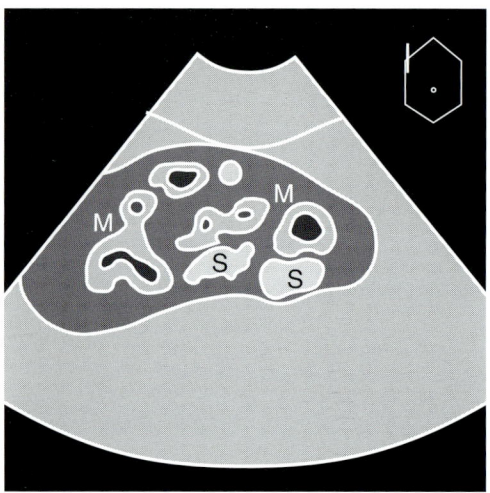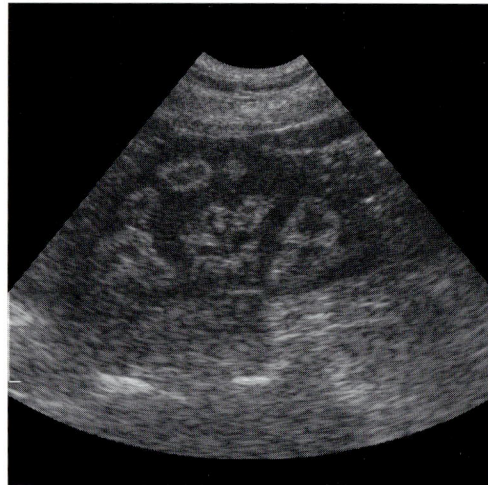

Abbildung 154:

Echogene Pyramiden.

In der lateralen Nierenperipherie geschnitten, sind nur noch wenige zersplitterte Sinusanteile (S) getroffen. Die Markpyramiden (M) sind außen ringförmig reflexstärker als normal. Diese Stärkezunahme hat eine Reihe von Ursachen (Nephrokalzinose, Markschwammniere, Hypokaliämien ...), manchmal ist jedoch keine Stoffwechselursache zu finden.

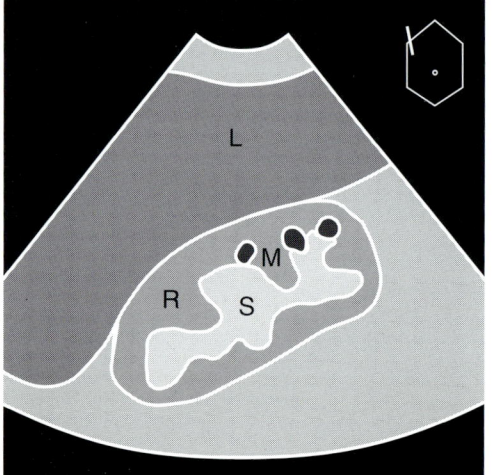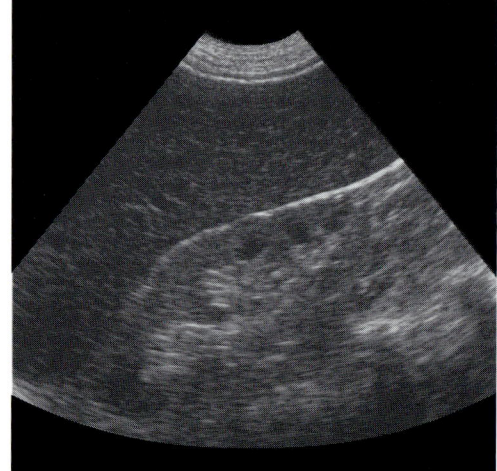

Abbildung 155:

„Echoreiche" Nierenrinde.

Stärker als die Leber (L) reflektiert hier die Nierenrinde (R). Markpyramiden (M) normal schwach reflexiv, Sinus (S) stark reflexiv. Hier handelte es sich um eine chronische Glomerulonephritis.

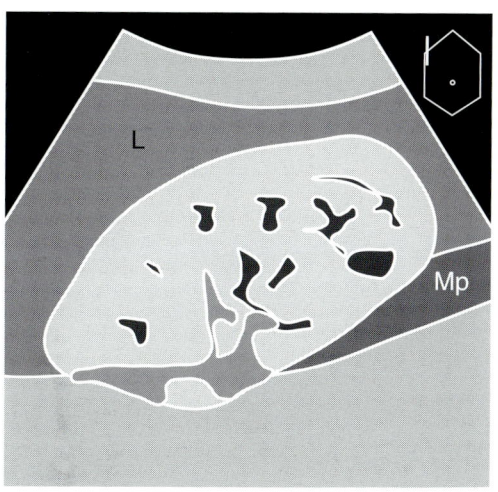
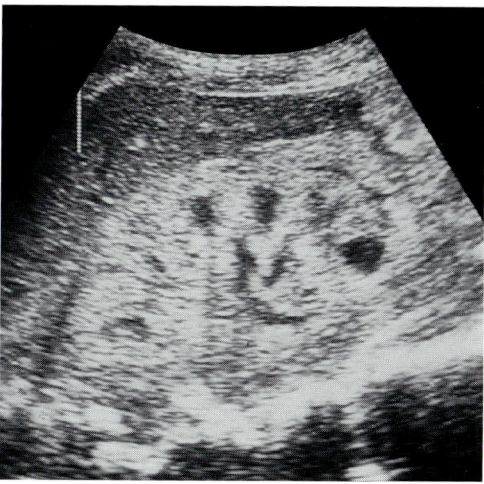

Abbildung 156:
Amyloidosetyp der reflexstarken Nierenrinde.
Nierenrinde und Sinus sind gleich echostark und grob. Die Markkegel springen hervor. Leber (L), M. psoas (Mp).

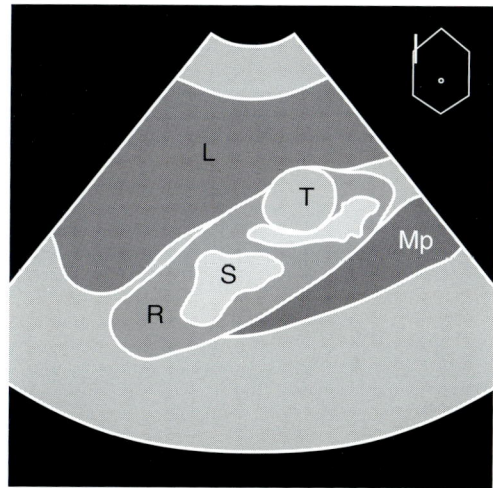
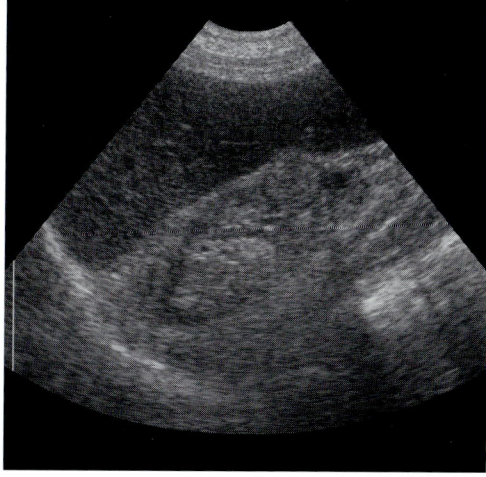

Abbildung 157:
Schrumpfniere vom Glomerulonephritistyp.
Kleine, im Vergleich zur Leber (L) deutlich stärker reflektierende Nierenrinde (R). Sinus (S). M. psoas (Mp). Zusätzlich ein kleiner reflexstarker Tumor (T), der in diesem Fall ätiologisch nie geklärt werden konnte und über Jahre nicht wuchs: Angiomyolipom? Adenom? Lipom?... Im CT jedenfalls keine fettäquivalenten Dichtewerte.

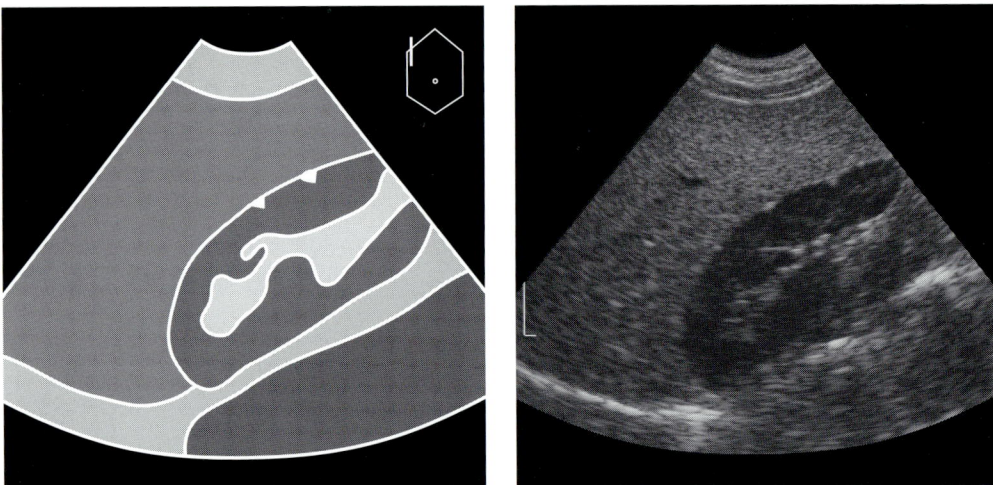

Abbildung 158:
Fusionsrelikte.
Als Folge der Verschmelzung der Nierenlobuli sieht man manchmal feine, spitze Einkerbungen der Kontur, die nicht Narben entsprechen sondern Varianten des Normalbefunds.

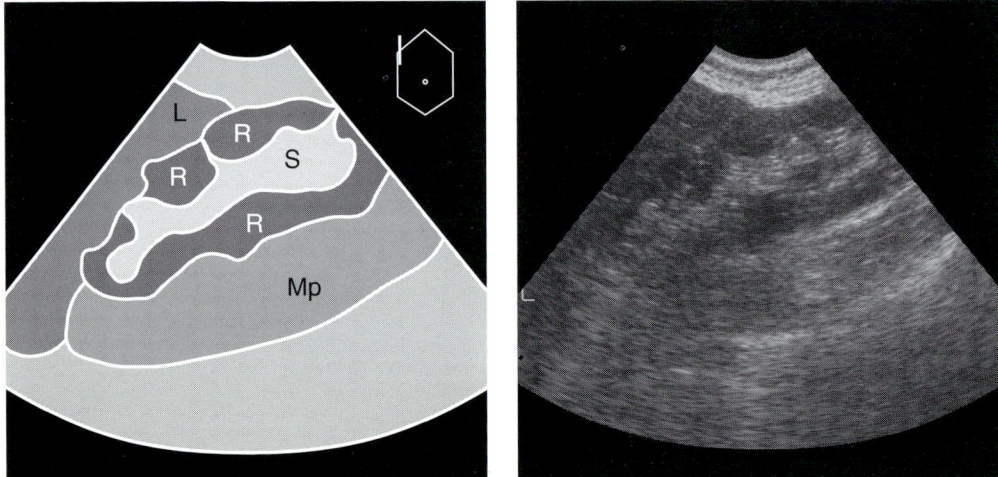

Abbildung 159:
Destruierende Nierenveränderung.
Durch narbige Einziehungen kommt es zu Parenchymzapfen (R) als Pseudotumoren und einer unterschiedlichen Parenchymbreite. Sinus (S), Leber (L), M. psoas (Mp).

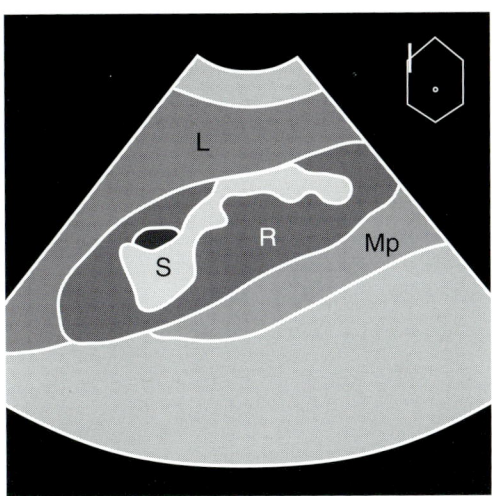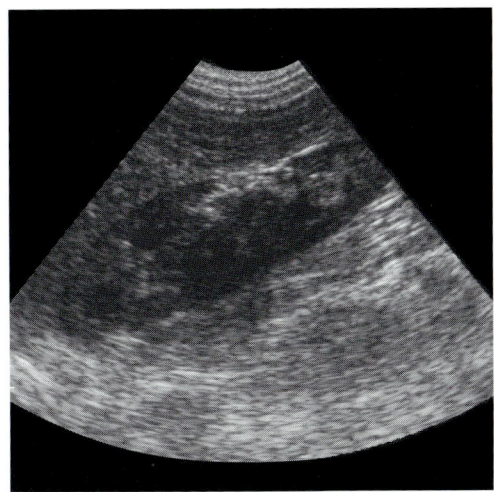

Abbildung 160:
Pyelonephritische Narbe.
Breite Einziehung der Nierenkontur und Raffung des Parenchyms (R) zum Sinus (S) hin. Differentialdiagnostisch könnte eine Rotationsanomalie ähnlich aussehen (cf Abb. 149). Leber (L), M. psoas (Mp).

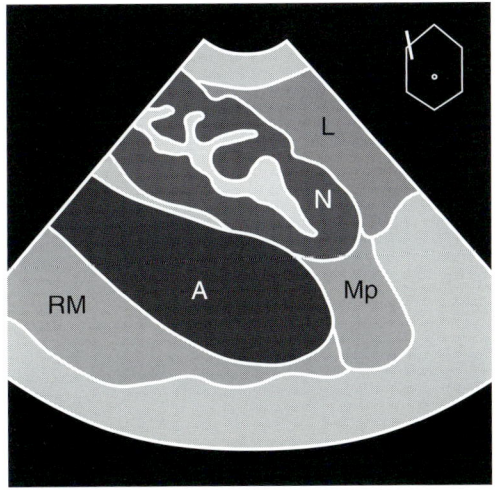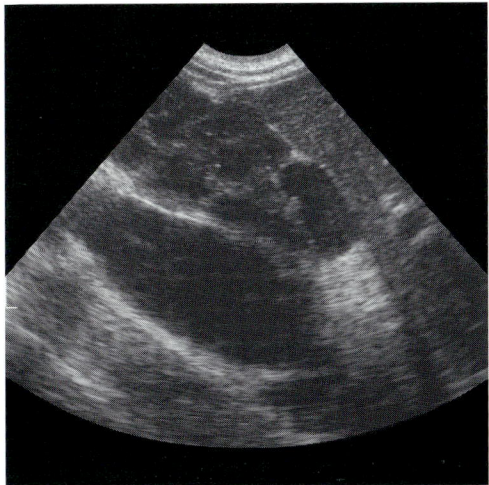

Abbildung 161:
Nierenabszeß.
Die Niere (N) ist kugelig aufgetrieben und reflexschwächer als normal. Dorsal findet sich eine große fast echofreie Raumforderung (A). Morphologisch könnte so eine Lymphomniere aussehen. Es handelte sich in diesem Fall jedoch um eine abszedierende Pyelonephritis. Leber (L), M. psoas (Mp), laterale Rückenmuskulatur (RM).

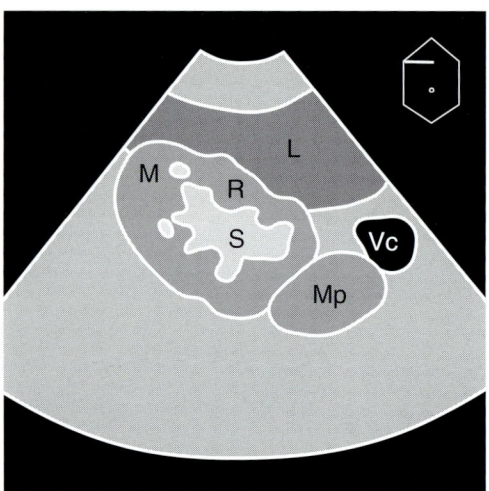
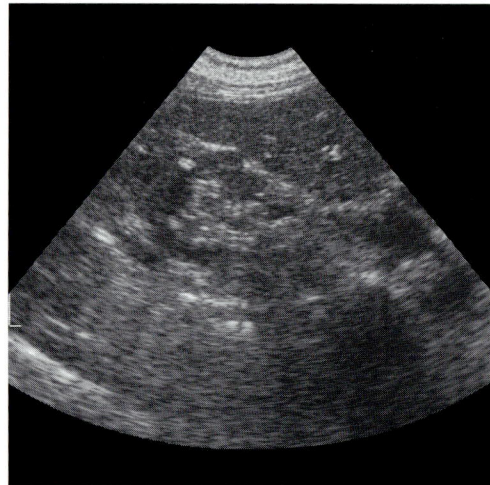

Abbildung 162:

Analgetikanephropathie.

Die Niere ist verkleinert, inhomogen, etwas stärker reflektierend, von irregulärer Kontur und entspricht somit einer Mischung aus destruierenden Veränderungen und dem Typ der „echoreichen" Rinde (R) als Hinweis auf interstitielle Nephritis. Zudem sieht man anstelle reflexschwacher Markpyramiden reflexstarke Foci (M). Sinus (S), M. psoas (Mp), Leber (L), V. cava (Vc).

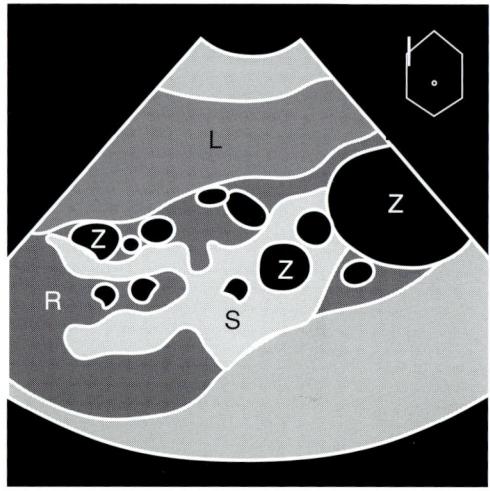
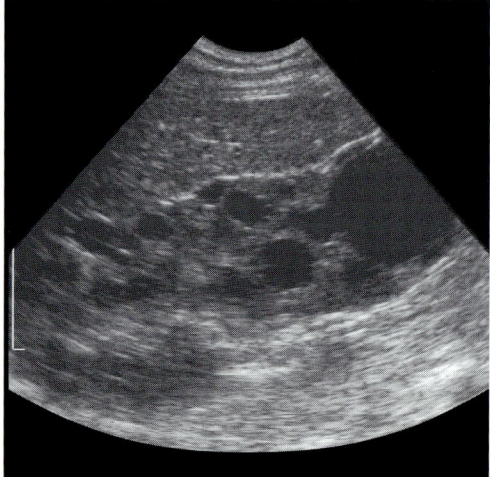

Abbildung 163:

Adulte Polyzystose.

Die vergrößerte Niere ist durchsetzt mit Zysten (Z) unterschiedlicher Größe und Lokalisation. Noch ist die Nierenarchitektur nicht destruiert; man kann Sinus (S) und Rinde (R) noch erkennen. Leber (L).

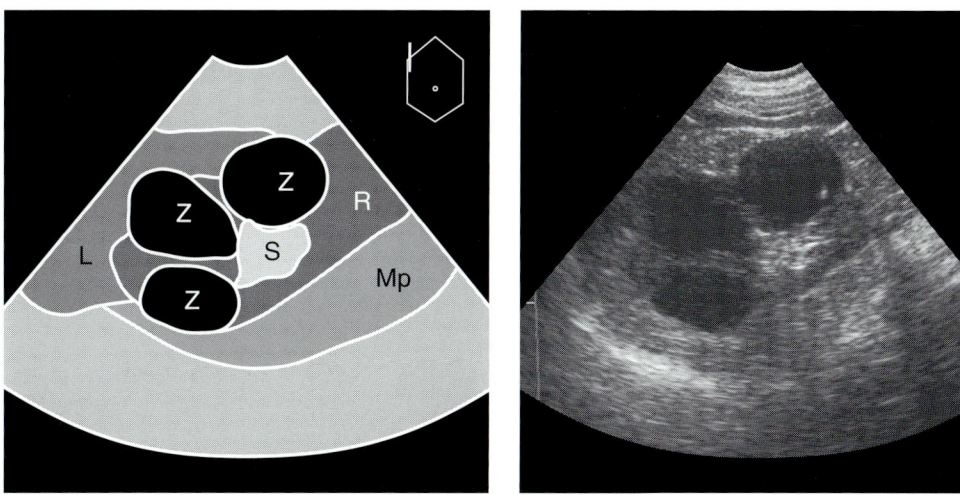

Abbildung 164:
Nierenzysten.
Kranzförmig liegen um den Sinus (S) drei Parenchymzysten (Z) und buckeln die Kontur vor. Rinde (R), Leber (L), M. psoas (Mp).

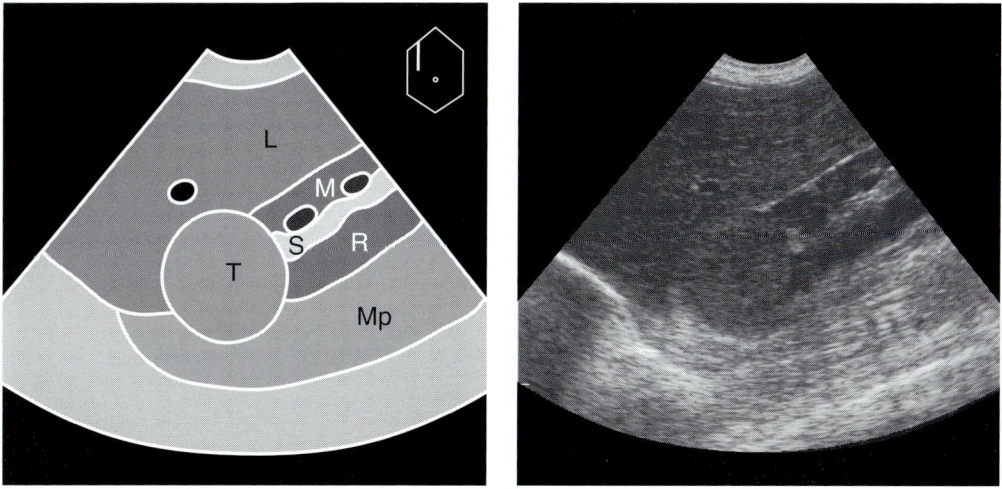

Abbildung 165:
Nierenkarzinom.
Der obere Pol der rechten Niere ist aufgebraucht von einem rundlichen, stärker als das normale Nierenparenchym reflektierenden Tumor (T) mit glatter Begrenzung. Nierenrinde (R), Markpyramiden (M), Sinus (S), Leber (L), M. psoas (Mp).

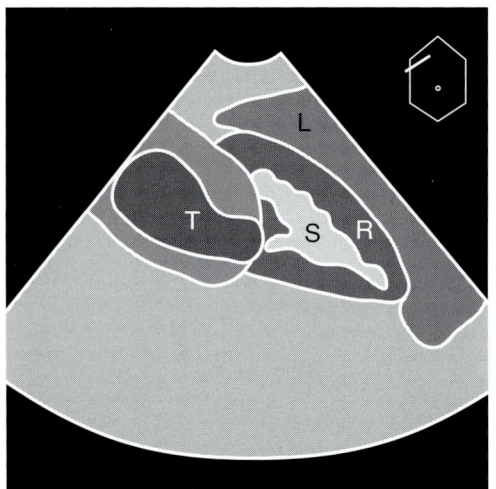
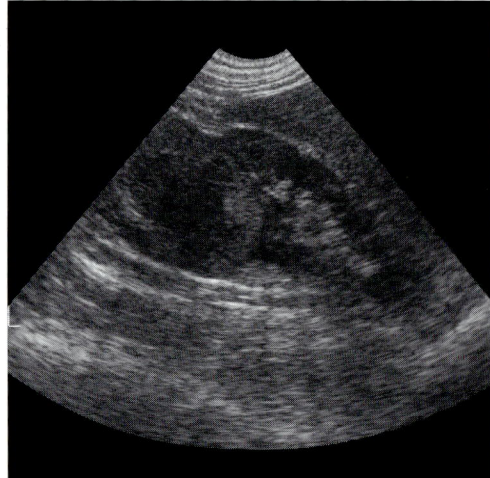

Abbildung 166:
Nierenkarzinom.
Nach lateral entwickelt sich aus der rechten Niere ein etwas stärker reflexiver, inhomogener Tumor (T), die Kontur vorwölbend und den Sinus (S) und die Rinde (R) „amputierend". Leber (L).

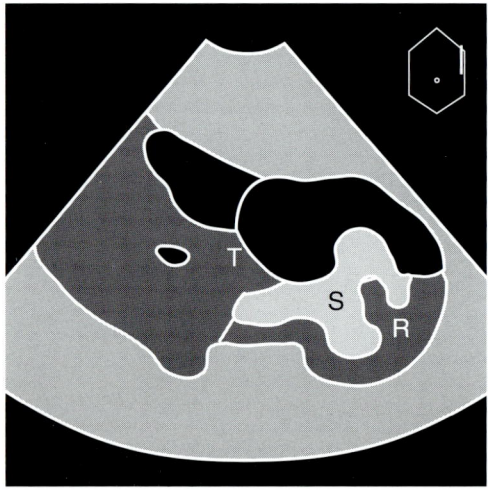
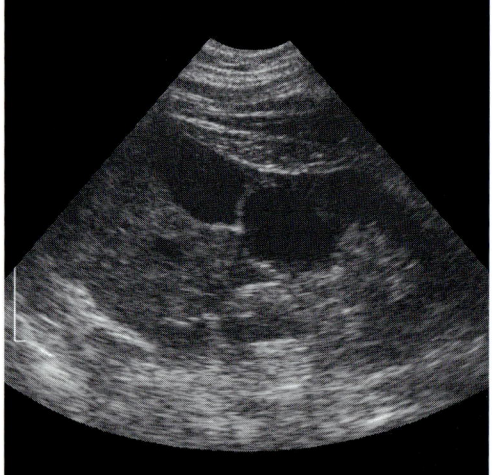

Abbildung 167:
Zystisches Nierenkarzinom.
Der obere Nierenpol ist von einem teils zystischen, teils stärker reflektierenden Tumor (T) destruiert; Reste normalen Parenchyms (R) finden sich am unteren Pol. Sinus (S).

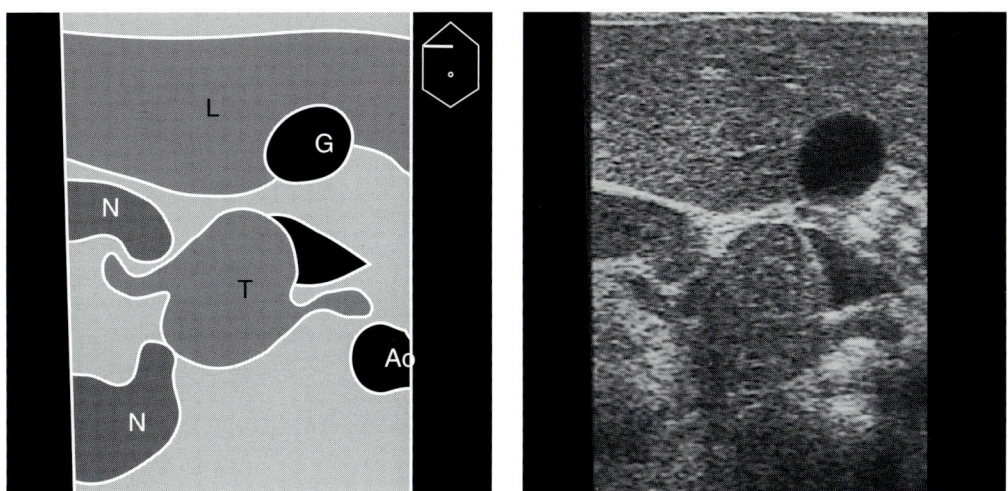

Abbildung 168:
Tumorthrombus.
Die Vena cava ist nur noch spaltförmig erkennbar, der größte Teil ihres Lumens ist durch einen mittelstark gleichmäßig reflektierenden Thrombus (T) angefüllt, der in die schmale, ebenfalls nicht echofreie Nierenvene verfolgbar ist. Niere (N), Leber (L), Gallenblase (G), Aorta (Ao).

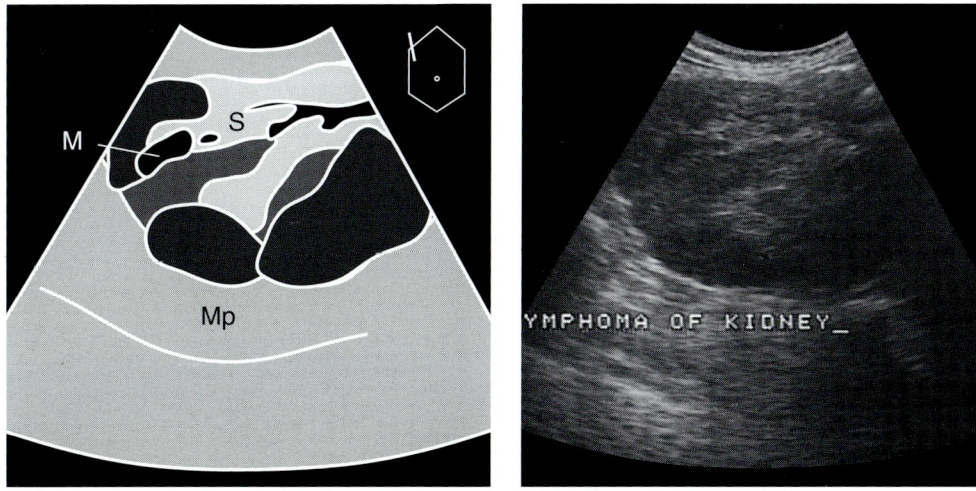

Abbildung 169:
Lymphomniere.
Die Nierenrinde ist verbreitert, kugelig gelappt und deutlich schwächer echogen als üblich. Pyramide (M), Sinus (S), M. psoas (Mp).

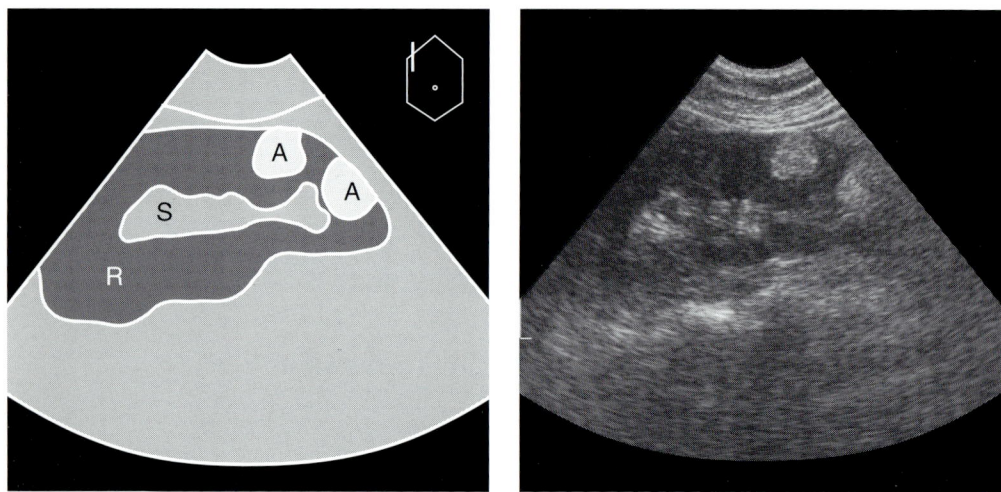

Abbildung 170:
Angiomyolipom.
Die linke Niere enthält zwei sehr reflexstarke rundliche Tumoren (A) im Parenchym. Rinde (R) und Sinus (S).

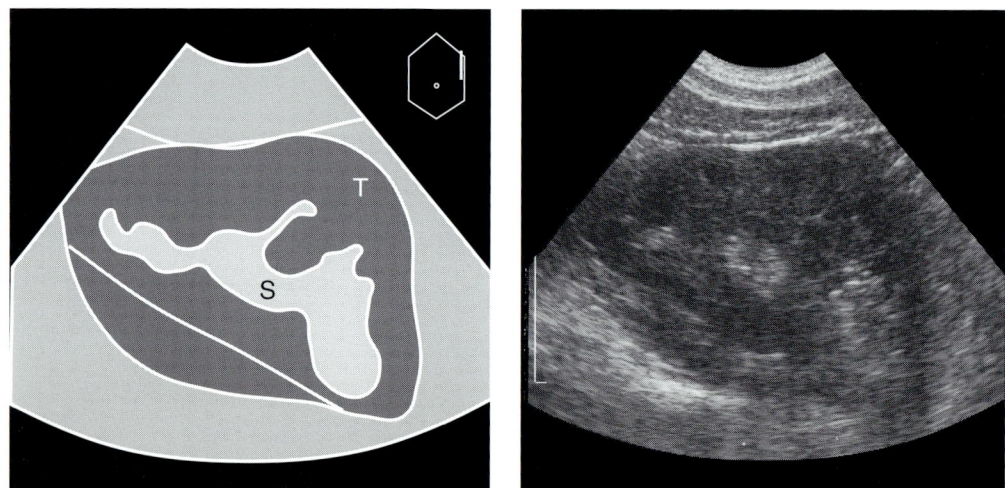

Abbildung 171:
Pseudotumor.
Die linke Niere zeigt eine Vorwölbung (T) der Kontur in ihrem mittleren Drittel und eine scheinbare Impression des Sinus (S). Die Rindenstruktur ist aber überall gleich, es handelt sich um eine typische Variante der Nierenform.

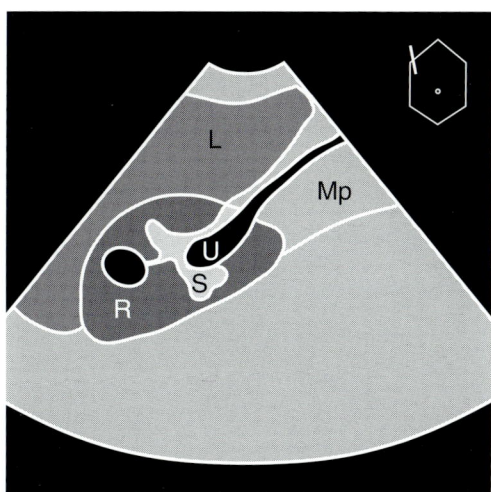
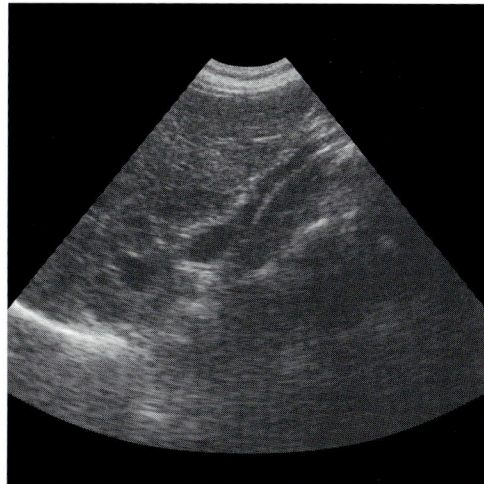

Abbildung 172:
Erweiterter Ureter.
Durch einen kaudal schräg nach medial gekippten Schnitt läßt sich der wenig erweiterte Ureter (U) längerstreckig bis in einen weitgestellten Kelch verfolgen. Rinde (R) nicht verschmälert. Sinus (S), Leber (L), M. psoas (Mp). Hier kann es sich um eine zufällige Weitstellung der ableitenden Harnwege durch vermehrte Diurese, um eine beginnende oder vorübergehende Aufstauung etwa durch Nierenstein handeln.

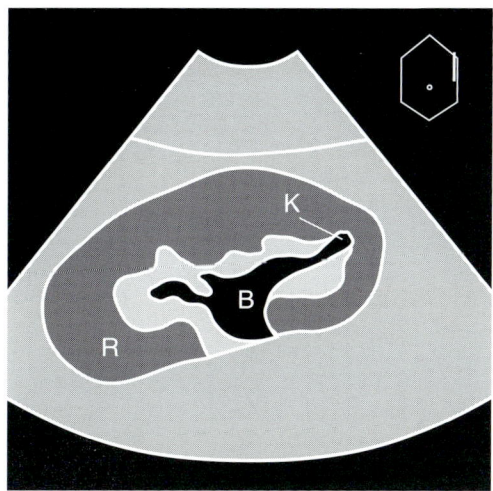
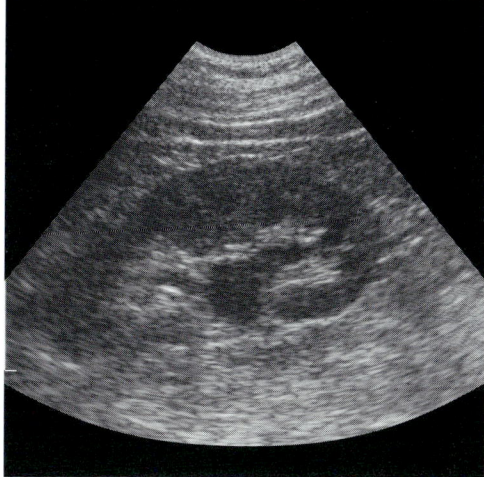

Abbildung 173:
Harnstauung I.
Erweiterung des Nierenbeckens (B) und der Kelche (K), ohne Verplumpung der Kelchhälse. Keine Parenchymverschmälerung (R), eher große und etwas verrundete Niere, dies spricht zusammengenommen für eine akute Harnstauung.

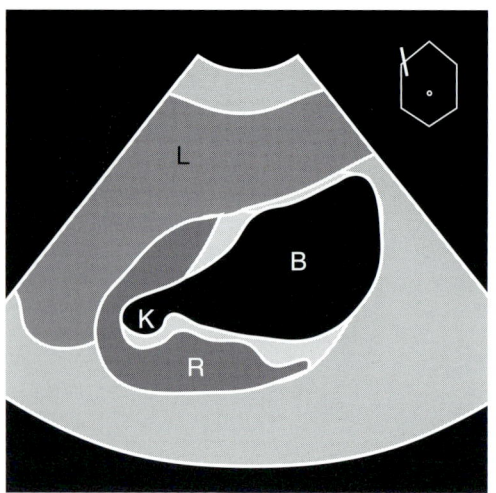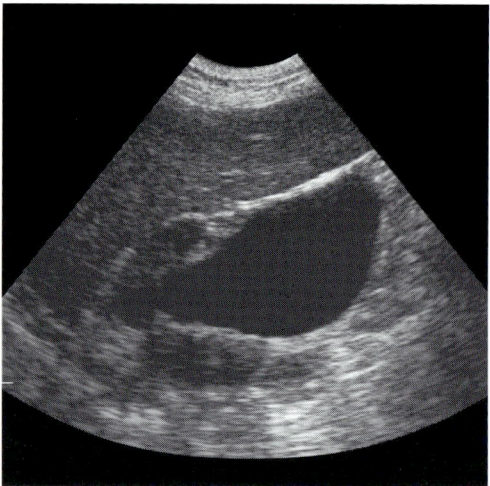

Abbildung 174:
Harnstauung II-III.
Erhebliche Erweiterung des Nierenbeckens (B) und verplumpte Kelchhälse (K), sowie verschmälertes Parenchym (R).
Leber (L).

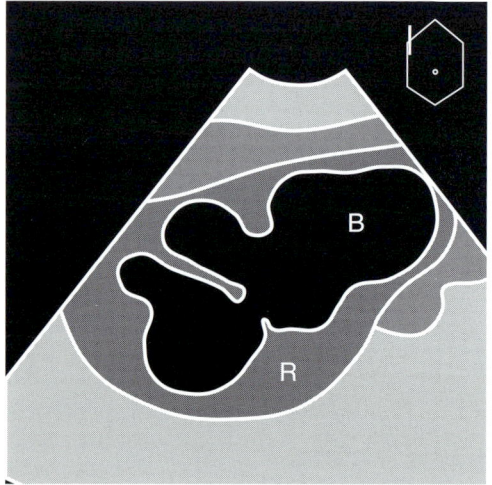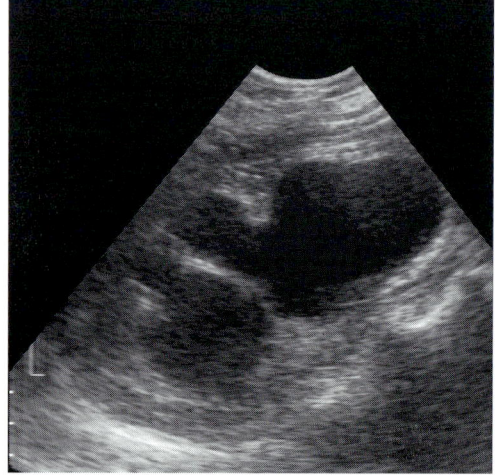

Abbildung 175:
Harnstauung III-IV.
Bis auf kleine Parenchymreste (R) ist die Niere durch ein zystisch erweitertes Hohlsystem (B) eingenommen.

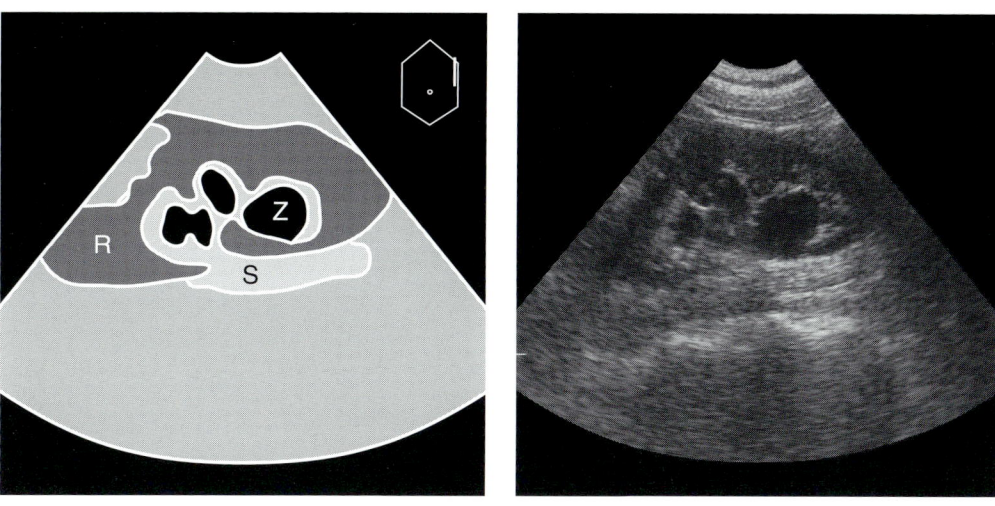

Abbildung 176:
Parapelvine Zysten.
Im Nierensinus liegen unterschiedlich große Zysten (Z). Rinde (R). Sinus ansonsten geschlossen (S).

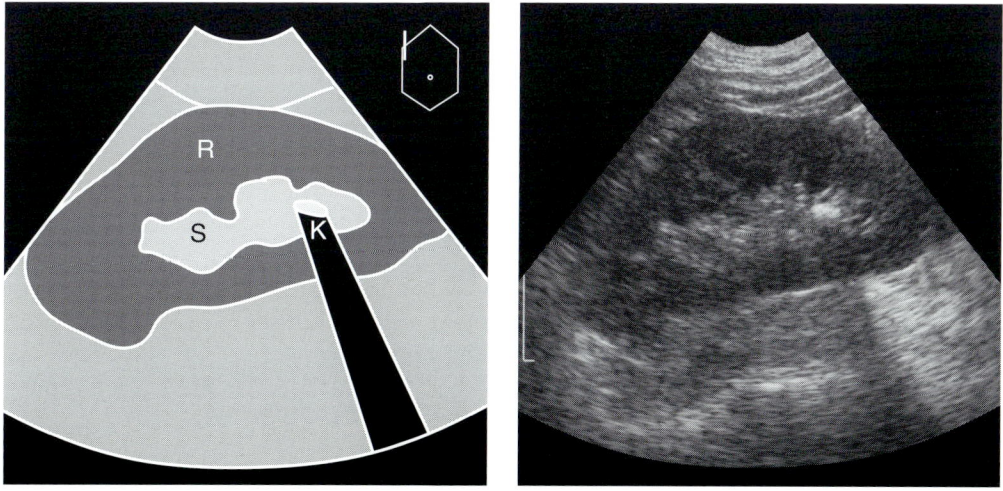

Abbildung 177:
Nierenstein.
Im geschlossenen Sinus (S) erkennt man einen starken und groben Kuppenreflex mit Schallschatten: ein Kelchkonkrement (K). Rinde (R).

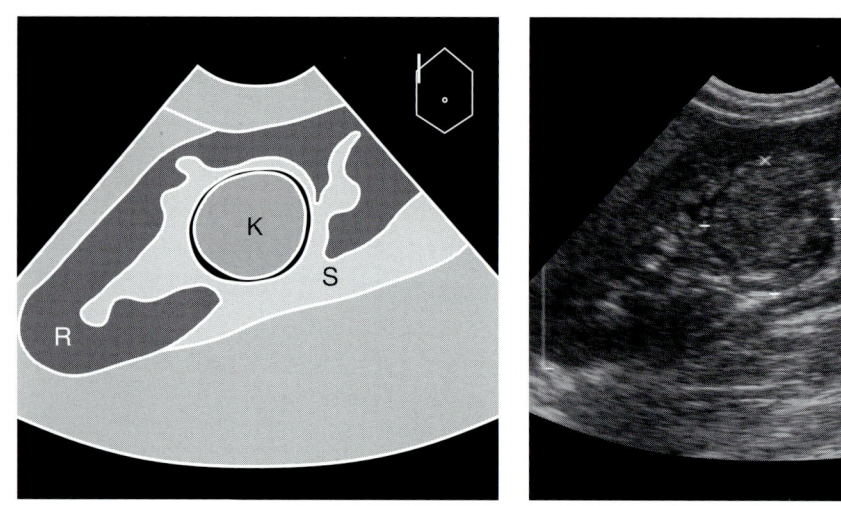

Abbildung 178:
Blutkoagel.
Im Sinus (S) findet sich eine reflexstarker, von wenig echofreier Flüssigkeit umgebener Tumor (K). Rinde (R).

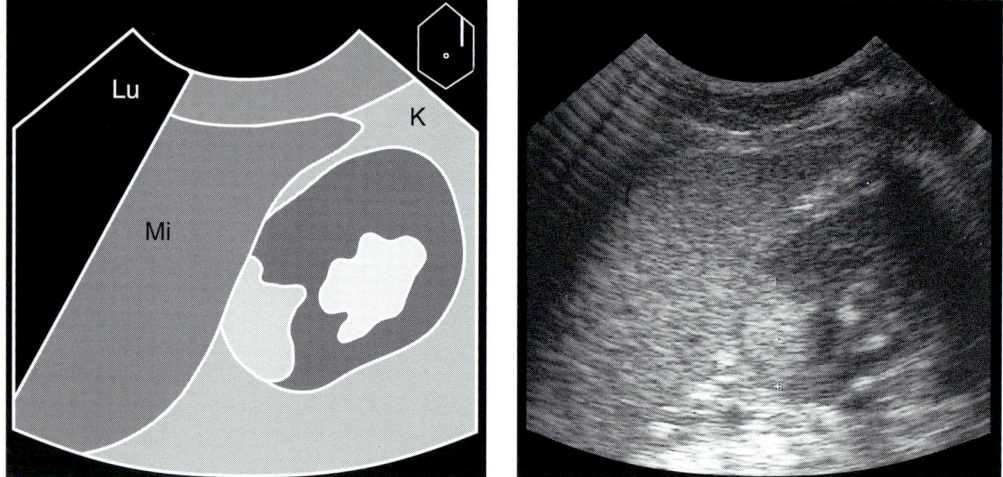

Abbildung 179:
Nierenkontusion.
Am oberen Pol der linken Niere erkennt man eine rundliche reflexstarke Raumforderung, einem alten Kontusionsherd entsprechend. Milz (Mi), Luft im Sinus phrenicocostalis (Lu), Luft aus der linken Kolonflexur (K).

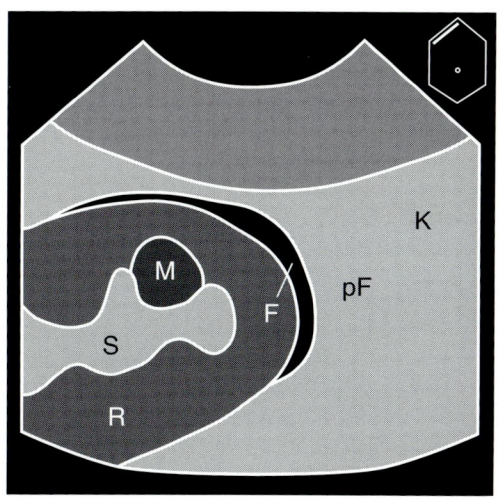 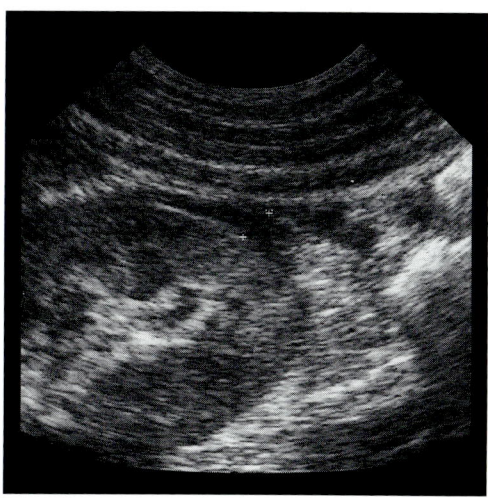

Abbildung 180:
Flüssigkeit im perirenalen Raum.
Beide Faszien der Niere werden durch einen schmalen echofreien Spalt getrennt (F), hier eine Traumafolge. Sinus (S), Markkegel (M), Rinde (R), perirenales Fett (pF), linke Kolonflexur (K).
(Wir danken Dr. Britschgi, Obwalden, für die Überlassung der Abb. 179 und 180)

12
Kleines Becken

Die Organe des kleinen Beckens werden vom Gynäkologen und Urologen, Chirurgen und Gastroenterologen, oft unter Einsatz spezieller Sonden und Zugangswege (transrektal, transurethral, transvaginal), untersucht. In der allgemeinen Sonographie kann es nur darum gehen, grundlegende topographische und pathologische Kenntnisse anzuwenden.

12.1
Sonographisch darstellbare Strukturen

Erfaßbar ist regelmäßig die seitliche Begrenzung durch die beiden Beckenschaufeln mit der Muskelgruppe des M. iliopsoas, in dem eine hell reflektierende Sehnenplatte liegt. Ausgehend von der Aortenbifurkation lassen sich parallel zum M. iliopsoas jeweils die großen Beckengefäße bis zur Leiste verfolgen.

Innerhalb des kleinen Beckens lassen sich die Harnblase und das männliche oder weibliche Genitale, die im kleinen Becken liegenden Dünndarmabschnitte, sowie das Sigma und Rektum darstellen.

12.2
Harnblase

12.2.1
Normalbefund

Nur bei gutem Füllungszustand bildet sich die Harnblase im suprapubischen Transversalschnitt normalerweise als ovale, im Longitudinalschnitt eher als dreieckförmige reflexfreie Figur mit einer schmalen Wand ab (Abb 181, 182).

In unmittelbarer Nachbarschaft zur Harnblase liegen:
— ventral: vordere Bauchwand und Symphyse,
— kranial-dorsal: luft- oder speisebreigefüllte Darmanteile,
— dorsal: inneres Genitale.

Die Ureteren sieht man als feine tubuläre Strukturen in der hinteren Blasenwand. Manchmal erkennt man ein Einstromphänomen von Urin.

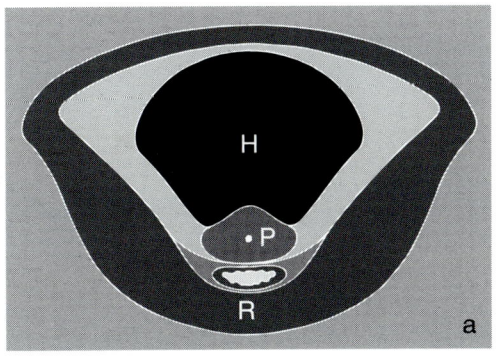
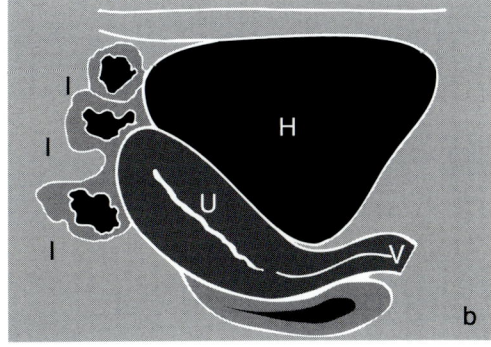

Schema 64:
a) Männliches kleines Becken im Querschnitt.
Man erkennt die ovale gefüllte Harnblase (H), dahinter die Prostata (P) und das Rektum (R).
b) Weibliches kleines Becken im Längsschnitt.
Man erkennt die Harnblase (H), dahinter den birnenförmigen Uterus (U) und die Vagina (V) sowie luft- oder flüssigkeitsgefüllte Darmschlingen (I).

12.2.2
Pathologische Veränderungen
Zystitis. Die Harnblasenwand kann verdickt sein, entweder bei rascher Kontraktion oder bei ödematöser Zystitis.

Eine länger bestehende *Blasenstauung* kann zur chronischen Zystitis mit Verdickung der Wand und divertikelartigen, zystisch erscheinenden Wandeinschlüssen führen (Balkenblase).

Eine *bullöse Zystitis,* wie sie bei länger liegendem Katheter gesehen wird, zeigt sich als umschriebene Schwellung mit zystischer Auftreibung der Harnblasenwand.

Harnblasendivertikel. Es handelt sich um eine umschriebene kugelige Aussackung der Wand, die über einen darstellbaren Divertikelhals mit dem Harnblasenlumen in Verbindung steht (Abb. 183).

Ureterozelen als zystische Vorstülpungen des Ureter ins Blasenlumen erkennt man an ihrer Peristaltik.

Blutkoagel und Detritus bilden sich als wandständiger Echobesatz ab, der sich der Schwerkraft folgend anordnet. **Blasensteine** sind als starke, einen Schallschatten verursachende Reflexgruppen erkennbar. Sie ändern ihre Lage.

Harnblasentumoren erscheinen als polypös oder flächenhaft der Blasenwand aufsitzende, schwach reflexogene Raumforderung mit unregelmäßiger Begrenzung. Je nach Sitz und Größe des Tumors werden Komplikationen wie die Dilatation eines distalen Ureterabschnittes, ein- oder beidseitige Hydronephrose erkennbar. Eine Unterbrechung der Blasenwandkontur oder ein infiltratives Wachstum in die Nachbarorgane beweisen das fortgeschrittene Stadium (Abb. 184).

Restharnbestimmung. Eine ausreichend zuverlässige Bestimmung des Restharns ist sonographisch leicht durchzuführen und erspart dem Patienten eine Katheterisierung. Nach der Miktion wird das verbleibende Restharnvolumen nach folgender Formel errechnet:
$$V \text{ (ml)} = a \times b \times c \times 0{,}5$$
a, b und c entsprechen den drei songraphisch bestimmten Durchmessern in Zentimetern, 0,5 ist ein konstanter Faktor.

Die konkrete Lage eines Blasenkatheters ist sonographisch gut kontrollierbar, da er intravesikal auch bei mäßig gefüllter Harnblase durch seine stark echogebenden Grenzstrukturen auffällt.

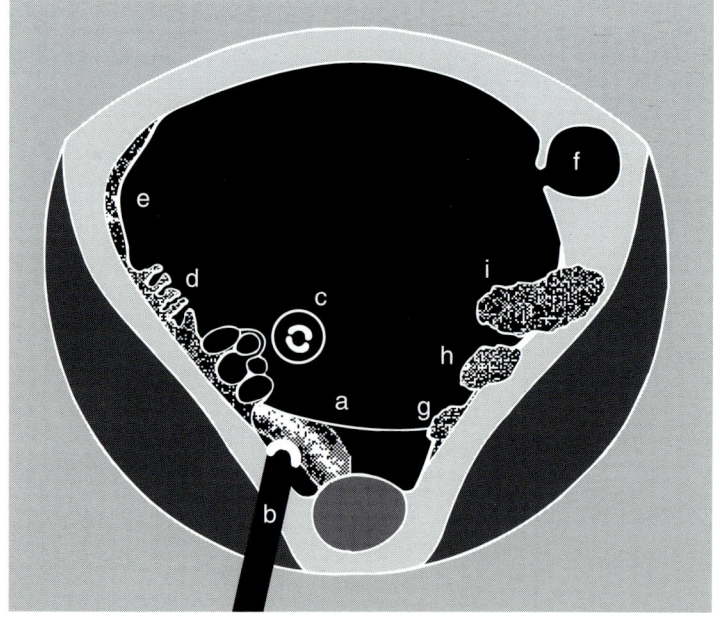

Schema 65:
Pathologische Harnblasenbefunde:
a) Debris (Blut, Eiter etc.),
b) Blasenstein bzw. Ostiumkonkrement,
c) bullöse Zystitis bei liegendem Katheter,
d) Balkenblase,
e) ödematöse Zystitis,
f) Divertikel,
g) bis **i)** Blasentumoren mit unterschiedlicher Infiltrationstiefe.

12.3
Prostata

12.3.1
Normalbefund

Prostata und Samenblase sind transvesikal, transperineal und transrektal beschallbar. Bei der allgemeinen abdominellen Untersuchung genügt der suprapubische Zugang durch die gefüllte Harnblase. Die gezielte Untersuchung der genannten Organe und ihrer direkten Umgebung erfordert den transrektalen Zugang mit Spezialsonden.

Die innere Anatomie der Prostata läßt sich mit den höher auflösenden Sonden genau darstellen:

Im Querschnitt erkennt man dorsal und lateral, nach kaudal sich verbreiternd, die stärker reflexogenen peripheren Drüsenanteile, von gleicher Echostärke kranial zentral die zentrale Drüsenzone, während sich echoärmer in der Organmitte die Übergangszone abgrenzt.

Als starke, grobe Reflexe sind kranial die quergeschnittenen Lumina von Samengängen und Urethra, kaudal nur noch die Urethra zu erkennen.

Im Längsschnitt sieht man in der Mittelachse den Verlauf der Urethra, die von ventral und kranial in etwa 30° nach dorsal und kaudal absteigt, um am Colliculus seminalis in eine horizontale Achse abzuknicken, nachdem sie sich mit den etwas seitlich der Mittellinie liegenden Samengängen vereint hat. Wiederum sind die reflexstärkeren peripheren und zentralkranialen Drüsenabschnitte von den reflex-

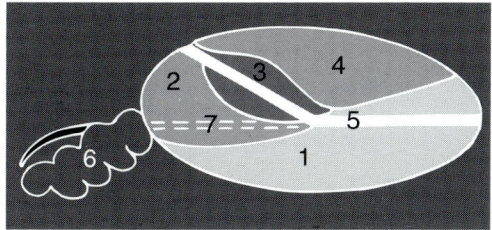

Schema 66:
Normaler Aufbau der Prostata.
In einem Längsschnitt sind die periphere Drüsenzone (1), die zentrale Drüsenzone (2), die periurethralen Drüsenteile (3), das fibromuskuläre Stroma (4) die Urethra (5), eine Samenblase (6) und ein Samenleiter (7) schematisch abgebildet.

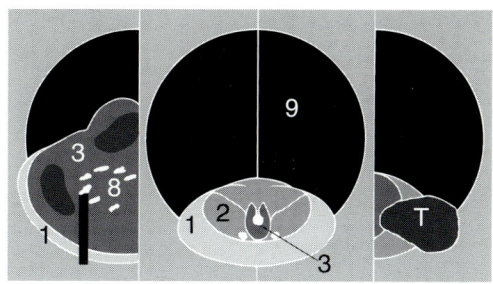

Schema 67:
Normale Prostata und pathologische Veränderungen.
In *Schemamitte* die normale Prostata im Querschnitt mit peripherer Drüsenzone (1), zentraler Drüsenzone (2), periurethraler Drüse (3), fibromuskulärem Stroma, Urethra und Samenleitern. Ventral die gefüllte Harnblase (9). Im *linken* Teilschema der Befund der benignen Prostatahyperplasie. Die periurethralen Drüsen (3) sind hypertrophiert und spannen die periphere echogenere Drüsenzone (1) aus. Verkalkungen der Corpora amylaceae (8). Im *rechten* Teilschema der Befund des in der Regel reflexschwächeren oder gemischt reflexiven Prostatakarzinoms (T), das in den meisten Fällen von der peripheren Drüsenzone ausgeht und unterschiedlich weit in die Umgebung und die Drüse infiltriert.

schwächeren der Übergangszone inmitten des Organs gut unterscheidbar.

Die Samenblasen verlaufen korkenzieherartig vom oberen Pol der Prostata hinter der Harnblase nach kranial und lateral. Ihre Echostruktur ist der periurethralen Drüsenzone gleich.

Normalmaße
Breite: 45 mm (+/- 10 mm)
Höhe: 30 mm (+/- 10 mm)
Länge: 30 mm (+/- 10 mm)
Volumen: $V \text{ (ml)} = a \times b \times c \times 0,5$
Obergrenze: 25 ml
Das Volumen eines Prostataadenoms kann mit der gleichen Formel bestimmt werden.

12.3.2
Pathologische Veränderungen

Prostatahyperplasie. Drüsen der Übergangszone vor allem tragen zu einer symmetrischen Vergrößerung der reflexschwachen inneren und ventralen Organanteile bei. Die Form der Prostata bleibt erhalten, die reflexstärkeren peripheren Drüsenanteile werden ausgespannt; als „Mittellappen" ragt die hyperplastische

Drüse polypoid ins Blasenlumen. Durch abgrenzbare echoarme und echoreichere Knoten, Zysten und Verkalkungen entsteht ein vielgestaltes Bild (Abb. 185).

Komplikationen wie Restharn, Balkenblase und Aufstau ins Nierenhohlsystem können systematisch beurteilt werden.

Prostatakarzinom. Das Karzinom entsteht vorwiegend in der peripheren Drüsenzone, also dorsal und lateral, selten zentral und ventral (Abb. 186, 187).

Zu Beginn handelt es sich um kleine, schwach echogene Knoten in der echoreicheren Umgebung der dorsalen Drüsenabschnitte. Im Wachstum können stärker echogene Anteile hinzukommen, wahrscheinlich durch Infiltration in Fettschichten und entzündlich-fibrosierende Begleitreaktion, die bei vielen Tumoren den Übergang aus „echoarmen" kleinen Anfangsstadien zu gemischten und „echoreicheren" fortgeschritteneren erklärt. Das Wachstum in Kapsel und Umgebung, in Harn- und Samenblasen kann beurteilt werden.

Nicht alle Karzinome sind sonographisch abgrenzbar, nicht alle Knoten sind frühe Karzinome, so daß der transrektal oder transperineal unter sonographischer Sicht durchgeführten Biopsie eine entscheidende Rolle zukommt.

12.3.3 Samenblasen
Hier kann man zystische Mißbildungen, echoarme Auftreibung bei Entzündung und die einseitige Verbreiterung bei invasivem Prostatakarzinom erfassen. Primäre Tumoren sind eine Rarität (Abb. 188).

12.4
Weibliches kleines Becken

Die gynäkologische Sonographie wird hier nur gestreift und bleibt ausführlicheren Spezialdarstellungen vorbehalten. Allerdings werden im Rahmen der zu fordernden gründlichen kompletten Bauchuntersuchung auch vom Nichtgynäkologen Befunde im weiblichen kleinen Becken erhoben, deren Deutung und Konsequenzen ihm bekannt sein sollten.

12.4.1
Normalbefund
Bei der Frau liegt kaudal hinter der Harnblase die Vagina als längliche „echoarme" Struktur mit zentral stärkerem Reflexband (Schleimhaut). Sie geht in die je nach Alter und Geburtenhäufigkeit unterschiedlich große und homogene Gebärmutter über, die lagevariabel ist.

Kranial zur Beckenseite hin schließen die ovalen Ovarien an, die in der Regel nur mit Sektorgeräten gut darzustellen sind.

12.4.2
Pathologische Veränderungen
Prozesse im weiblichen kleinen Becken lassen sich analysieren hinsichtlich
— Lokalisation (Uterus, Adnexe, Douglas-Raum etc.) und
— Echoverhalten (siehe Tab. 5).

Tabelle 5:
Lokalisation und Echoverhalten pathologischer Prozesse im weiblichen kleinen Becken

Textur	Uterus	Adnexe	Freie Bauchhöhle	Retroperitoneum
Echoleer/ schwach echogen	– Leiomyome	– Ovarialzyste – seröse/muzinöse Zystadenome	– (Endometriome) – *Cave*: Dünndarm-schlingen – Aszites	– (Lymphome) – (Urethrozele)
Gemischt	– Gravidität – Pyometra	– Abszesse – ektope Gravidität – Zystadenokarzinom	– Dermoide	– Abszesse
Reflexstark	– Leiomyome – Sarkome – Karzinome	– solide Ovarial-tumoren	– Abklatschmetastasen – (Peritonealkarzinose)	– Darmtumoren – retroperitoneale Tumoren

Uterus und Vagina. In der Vagina kann bei Mädchen eine fehlende Perforation des *Hymen* durch Ansammlung von Flüssigkeit zur echofreien Auftreibung führen. Tampons sind stark reflektierend erkennbar.

Je nach Zykluszeitpunkt hebt sich im Uterus das *Endometrium* als zartes oder in der sekretorischen Phase als breiteres reflexstarkes Band ab.

Flüssigkeitsansammlungen im Lumen sind entweder echofrei oder, bei Eiter und Blut, gemischt reflexgebend.

Schwangerschaft: Fehlt bei darstellbarer Graviditätsreaktion des Endometrium (Verdikkung des Endometrium, kleine echofreie Flüssigkeitsansammlung) eine Fruchthöhle, so kann diese bei *Extrauteringravidität* im Bereich der Adnexe gesucht werden. Auch kann freie Flüssigkeit im Douglas-Raum nachgewiesen werden.

Uterustumoren werden erkennbar an Kontur- und Formänderungen, eventuell mit Verlagerung des Endometriumreflexes, und an Texturänderungen. Dabei können Leiomyome eher reflexschwach und homogen sein, Karzinome irregulär in Gestalt und Textur. Das vielgestalte Bild, das der Uterus einer Multipara jedoch bieten kann, sollte jede Deutung durch den Nichtgynäkologen verbieten (Abb. 189).

Intrauterinpessar (IUP). Im Zentrum des Uterus ist der sehr starke Reflex des IUP zu erkennen. Sollte der Reflex nicht zentral liegen oder sogar fehlen, ist an eine Dislokation, bei begleitender akuter Bauchsymptomatik auch an eine Perforation zu denken.

Adnexe und Ovarien. Häufig sind zystische und gemischte Raumforderungen (Abb. 190, 191):
— blande Follikel,
— größere, auch septierte Ovarialzysten,
— Zystadenome,
— Zystadenokarzinome.
Bei letzteren werden eine inhomogene Struktur und größere reflexive Anteile beobachtet.

Polyzystische Ovarien zeigen sich als von vielen kleinen Zysten durchsetzt und vergrößert.

Dermoidzysten, Abzesse und sonstige entzündliche Veränderungen zeigen ein gemischtes, oft aus klar getrennten Anteilen unterschiedlicher Struktur bestehendes Bild.

13
Skrotum

13.1
Normalbefund

Mit höherfrequenten Schallköpfen werden die
beweglichen Hoden entweder auf den über-
kreuzten Beinen oder mit der Hand fixiert
untersucht.

Eingehüllt von der stark reflektierenden
Skrotalhaut stellt sich der *Hoden* als oval oder
rund geschnittene, glatt begrenzte Figur mit
homogenen, stärkeren und gröberen Reflexen
dar. Er wird vom reflexstarken *Mediastinum
testis* durchzogen. Vor der Pubertät reflektiert
er deutlich schwächer. Der normale *Nebenhoden* umfaßt den Hoden, zumeist von dorsal, der
etwas dickere Kopf liegt etwas kranial. Er ist
noch etwas reflexstärker als der Hoden. Der
Samenstrang mit seinen Gefäßen läßt sich pal-
pieren und dann nach Auffälligkeiten vor allem
der Gefäße untersuchen.

Der *Penis* ist in den symmetrischen Corpora cavernosa schwach reflexogen, die Urethra
läßt sich retrograd mit Flüssigkeit angefüllt als
tubuläre glatt begrenzte Struktur ventral erkennen. Hoden, Nebenhoden, Samenstrang und
Penis weisen gut identifizierbare und mit Farb-
Duplex-Sonographie analysierbare Gefäße auf.

Normalmaße. Als Richtwerte gelten:
— Größe des Hodens: 4 x 3 cm,
— Größe des Nebenhodens: 2 cm (im Kopf).

Form- und Lagevarianten. Ist ein Hoden
nicht darstellbar, so soll er im Leistenkanal bis
hoch zu den Iliakalgefäßen gesucht werden.
Wenn diese *Leistenhoden* nicht vollständig
atrophisch sind, lassen sie sich als „echoärme-
re" kleinere Gebilde darstellen.

Atrophische Hoden reflektieren schwächer
als der erhaltene gesunde Hoden. Manchmal
führen fibrosierende Prozesse zu einem starken
und groben Reflexmuster oder zu sternhimmel-
artig über den Hoden verteilten sehr starken
und groben Reflexen (Abb.193).

13.2
Diffuse Veränderungen

Epididymitis und Orchitis. Der schmerzhafte
Nebenhoden ist schwach echogen vergrößert.
Manchmal führen umschriebene reflexschwa-
che Veränderungen zu einem unregelmäßigen
Muster vor allem im Nebenhodenkopf. Der
Hoden kann flächig oder streifig oder herdför-
mig mitreagieren, gelegentlich mit echofreien
Einschmelzungen. Die Hodenhüllen sind ver
dickt (Abb. 196, 197).

Bei der chronischen Epididymitis ist der
Nebenhoden stark reflexogen, er ist oft zwiebelschalenartig verdickt und umfaßt den normal reflektierenden Hoden (Abb. 195).

Bei einer diffusen Orchitis ist der Hoden
schwach reflexogen („echoarm") und vergrößert.

Bei der akuten **Hodentorsion** wird der Hoden
groß und schwach reflexogen, ebenso Nebenhoden und Hodenhüllen. Selten wird der tor-
quierte Hoden stark reflektieren.

Während in der akuten Epididymitis die
Durchblutung mittels Farb-Duplex-Sonographie vermehrt gefunden wird, fehlt sie in der
Regel bei der Torsion. Dadurch können diese
beiden zur echoarmen Organvergrößerung füh-
renden, different zu behandelnden Krankheiten
bei rechtzeitiger Sonographie unterschieden
werden.

Hydrozele. Die beiden Blätter der Tunica vaginalis sind durch echofreie Flüssigkeit ausein-
andergedrängt, die im Fall eines entzündlichen,
hämorrhagischen oder sehr proteinreichen Er-
gusses auch Reflexe aufweist (Hämatozele,
Pyozele) (Abb. 192).

Hodentrauma. Blutungen in die Hodenhülle
oder in die Tunica vaginalis sind ganz zu An-
fang echofrei, dann jedoch stärker reflexogen,
septiert und bekommen durch Abraum echofreie Areale. Es herrscht somit eine unregel-

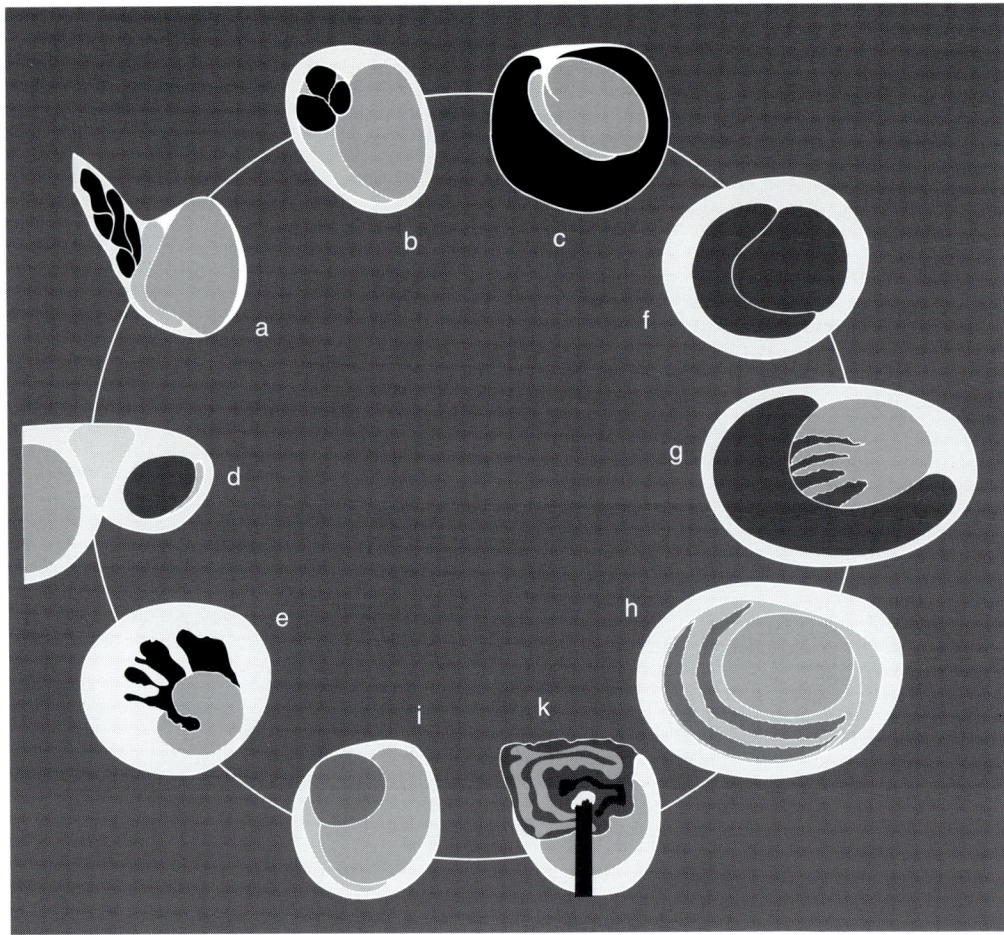

Schema 68:

Skrotum.

a) Varikozele: Im Samenstrang tubuläre Strukturen, im Stehen noch erweiterbar, durch Farb-/Duplex-Sonographie als venöse Strukturen identifizierbar.

b) Spermatozele: Im Nebenhoden manchmal septierte zystische Raumforderung.

c) Hydrozele: Hoden und Nebenhoden schwimmen in einem meist echofreien, manchmal fein- oder grobdispers mit flottierenden Reflexen angefüllten Hodensack.

d) Hodenatrophie: Der Hoden ist klein und reflexschwächer als üblich.

e) Hodentrauma: Die Hodenhüllen sind verdickt, manchmal bizarr strukturiert, das Skrotum ist von irregulären, verschieden reflexogenen Strukturen durchzogen. Der Hoden ist, wenn rupturiert, in seiner Kontur unterbrochen und in seiner Struktur inhomogen.

f) Torsion: Der Hoden reflektiert schwach und ist schmerzhaft vergrößert, manchmal auch der Nebenhoden. Seine Durchblutung ist (farbcodiert nachweisbar) aufgehoben.

g) Akute Epididymoorchitis: Der Nebenhoden ist echoarm vergrößert. Der Hoden meist nur partiell, streifig oder tumorförmig echoarm mitverändert. Palpationsschmerz.

h) Chronische Epididymitis: Hodenhüllen und Nebenhoden sind von manchmal zwiebelschalenartig angeordneten, gemischt reflexiven Strukturen verdickt.

i) Hodentumor vom Seminomtyp: Glatt begrenzter, manchmal jedoch felderig landkartenartig den Hoden durchsetzender, relativ homogen reflexschwacher Tumor.

k) Hodentumor vom Mischtyp: Unregelmäßig strukturierter und begrenzter Tumor, oft mit zystischen Anteilen.

mäßige, bizarre Echostruktur vor. Das *Nebenhodenhämatom* ist reflexstark. Geht das Trauma mit einer *Hodenverletzung* einher, so können eine Kontureinziehung bis zur groben Unterbrechung seiner Gestalt, eine Fragmentierung des in der Hämatozele gar nicht mehr recht abgrenzbaren Hodens oder inhomogene parenchymatöse Kontusionsherde beobachtet werden (Abb. 198, 199).

13.3
Fokale Veränderungen

Im Hoden findet man glatt begrenzte, manchmal septierte, manchmal echohaltige, meist echofreie *Zysten*. Haben sie eine starke Wand und enthalten Reflexbänder oder reflexstärkere Anteile, ist an eine *Dermoidzyste* zu denken.

Unscharf begrenzte Raumforderungen im Rahmen einer Orchitis machen einen *Abszeß* wahrscheinlich.

Bei blanden *Verkalkungen* findet man in der Peripherie des Hodens oder in den Hodenhüllen starke, grobe Reflexe mit Schatten (Abb. 194).

Hodengeschwülste sind meist glatt begrenzt und schwächer reflexogen als der Hoden (Seminomtyp). Manchmal wachsen sie flächig, diffus oder multifokal oder sie durchsetzen den ganzen Hoden und das Skrotum. Einen aus echostärkeren, -schwächeren und zysti-schen Anteilen gemischten Aufbau haben embryonalzellige Mischtumoren (Abb. 200, 201).

Metastasen in den Hoden ähneln eher dem Seminomtyp. Die diffuse oder herdförmige Infiltration durch ein malignes Lymphom ist ebenfalls eher reflexschwach und homogen.

Fokale Veränderungen im Nebenhoden.
Man findet fokale Veränderungen zumeist im Rahmen einer chronischen *Epididymitis* (s.o.). Zystische, manchmal multiple oder septierte Herde zeigt die *Spermatozele*. Selten ist der Nebenhoden Sitz von gutartigen, noch seltener von malignen *Geschwülsten* und Metastasen.

Varikozele. Im Samenstrang findet man bei der Varikozele tubuläre echofreie Strukturen, die beim Valsava-Manöver oder Aufstellen des Patienten deutlicher werden (Abb. 202).

Durch Farb-/Duplex-Sonographie läßt sich der Befund auch hämodynamisch nachweisen und der Erfolg der Operation beweisen.

13.4
Penissonographie

Zur Differenzierung von Verhärtungen und Tumoren, zur Analyse der Urethra nach retrograder Füllung, vor allem aber im Rahmen der Impotenzabklärung haben sich die B-Bild- und die Duplex-Sonographie etabliert.

Abbildungsteil – Kleines Becken und Skrotum

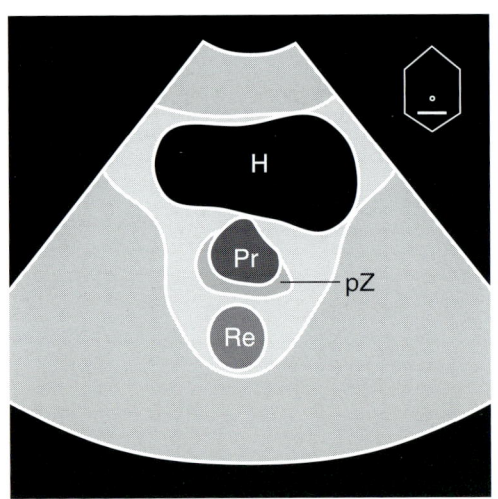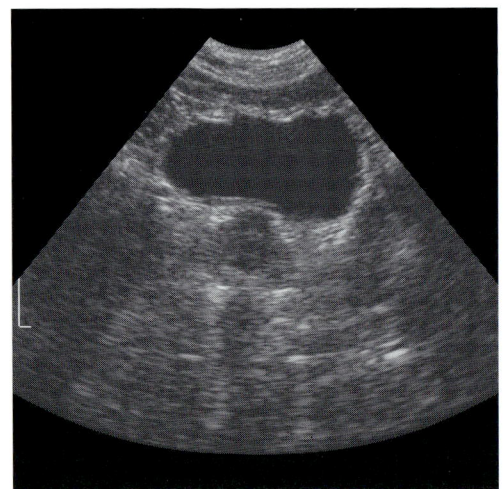

Abbildung 181:
Normales männliches Becken.
Hinter der echofreien Harnblase (H) sieht man eine dreieckig erscheinende Prostata (Pr) mit reflexstärkerer peripherer Drüsenzone (pZ). Dorsal das Rektum (Re).

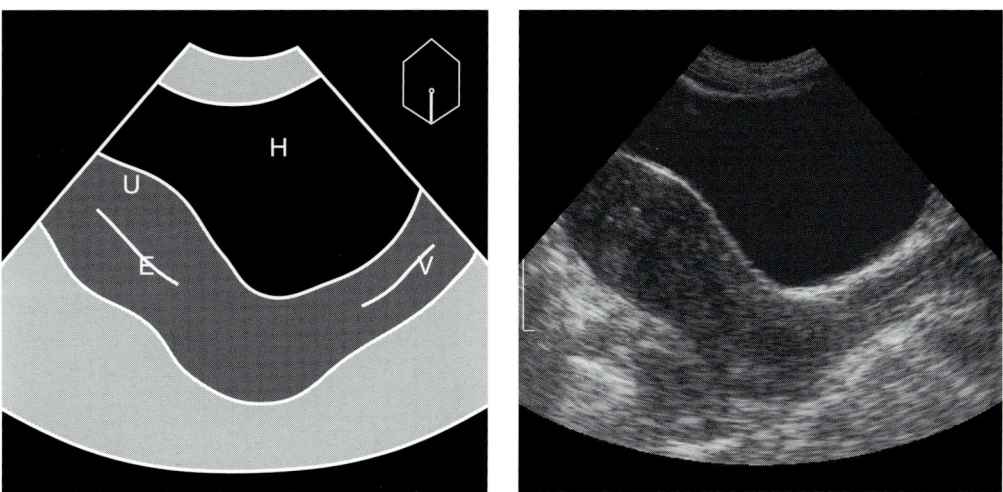

Abbildung 182:
Normales weibliches Becken.
Der birnenförmige Uterus (U) mit Endometrium (E) liegt hinter der Harnblase (H). Vagina (V).

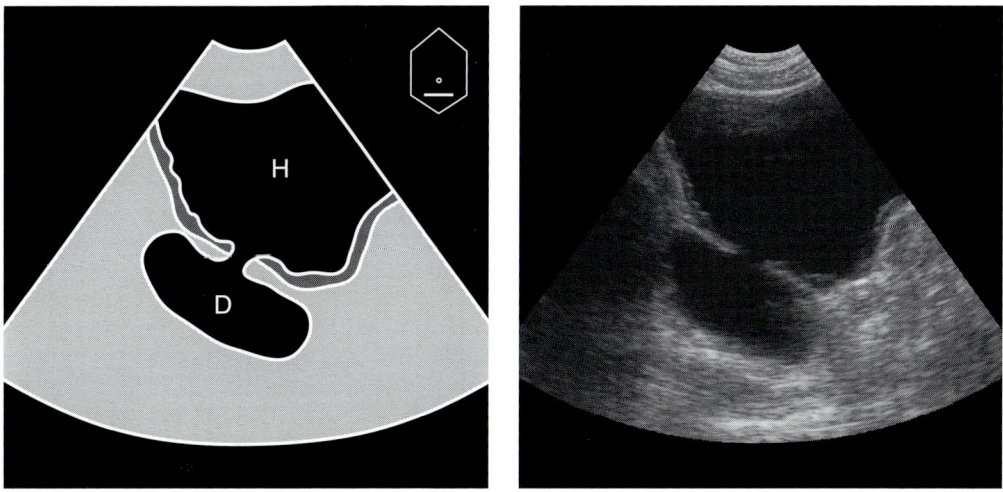

Abbildung 183:
Harnblasendivertikel.
Nach dorsal entwickelt sich ein echofreie Ausstülpung (D) der Harnblase (H).

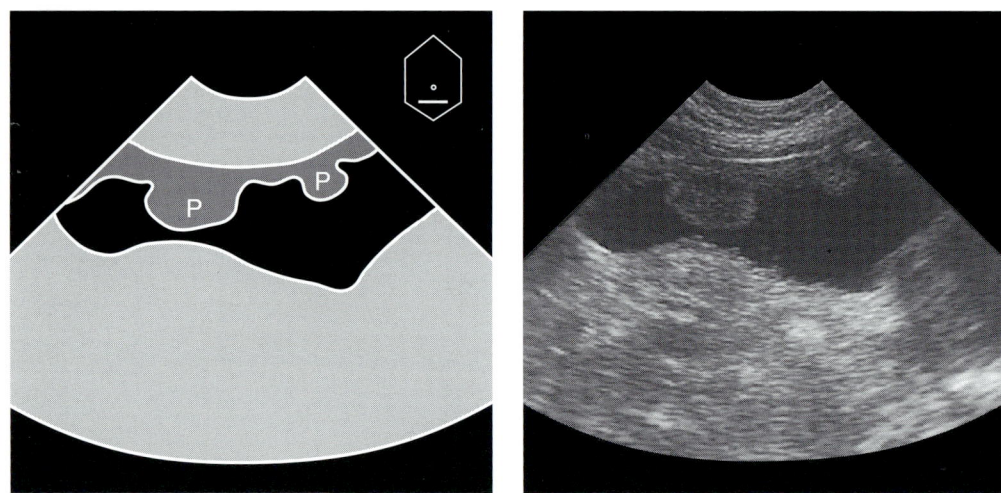

Abbildung 184:
Harnblasenpolyp.
Schwach echogenene, polypoide, ventrale Raumforderungen (P) der Harnblasenwand.

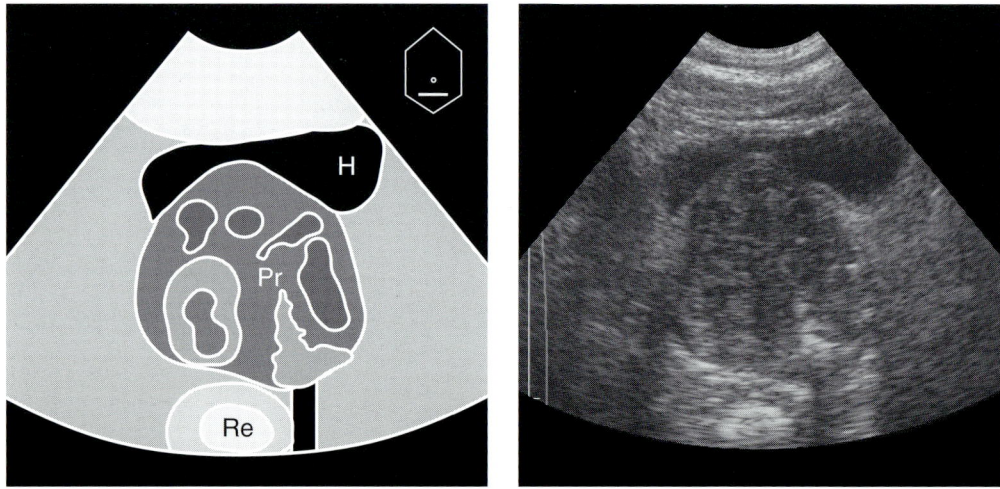

Abbildung 185:
Benigne Prostatahyperplasie.
Die wenig gefüllte Harnblase (H) wird von einer vergrößerten Prostata (Pr) mit sehr unruhigem Strukturmuster eingedellt.
Rektum (Re).

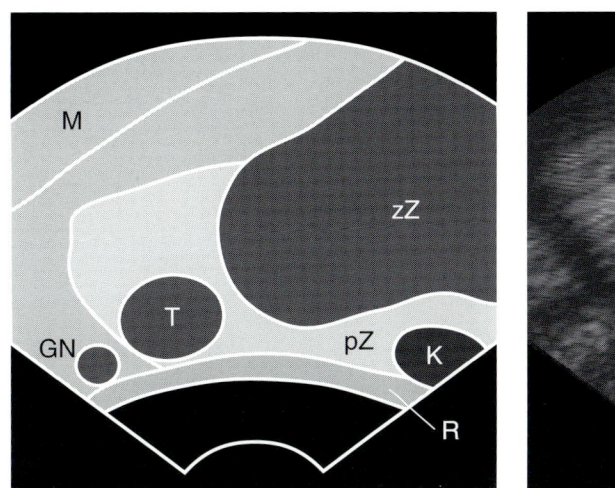
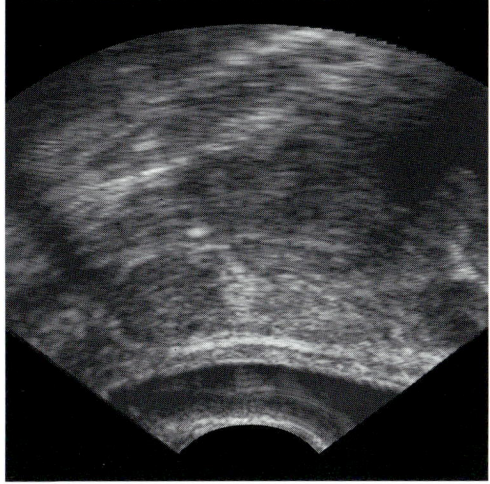

Abbildung 186:
Prostatakarzinom.
Im linken Lappen der Prostata, in der peripheren Zone (pZ), findet sich ein kleiner reflexschwacher Knoten (T). Zentral- und Übergangszone (zZ). Weiterer kleiner Knoten (K), der pathologisch als benigne klassifiziert wurde. Beckenmuskulatur (M), Gefäß-Nerven-Bündel (GN), Rektumwand (R). (Transrektaler Querschnitt).

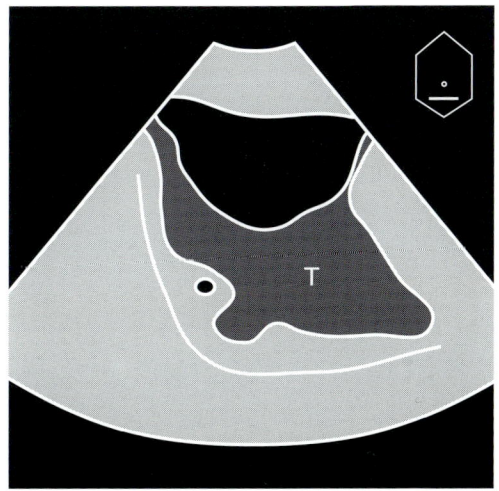
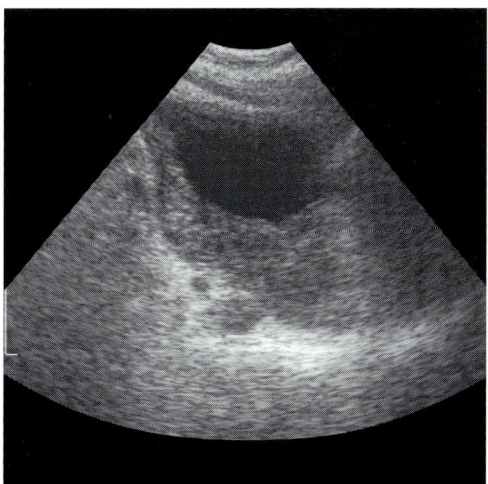

Abbildung 187:
Invasives Prostatakarzinom.
Die dorsale rechte Harnblasenwand ist infiltriert von einem polypoid vorwachsenden, schwach reflexiven T4-Prostatakarzinom (T).

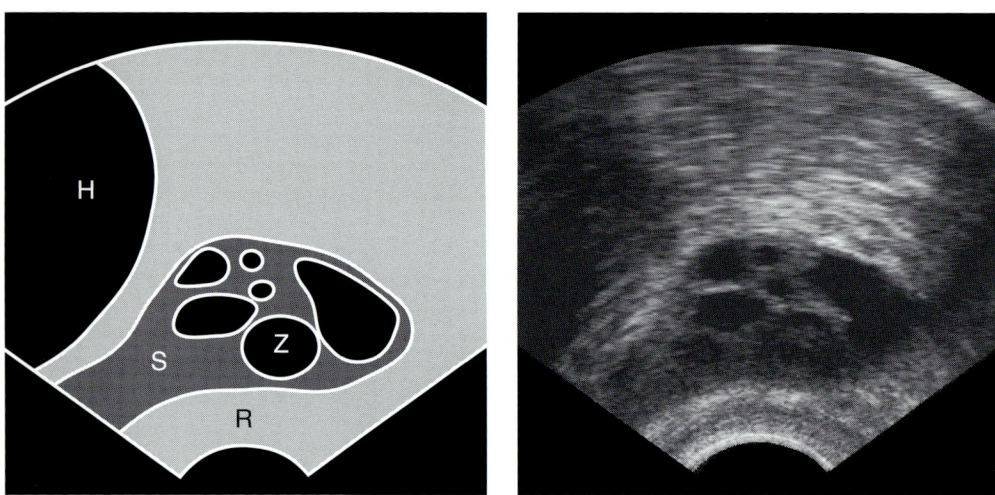

Abbildung 188:
Samenblase.
Kranial der Prostata und dorsal der Harnblase (H) sieht man die länglichen, oft torquierten Samenblasen (S), die hier zystische Hohlräume (Z) aufweisen. Rektum (R). (Transrektaler Schrägschnitt).

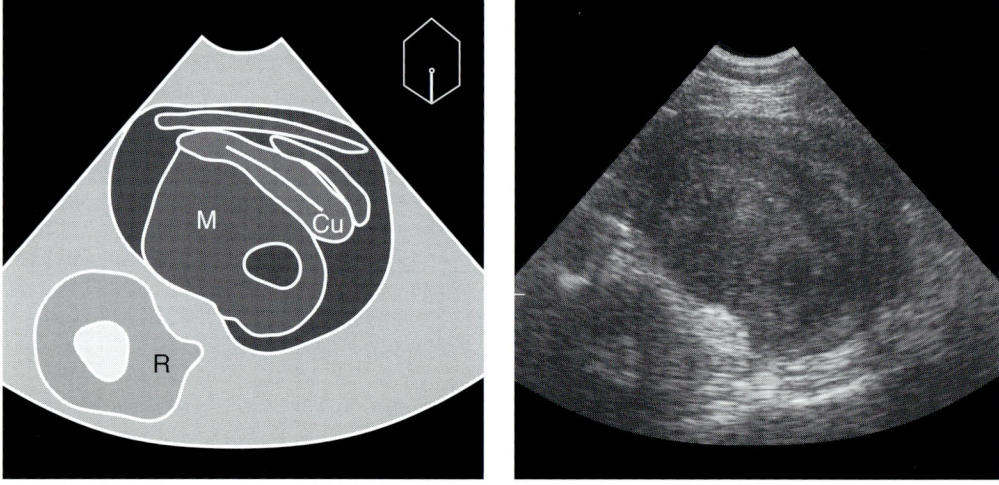

Abbildung 189:
Uterus myomatosus.
Das Cavum uteri (Cu) ist verlagert durch einen großen reflexreicheren Knoten (M), weitere Strukturinhomogenitäten erzeugen ein unruhiges Bild. Rektum (R).

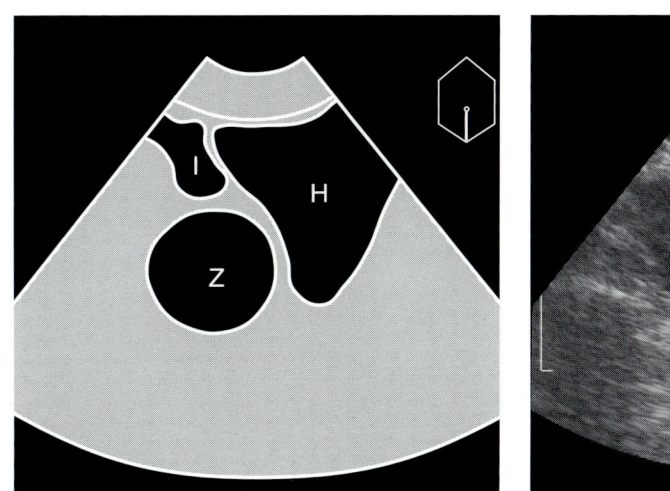
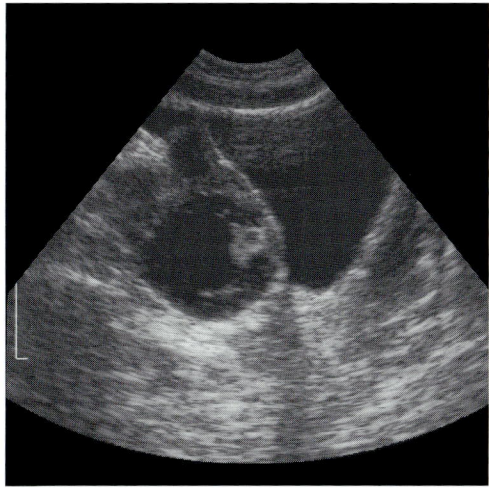

Abbildung 190:
Ovarialzyste.
Dorsal der Harnblase (H) sieht man eine glatt begrenzte Zyste (Z) mit reflexreicheren Anteilen und Septen. Dünndarm (I).

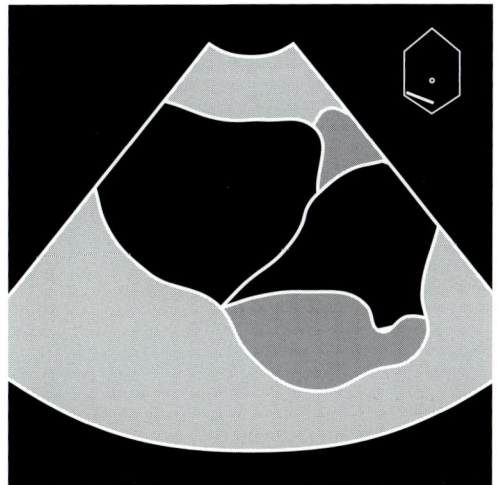
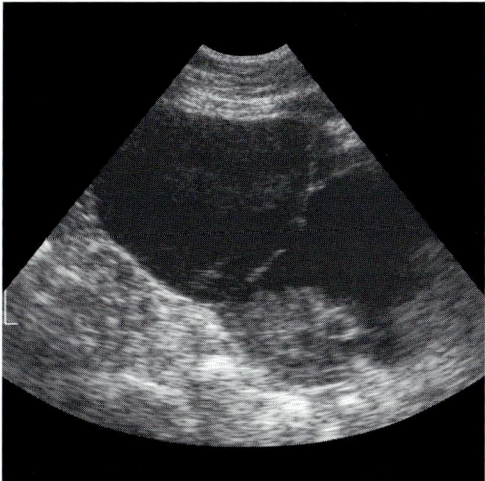

Abbildung 191:
Zystadenokarzinom des Ovar.
„Zystisch-solider" Tumor des Ovar, bestehend aus reflexfreien und reflexstärkeren Arealen.

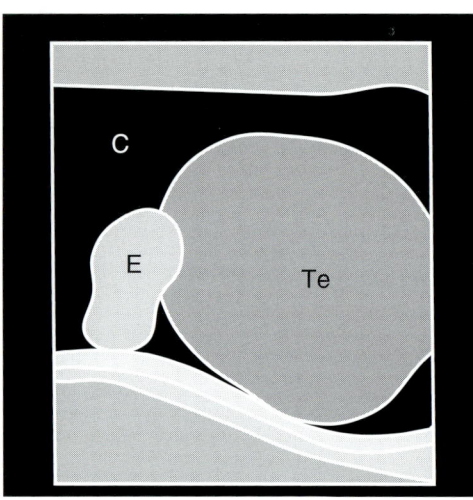
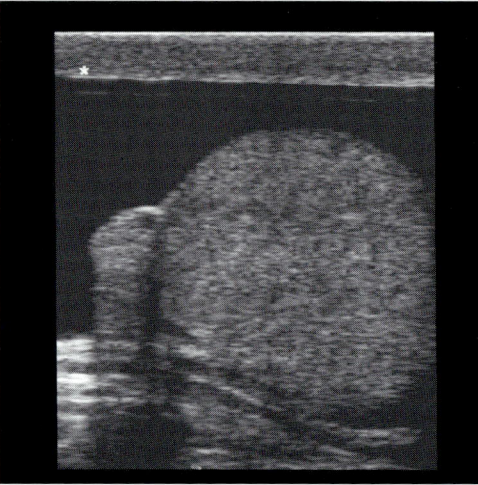

Abbildung 192:
Normaler Hoden mit Hydrozele.
In einer echofreien Hydrozele (C) schwimmt der aus starken, groben Reflexen homogen aufgebaute Hoden (Te), begleitet vom hier gleich, zumeist jedoch noch etwas stärker echogenen Nebenhoden (E).

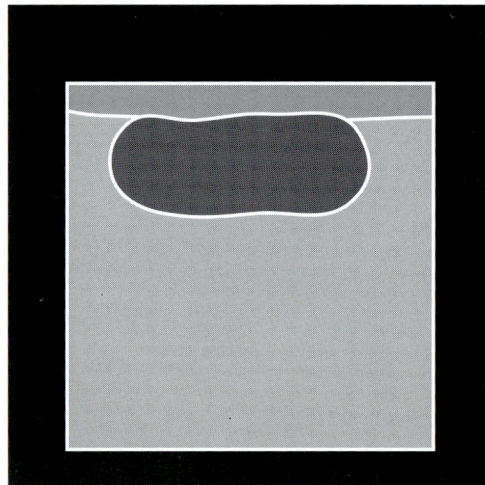
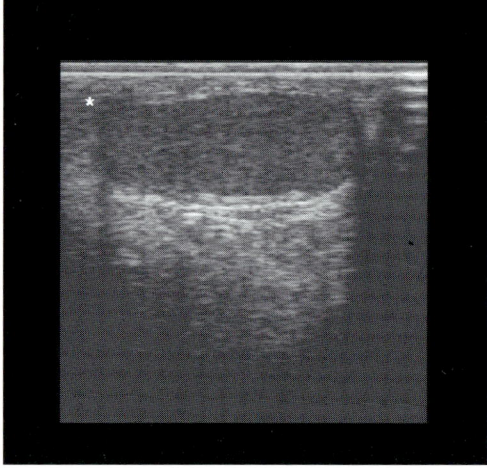

Abbildung 193:
Atrophischer Hoden.
Der präpubertale und der atrophische Hoden sind klein und reflexschwach.

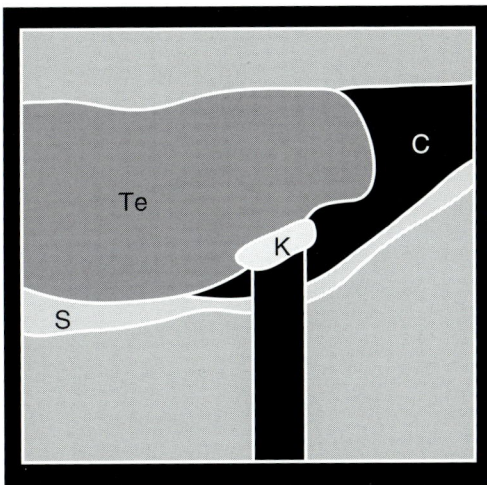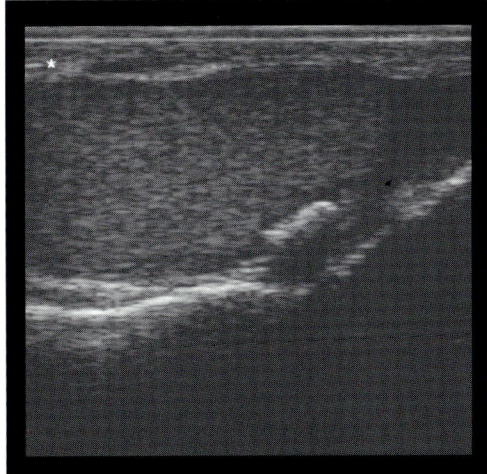

Abbildung 194:
Verkalkte Tunica albuginea.
Hinter dem normal reflexstarken Hoden (Te) sieht man eine sehr starke Reflexgruppe (K) mit Schallschatten. Skrotalhaut (S), kleine Hydrozele (C).

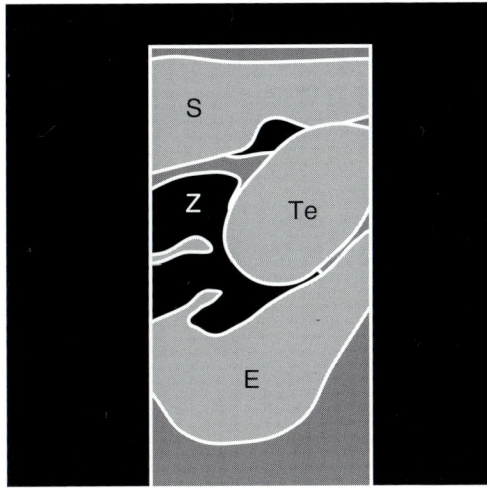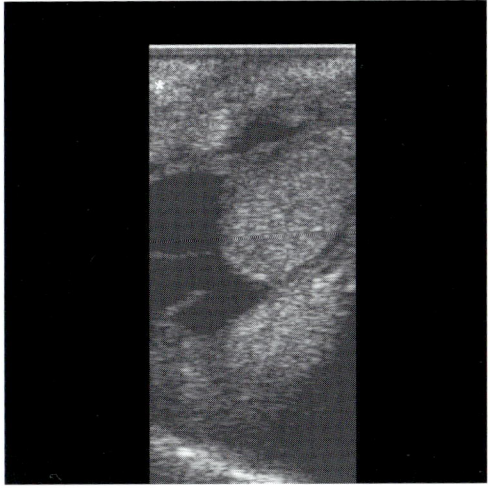

Abbildung 195:
Chronische Epididymitis mit Spermatozele.
Verdickte Hodenhüllen (S) und verdickter Nebenhoden (E), in dessen Kopf sich septierte Zysten (Z) finden. Hoden (Te) unauffällig.

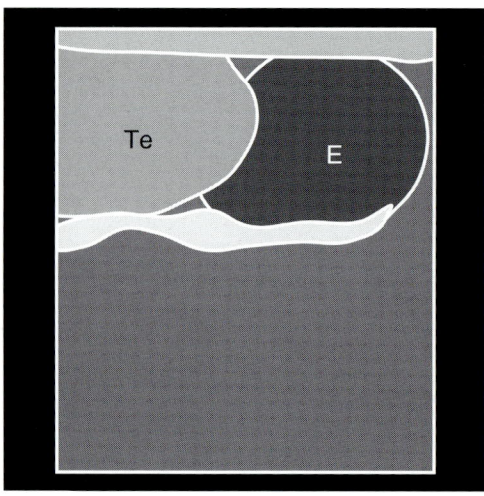
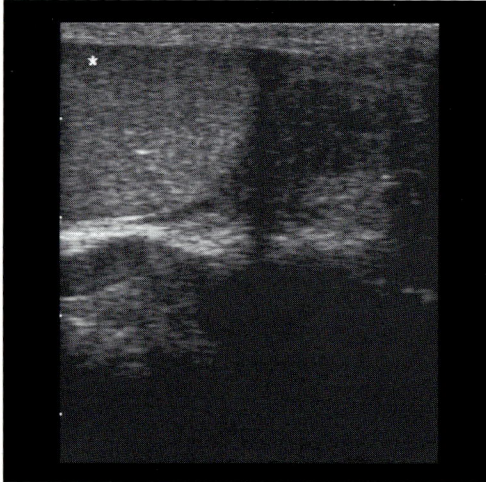

Abbildung 196:
Akute Epididymitis.
Der Nebenhoden (E) ist reflexschwach vergrößert. Der Hoden (Te) ist nicht beteiligt.

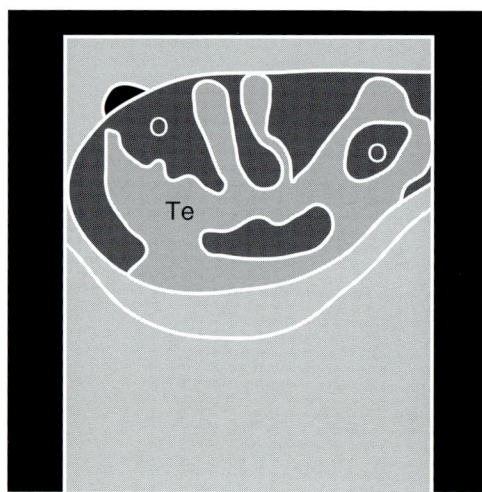
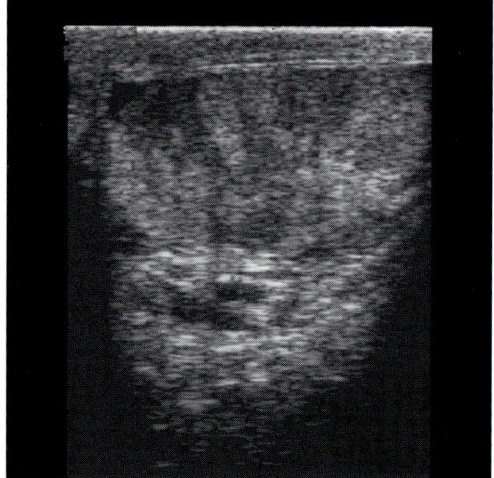

Abbildung 197:
Orchitis.
Der druckschmerzhafte Hoden ist durch reflexschwächere Areale gefeldert (O). Normale Struktur (Te).

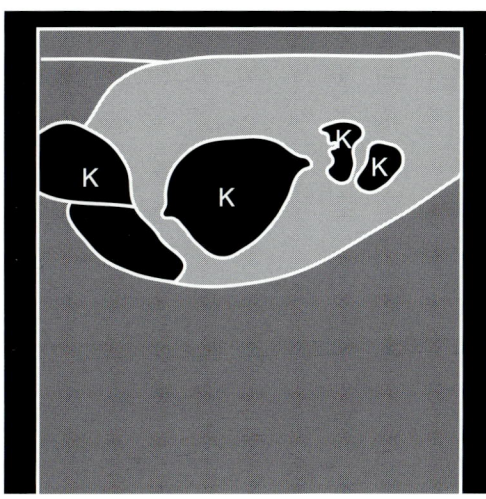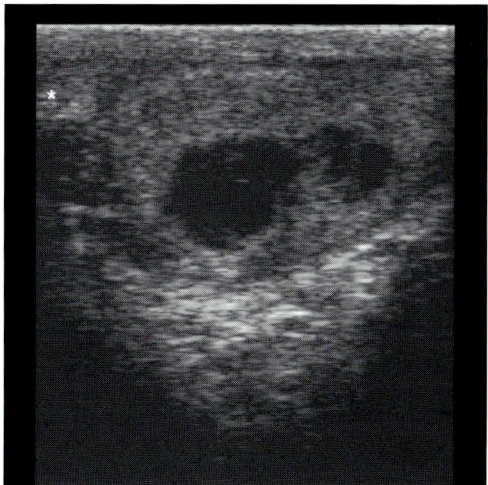

Abbildung 198:
Hodenkontusion.
Unscharf begrenzte, schwach oder nicht reflexive Areale (K) nach Hodentrauma.

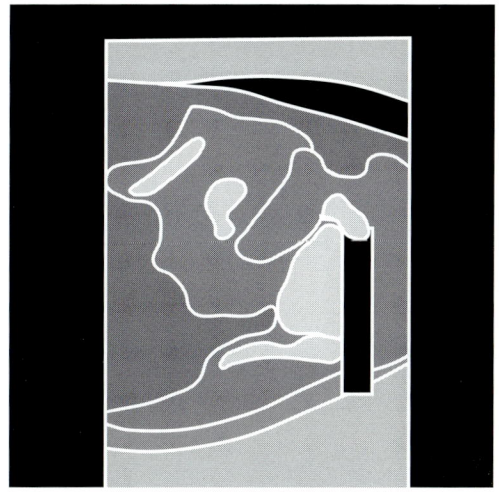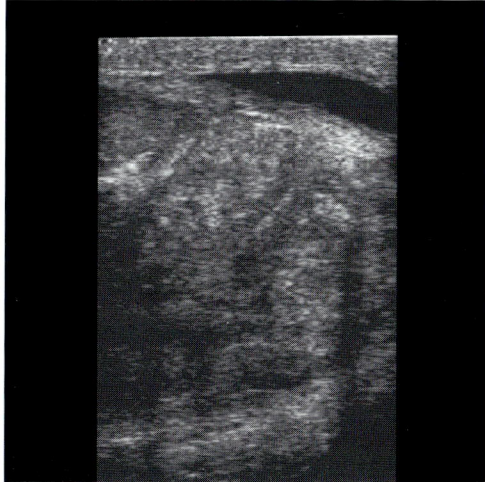

Abbildung 199:
Hodenfraktur.
Zerstörung der Hodengestalt. Das Skrotum ist ausgefüllt von einem bizarren Tumor mit Verkalkung und stärker reflexiven Arealen. Das Trauma lag Wochen zurück.

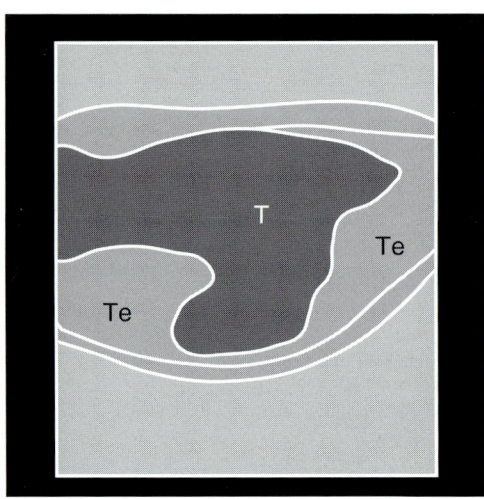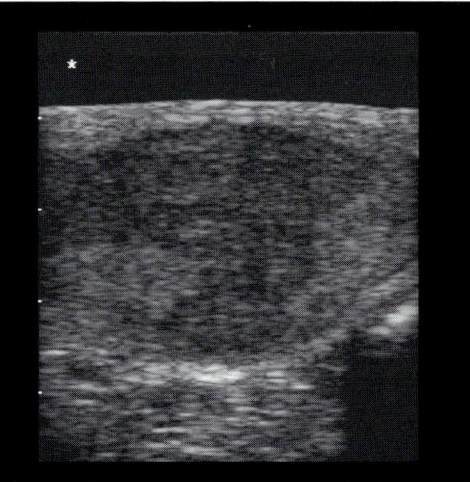

Abbildung 200:
Seminom.
Homogen aus mittelgroben, jedoch schwächeren Reflexen als der normale Hoden (Te) aufgebauter Tumor (T).

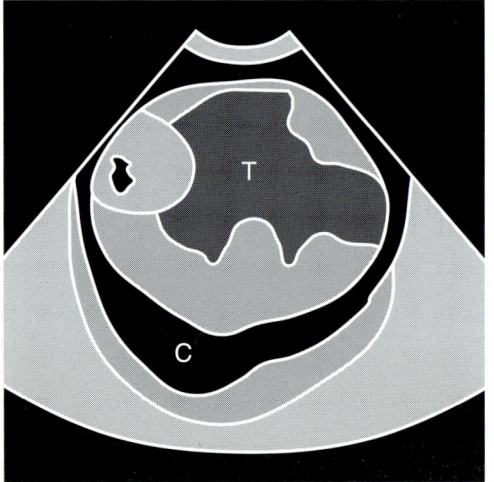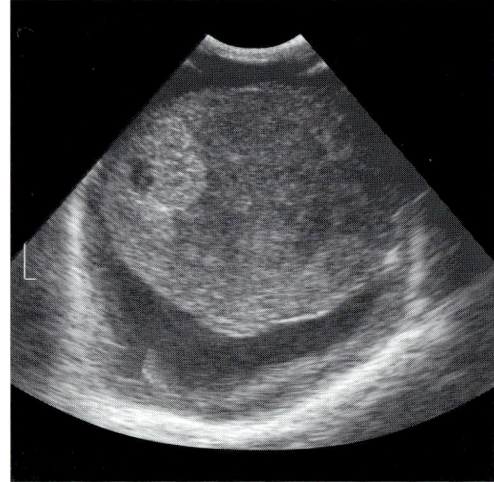

Abbildung 201:
Embryonalzelliger Mischtumor.
Das ganze Skrotum ist angefüllt mit einem bizarren, aus Arealen unterschiedlicher Struktur aufgebauten Tumor (T).
Hydrozele (C).

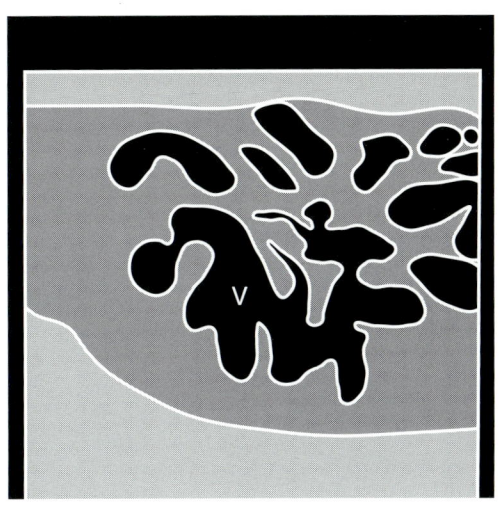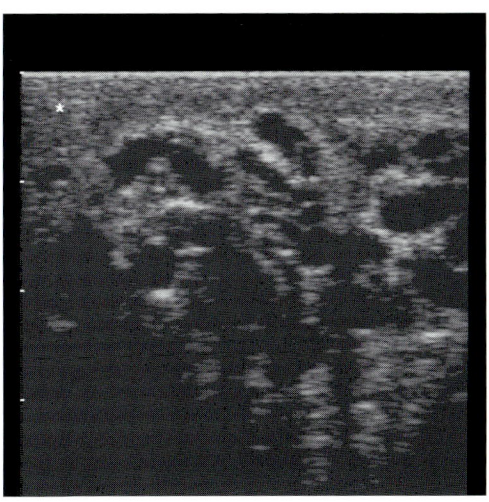

Abbildung 202:
Varikozele.
Im Samenstrang sieht man konfluierende Venenkonvolute (V).

14
Schilddrüse

Die Schilddrüse wird mit höherfrequenten Schallköpfen von mindestens 5 MHz untersucht. Der Hals wird dabei überstreckt. Zur simultanen Darstellung beider Schilddrüsenlappen ist ein Wasservorlauf empfehlenswert. Um retrosternal eintauchende Strumaanteile abzugrenzen, ist ein sektorförmiger Bildausschnitt günstig.

14.1
Normalbefund

Beide Lappen und der Isthmus erscheinen als schmetterlingförmiges Organ mit einer glatten Kontur und einer homogenen, reflexstarken, gut abgrenzbaren Struktur (Abb. 203, 204). An anatomischen Begleitstrukturen werden erfaßt:
— lateral die Halsgefäße (Arteria carotis communis und Vena jugularis interna),
— in der Mitte des Organs die Trachea als bogenförmiger Kuppenreflex, mit luftbedingtem Schallschatten,
— ventral-lateral die großen Halsmuskeln (M. sternocleidomastoideus, vordere Halsmuskulatur, der M. omohyoideus),
— dorsal der M. longus colli.
Die Echostruktur der Schilddrüse wird mit der der Muskeln verglichen, wobei die normale Schilddrüse deutlich reflexstärker und homogener ist.

Normalmaße. Folgende Werte werden als Obergrenze eines Schilddrüsenlappens angegeben:
— Breite: 2 cm (a),
— Tiefe: 1,5 cm (b),
— Höhe: 5 cm (c).
Als vereinfachte Volumenformel eines Schilddrüsenlappens gilt $V = a \times b \times c / 2$.

Das Volumen des Isthmus wird dabei vernachlässigt. Das Gesamtvolumen unter 15 ml ist normal, über 20 ml pathologisch. In Deutschland wird eine Obergrenze von 18 ml bei Frauen, von 25 ml bei Männern, von 12 ml bei Jugendlichen und 8 ml bei Kindern angege-

ben. Die sonographische Bestimmung der Größe und des Volumens der Schilddrüse ist genauer als die klinische bzw. nuklearmedizinische.

14.2
Anomalien

Der unterschiedlich weit nach kranial reichende *Lobus pyramidalis* ist eine Normvariante. *Aplasien* sind sonographisch nur zu vermuten, da ektop gelegene Schilddrüsenanteile der Sonographie entgehen können. *Hypoplasien* sind sonographisch gut erfaßbar.

Die *Zungengrundstruma* ist eine typische szintigraphische Diagnose, da zum Teil kein Impedanzunterschied zwischen ektopem Schilddrüsengewebe und der intrinsischen Zungenmuskulatur besteht.

14.3
Diffuse Schilddrüsenerkrankungen

Die nachfolgenden sonographischen Befunde lassen sich klinischen Diagnosen zuordnen:
— reflexstark, homogen: diffuse Struma,
— gemischt, inhomogen: regressive Knotenstruma,
— reflexschwach, diffus: Autoimmunthyreoiditis,
— reflexschwach, fleckförmig: subakute Thyreoiditis.

Diffuse Struma. Die diffuse, homogene, reflexstarke Vergrößerung der Schilddrüse ist häufig. Der Übergang zu Strukturinhomogenitäten und Knotenbildungen ist fließend. Die Knotenstruma unterliegt dann oft regressiven Veränderungen (zystische Anteile, Verkalkungen) (Abb. 205-207).

Autoimmunthyreoiditiden. Sowohl der *Morbus Basedow*, als auch die *Thyreoiditis Hashimoto* führen zumeist zu einer diffusen „Echoarmut". Beide Erkrankungen sind nur klinisch, bzw. laborchemisch zu unterscheiden. Die

Schema 69:
Sonographische Befunde bei Schilddrüsenerkrankungen.
Diffuse Schilddrüsenerkrankungen.
a) Diffuse blande Struma.
Das Organ ist vergrößert, abgerundet, jedoch deutlich reflexstärker als der M. sternocleidomastoideus.

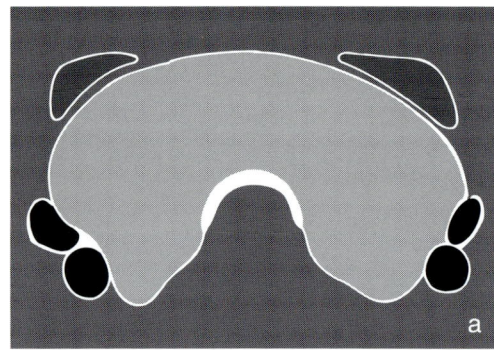

b) Diffuse immunogene Struma.
Das Organ ist vergrößert, abgerundet, deutlich reflexschwächer als normal und gleich echogen wie der M. sternocleidomastoideus.

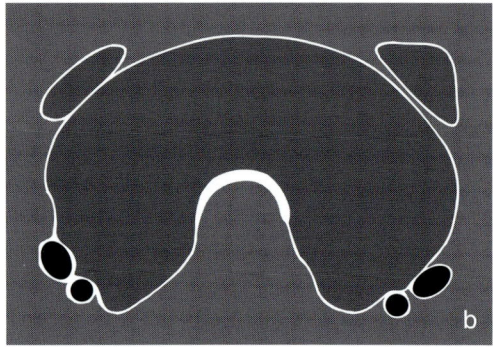

c) Atrophische Thyreoiditis.
Das Organ ist verkleinert und reflexschwächer.

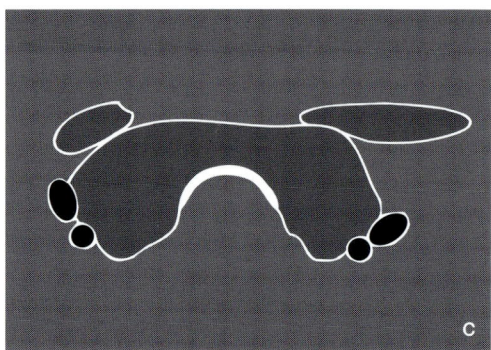

d) Thyreoiditis De Quervain.
Das Organ ist vergrößert mit landkartenartigen reflexschwachen Arealen.

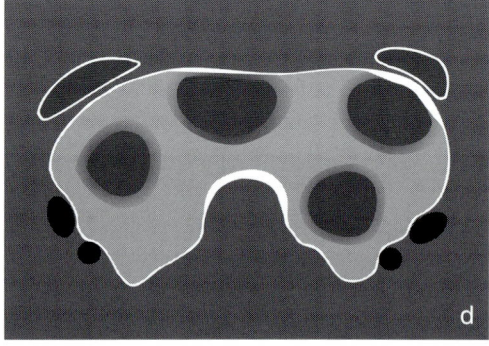

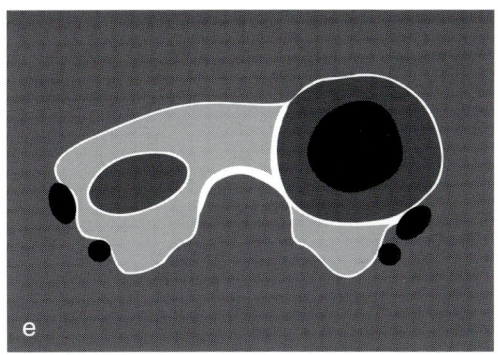

Herdförmige Schilddrüsenerkrankungen.
e) Reflexschwache Knoten.
Glatt oder unscharf begrenzt, homogen oder mit zystischen Anteilen, mit oder ohne schwach reflexogenen Randsaum können regressive Knoten, follikuläre Adenome und Karzinome unterschiedlichen Typs sein.

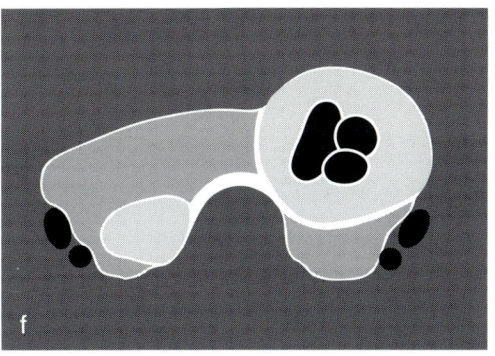

f) Reflexstarke Knoten.
Glatt oder unscharf begrenzte, teilweise regressive Veränderungen (Zysten, Kalk). Reflexstarke Knoten entsprechen meist adenomatösen Hyperplasien oder Adenomen, selten papillären Karzinomen.

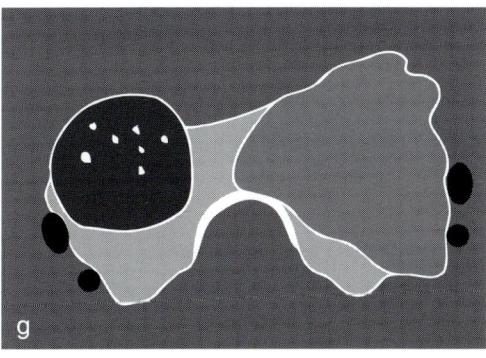

g) Fast echofreie Knoten.
Im rechten Lappen glatt begrenzte druckdolente, manchmal mit beweglichen Reflexen versehene Raumforderung: Schilddrüsenabszeß.
Im linken Lappen unscharf begrenzter Tumor.

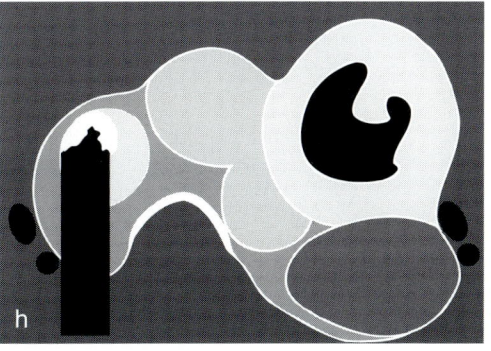

h) Regressive Knotenstruma.
Buntes Bild einer knotig veränderten Struma mit Knoten unterschiedlicher Größe und Struktur.

atrophe Verlaufsform der Thyreoiditis Hashimoto führt zu einer reflexschwachen Verkleinerung des Organs. Manchmal tritt der M. Basedow nicht homogen „echoarm", sondern disseminiert herdförmig auf, vergleichbar der Thyreoiditis De Quervain (Abb. 208, 209).

Beim Morbus Basedow läßt sich farbdopplersonographisch eine ausgeprägte Hypervaskularisation darstellen („Thyreoid inferno").

Die **subakute Thyreoiditis De Quervain** weist sonographisch fleckförmige, herdförmige bzw. landkartenartige, schwach echogene Infiltrate auf. Es besteht ein lokaler Druckschmerz (Abb. 210).

14.4
Fokale Schilddrüsenerkrankungen

Das oftmals sehr variable morphologische Spektrum reicht von echofreien (zystischen) bis zu sehr reflexstarken Veränderungen mit Schallschatten (Verkalkung). Diesem Spektrum müssen einerseits die häufigen regressiven und regenerativen, gutartigen Knoten zugeordnet werden, andererseits die seltenen neoplastischen und entzündlichen Läsionen.

Adenomatöse Hyperplasien sind häufig reflexstarke Raumforderungen, weisen zum Teil aber auch regressive Veränderungen (zystische Einschmelzungen, Einblutungen, Verkalkungen) auf (Abb. 211-213).

Echte Adenome sind je nach ihrem histologischen Aufbau schwach echogene, aber auch echogleiche und stark echogene, im allgemeinen glatt begrenzte Knoten. Dabei sind schwach reflektierende Raumforderungen histologisch zumeist *mikrofollikuläre* Adenome, stark reflektierende Raumforderungen sind in der Mehrzahl *makrofollikulär* (zahlreiche auflösbare Grenzflächen). Bei Einblutungen besteht zum Teil ein feindisperser, flottierender Echobesatz, bzw. eine Sedimentation der Echos mit Spiegelbildung.

Schilddrüsenkarzinome und andere Malignome. Die *differenzierten* (*follikulären*, *papillären*, *gemischten* und *medullären*) Karzinome erscheinen zumeist als reflexschwache Knoten. Von den häufig gleichartig erscheinenden Adenomen sind diese Karzinome morphologisch erst dann unterscheidbar, wenn sie fortgeschrit-

ten sind und ein invasives Wachstumsverhalten oder eine unregelmäßige Begrenzung aufweisen. Das sehr seltene undifferenzierte (*anaplastische*) Karzinom erscheint sonographisch als fast echofreie, unregelmäßig begrenzte destruierende Raumforderung, die die Organgrenzen rasch überschreitet (Abb. 214).

Auch *maligne Lymphome* sowie *Metastasen* sind zumeist schwach echogen. Stark echogene Schilddrüsenkarzinome sind selten, in den beschriebenen Fällen lag ein papilläres Karzinom zugrunde.

Sonographisch ist keine sichere Differenzierung zwischen echoarmen Adenomen und Karzinomen möglich. Die Wahrscheinlichkeit einer Malignität ist bei solitären schwach echogenen Knoten wesentlich größer als bei einer multinodulären Knotenstruma. Eine Indikation zur Feinnadelpunktion ist somit vorwiegend bei reflexschwachen, solitären, szintigraphisch kalten Knoten gegeben.

Andere fokale Läsionen. Im Schilddrüsenparenchym liegende, frische Hämatome können sehr reflexstark und damit nur an der Veränderung der Organkontur zu erkennen sein. Im Verlauf entsteht durch Organisation und Abbauvorgänge ein inhomogenes, buntes Bild.

Die eitrige abszedierende Thyreoiditis ist selten, sie tritt gelegentlich nach Punktionen auf. Wie im übrigen Körper weisen Abszesse eine sonomorphologische Vielfalt auf, gemischt aus echofreien bis schwach echogenen, inhomogenen Bezirken. Eine Differenzierung zur subakuten Thyreoiditis De Quervain ist nicht möglich.

14.5
Stellenwert der Sonographie

Das Labor liefert, vor allem mit dem TRH-Test, Informationen über die Funktion der Schilddrüse. Die Sonographie gibt Auskunft über ihre Morphologie, die zur Abklärung des klinischen Verdachts auf eine Schilddrüsenerkrankung beurteilt werden muß. Mit dieser Kombination lassen sich die meisten diagnostischen Fragestellungen abklären.

Weiterführende diagnostische Verfahren dienen der zusätzlichen Abklärung: Mit Hilfe der funktionstopographischen Szintigraphie können Fragen nach autonomem Gewebe und nichtfunktionierenden Arealen geklärt und Aussagen über die fokale und globale Aktivität des Iodstoffwechsels gemacht werden. Die Feinnadelzytologie dient vor allem zur Differenzierung kalter Knoten.

Vor jeder dogmatischen Überbewertung der Sonographie wie auch der Szintigraphie sei somit gewarnt, wenn auch begrüßt werden muß, daß der unkritische „flächenhafte" Einsatz der Szintigraphie abnimmt.

14.6
Nebenschilddrüse

Die normalen Nebenschilddrüsen sind sonographisch kaum darstellbar. Bei Hyperparathyreoidismus kann die Sonographie als nicht invasive, kostengünstige Lokalisationsmethode eingesetzt werden. Zervikale *Nebenschilddrüsenadenome* sind typischerweise als echoschwache, häufig längliche Raumforderung dorsal eines Schilddrüsenlappens darstellbar. In manchen Fällen ist es schwierig, ein marginales, dorsales Schilddrüsenadenom von einem Nebenschilddrüsenadenom zu unterscheiden. Auch *Nebenschilddrüsenhyperplasien* sind aufgund der geringeren Größe sonographisch nur schlecht erfaßbar. Ektope, mediastinale Nebenschilddrüsenadenome können perkutan sonographisch ebenfalls kaum diagnostiziert werden. Beim Rezidiv eines Hyperparathyreoidismus ist die Sonographie als obligate Untersuchungsmethode durchzuführen (Abb. 216).

Abbildungsteil – Schilddrüse

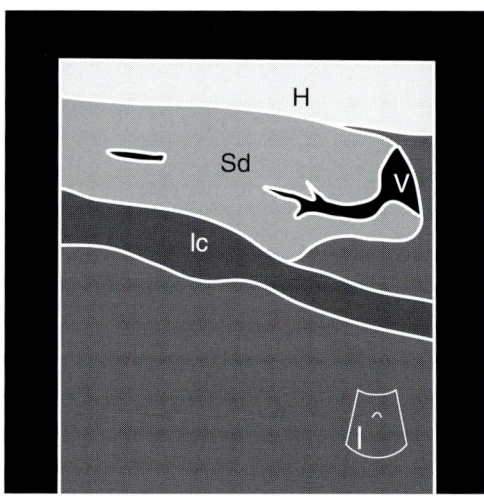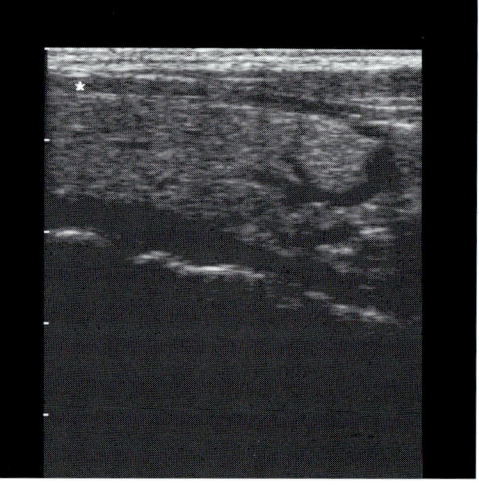

Abbildung 203:
Normale Schilddrüse.
Vor dem M. longus colli (lc) ist die homogen mittelstark reflektierende Schilddrüse (Sd) im Längsschnitt abgebildet, drainiert von Venen (V) am unteren Pol. Ventrale Halsmuskulatur und Haut sowie subkutanes Gewebe (H).

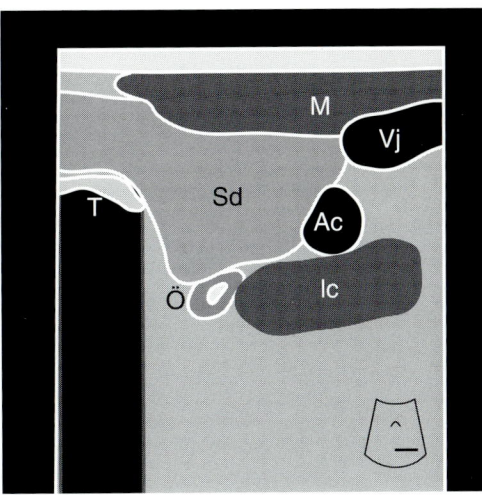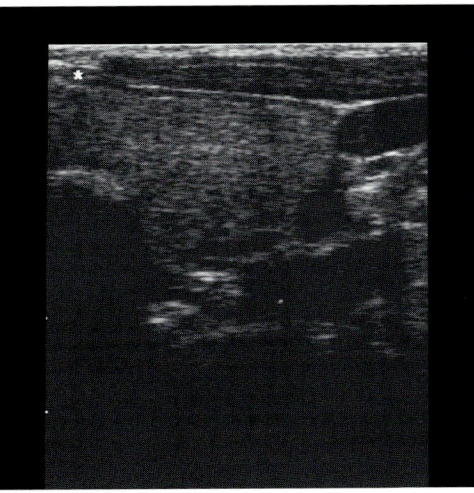

Abbildung 204:
Normale Schilddrüse.
Der linke Lappen ist homogen, stärker reflexiv als die Halsmuskulatur (M). Trachea (T), Ösophagus (Ö), M. longus colli (lc),
Carotis communis (Ac), Vena jugularis interna (Vj).

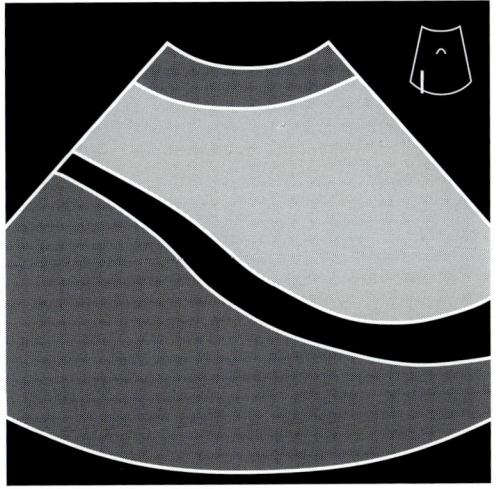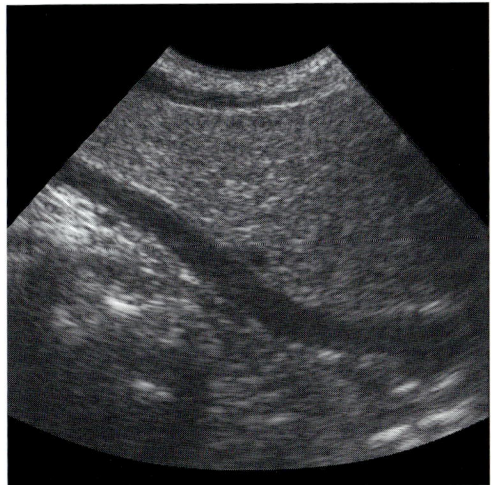

Abbildung 205:
Diffuse homogene Struma.
Die A. carotis ist nach hinten ausgelenkt durch eine sich nach substernal entwickelnde gleichmäßig reflexstark vergrößerte
Schilddrüse.

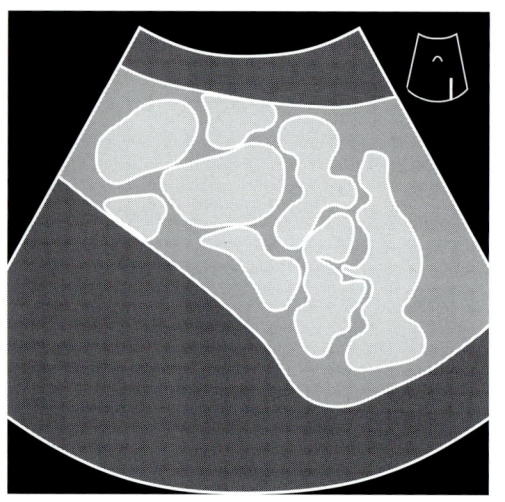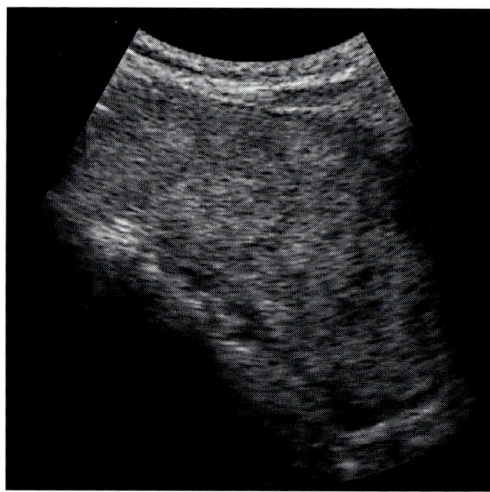

Abbildung 206:
Diffuse inhomogene Struma.
Die vergrößerte und abgerundete Schilddrüse ist ungleichmäßig reflexstark.

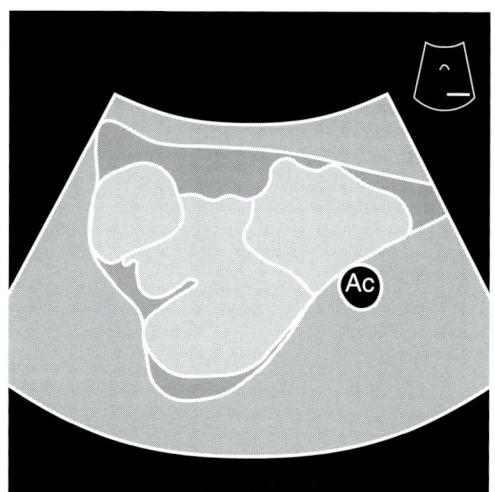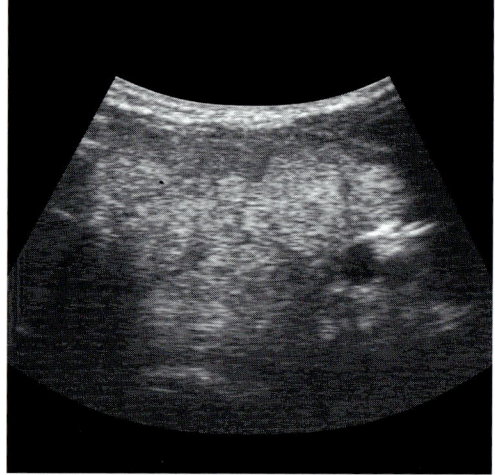

Abbildung 207:
Regressive Knotenstruma.
Die vergrößerte Schilddrüse ist durchsetzt mit stark reflexiven Knoten. Carotis (Ac).

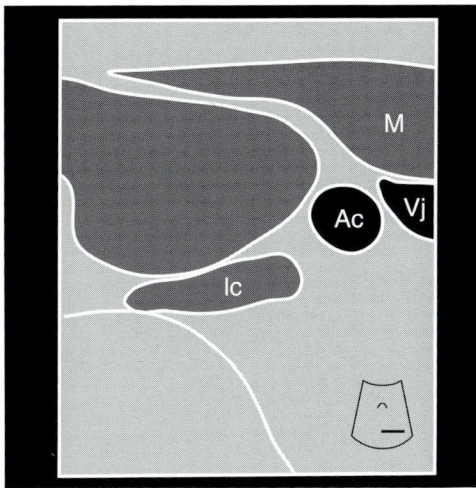
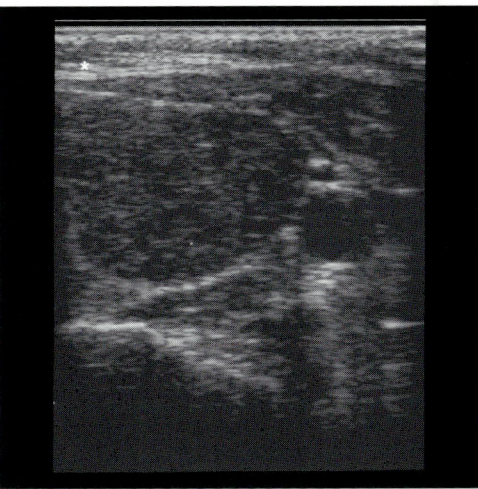

Abbildung 208:
Basedow-Struma.
Das vergrößerte Organ ist so reflexschwach wie der M. sternocleidomastoideus (M). A. carotis (Ac), Vena jugularis (Vj), M. longus colli (lc).

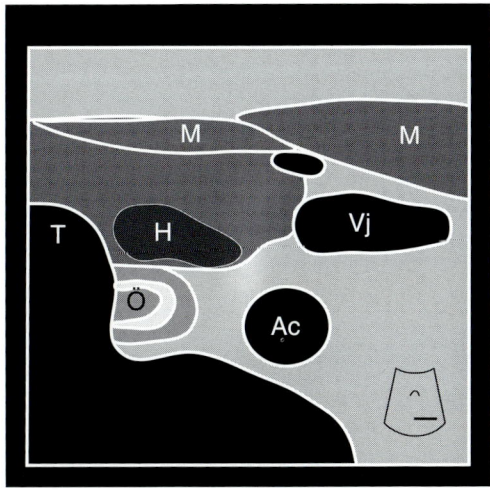
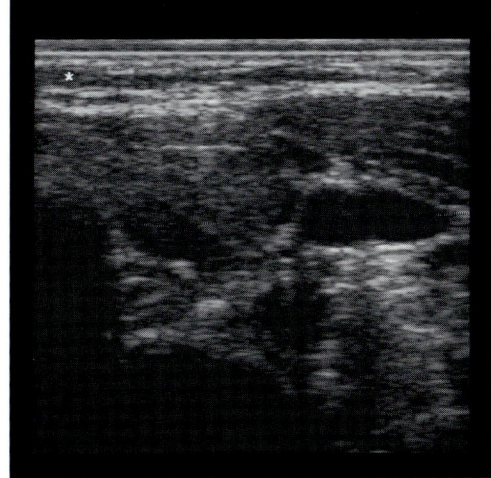

Abbildung 209:
Hashimoto-Thyreoiditis.
Das Organ ist so reflexschwach wie die begleitende Halsmuskulatur (M) und weist zusätzlich fast echofreie Areale auf (H). Ösophagus (Ö), A. carotis (Ac) und V. jugularis (Vj) sowie Trachea (T).

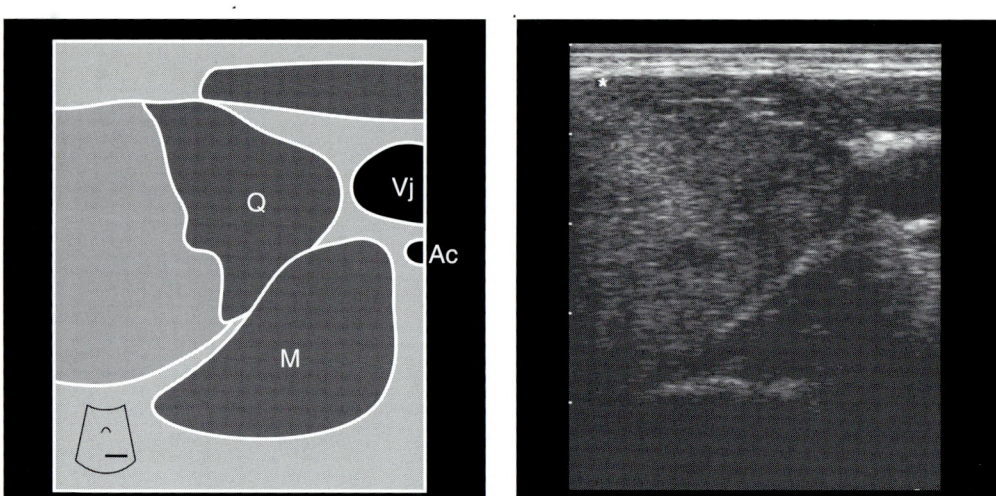

Abbildung 210:

Thyreoiditis De Quervain.

In einer vergrößerten Schilddrüse hebt sich ein reflexschwaches Areal (Q) ab. V. jugularis (Vj), A. carotis (Ac), M. longus colli (M).

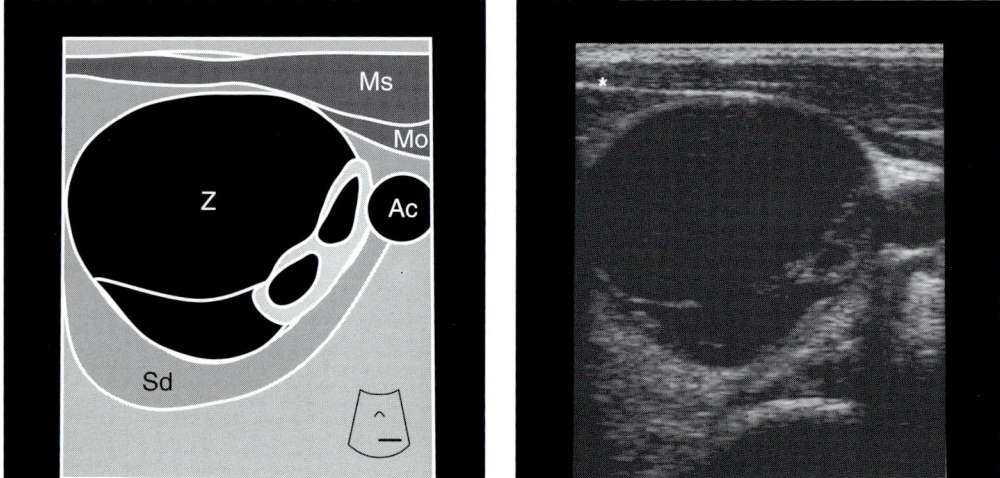

Abbildung 211:

Zystischer Knoten.

Im linken Lappen liegt ein echofreier, septierter Knoten (Z). M. sternocleidomastoideus (Ms) und M. omohyoideus (Mo). A. carotis communis (Ac). Normales Schilddrüsengewebe dorsal (Sd).

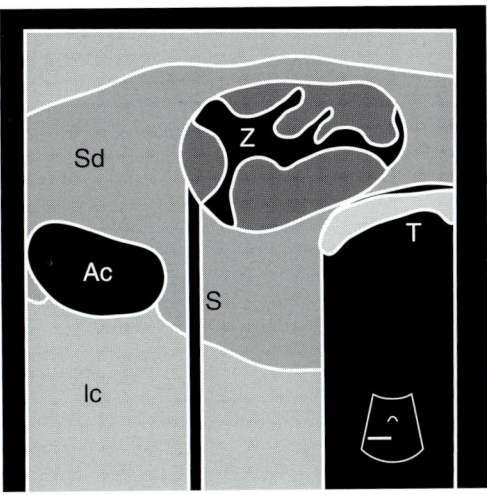
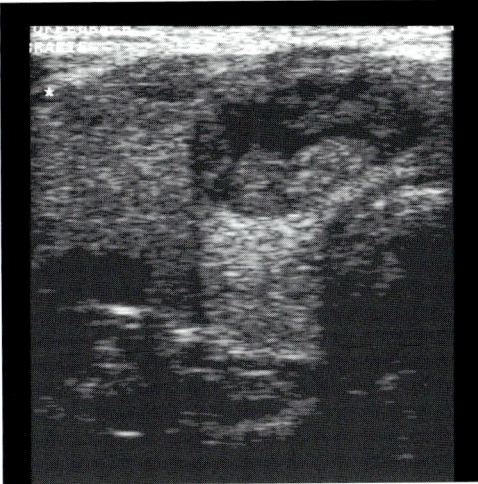

Abbildung 212:
Gemischter zystischer Knoten.
Am Isthmus liegt ein zystischer Knoten mit polypoidem Randbesatz (Z). Der rechte Lappen ist quergeschnitten und deutlich verbreitert (Sd). Trachea (T), A. carotis (Ac), M. longus colli (lc). Laterale Schallbeugung an der Zyste (S).

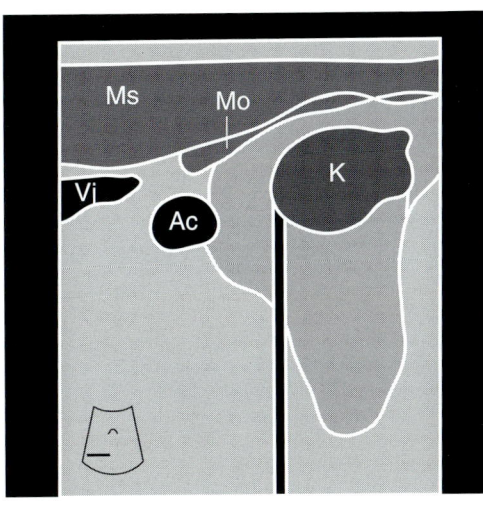
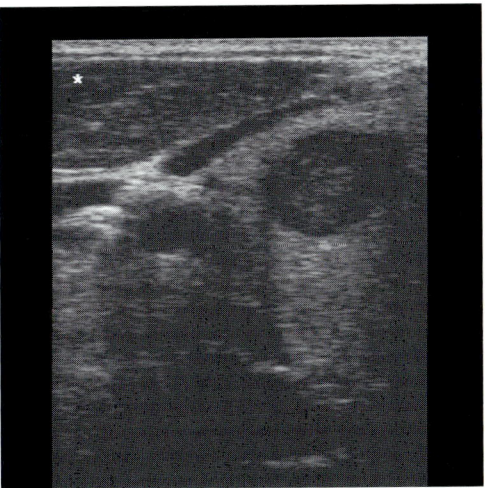

Abbildung 213:
„Echoarmer" Knoten.
Glatt begrenzter, gegen das stärker reflektierende normale Schilddrüsengewebe schwächer abgesetzter Knoten (K) im rechten Lappen. M. sternocleidomastoideus (Ms) und M. omohyoideus (Mo), A. carotis (Ac) und V. jugularis (Vj).

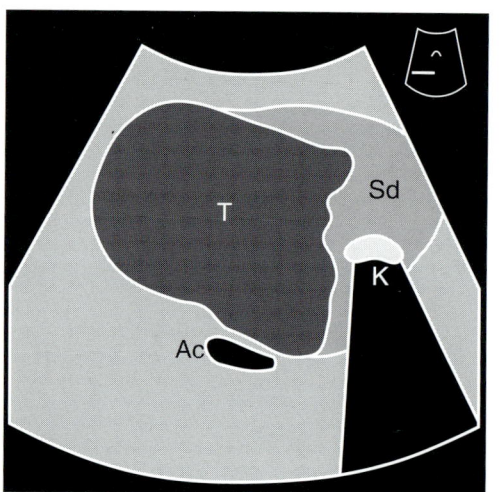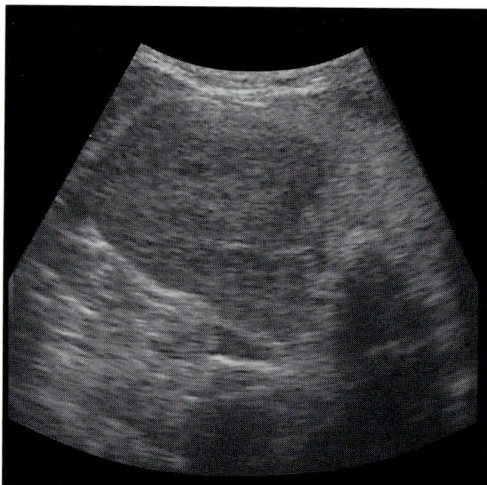

Abbildung 214:

Follikuläres Karzinom.

Der rechte Lappen ist vergrößert durch einen schwächer echogenen, etwas unscharf begrenzten und geometrisch irregulär geformten Knoten (T). Verkalkung (K) in der Restschilddrüse (Sd). A. carotis (Ac).

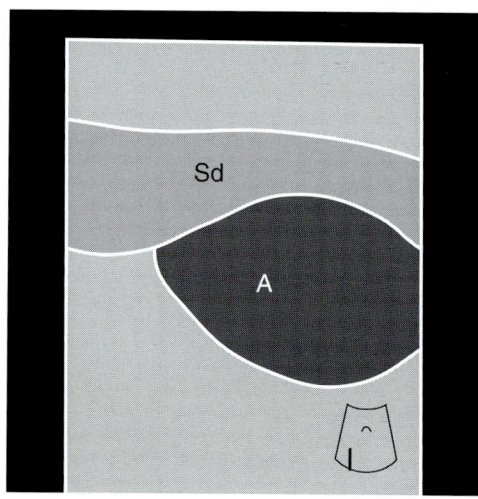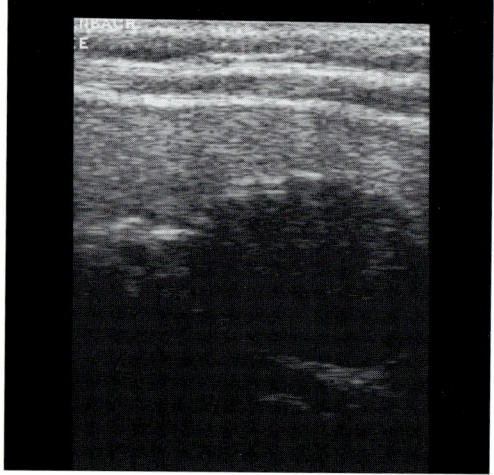

Abbildung 215:

Parathyreoideaadenom.

Dorsal der Schilddrüse (Sd), von dieser durch eine reflexstarke Kapsel geschieden, sieht man einen schwach reflexiven Knoten (A), hier einem PTH-Adenom entsprechend, prinzipiell von einem Schilddrüsenadenom morphologisch nicht zu unterscheiden.

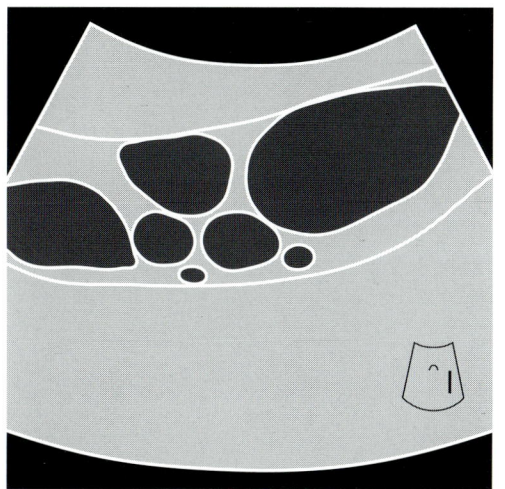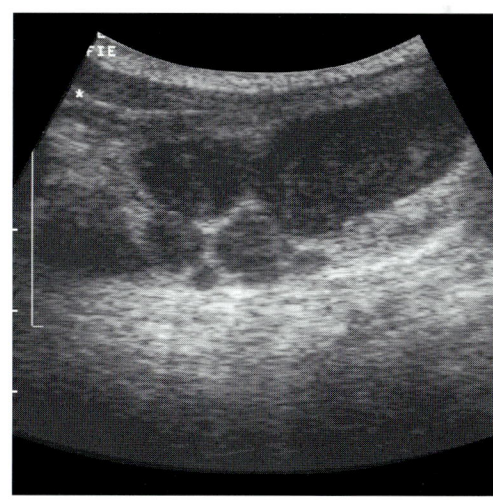

Abbildung 216:
Lymphknotenmetastasen.
Verschieden große, eher schwach reflektierende, ovale und rundliche Raumforderungen am Hals entsprechen in diesem Fall regionalen Filiae bei Plattenepithelkarzinom. (cf. Abb. 131)

Sachverzeichnis

Kursive Zahlen verweisen auf Seitenzahlen in den den Abbildungsteilen.